AF891957

Vollständige Uebersicht

der

Geschichte der Medicin

in

tabellarischer Form.

Von

F. L. Augustin,

Konigl. Preufs. Regierungs- und Medicinal-Rathe, Doctor und Professor der Medicin, Ritter des eisernen Kreuzes zweiter Klasse, mehrerer gelehrten Gesellschaften Mitgliede.

Zweite durchaus verbesserte und vermehrte Ausgabe.

Berlin.

C. G. Flittner'sche Buchhandlung.

1825.

V o r r e d e.

Höchst wichtig und zur gründlichen Kenntnifs aller Wissenschaften unentbehrlich ist das Studium ihres Entstehens, ihrer Fortschritte und ihrer allmähligen Ausbildung bis zu dem Umfange und zu der Vollkommenheit, der sie sich gegenwärtig erfreuen. Aber wohl keiner andern Wissenschaft ist dies Studium so nothwendig und unentbehrlich als der Heilkunde.

Denn indem die Geschichte derselben uns die vielfachen Richtungen zeigt, welche der menschliche Geist genommen hat, um ihr feste Principien, Vollkommenheit und Gewifsheit zu erringen, indem sie die mannichfaltigen Ansichten darstellt, welche theils die Speculation erzeugte, theils aus den Erfahrungen aller Zeiten hervorgiengen, die Irrthümer und Mifsgriffe, welche mit dem ungeduldigen Streben nach Vervollkommnung unvermeidlich verbunden waren und die Berichtigung derselbeu durch reifere Ueberlegung und Erfahrung, lehrt sie uns eben sowohl Vorsicht und Sorgfalt in der Bearbeitung der Wissenschaft überhaupt, als aufmerksame Umsicht in der Anwendung ihrer Principien auf die Praxis. Sie zeigt uns, wie nothwendig dem Arzte die umfassende Kenntnifs der Ansichten, Theorien und Erfahrungen aller Zeiten sei, um das Wahre in denselben klüglich zu benutzen, Verirrungen und Mifsgriffe zu vermeiden. Sie giebt den Beweis, dafs nur derjenige den Namen des Arztes verdient, der sich jene umfassende Kenntnifs durch eifriges Studium erworben, die theoretischen und practischen Ansichten aller Zeiten mit der Natur verglichen und am Probiersteine der unbefangenen Beobachtung geprüft hat. Denn nur ein solcher vermag es, dem beschränkten Dogmatismus in der Theorie und der verderblichen Einseitigkeit in der Praxis zu entgehen.

Erfreulich ist es daher, dafs in den neuern Zeiten die Ueberzeugung von der Nothwendigkeit des Studiums der Geschichte der Medicin eindringender und allgemeiner ward, — eine Ueberzeugung, die mit der bessern Tendenz zur Forderung der Wissenschaft, mit dem Bestreben, dieselbe auf dem Wege der rationellen Erfahrung zu bereichern und zu vervollkommnen, Hand in Hand geht, — ein erspriefsliches Resultat der Berichtigung grofser Irrthümer, zu denen Hypothesenwuth, leere Speculation und Hang zum Uebersinnlichen verleitete.

Eben diese innige Ueberzeugung von dem grofsen Nutzen, den die Geschichte der Medicin der ärztlichen Theorie und Praxis gewährt, war es, welche den Verf. schon im Jahre 1800 und in einigen der folgenden Jahre zu öffentlichen Vorlesungen über dieselbe und zur Ausarbeitung dieser Tabellen für seine Zuhörer, veranlafste. Sie ist es auch, welche ihn gegenwärtig bestimmte, die, von der Verlagshandlung verlangte, zweite Ausgabe zu bearbeiten, worin er sich bemüht hat, das was früher etwa übergangen sein mochte und die, für die Geschichte und Literatur der Heilkunde wichtigsten Resultate ihrer Fortbildung bis zum Jahre 1823, nachzutragen.

Die Einrichtung und Form der Tabellen glaubte der Verfasser beibehalten zu müssen, da sie ihm die gedrängteste und zweckmäfsigste zum schnellen Ueberblick zu sein schien und den Beifall derer gefunden hat, welche einen Leitfaden wünschten, um die Veränderungen und Schicksale der Heilkunde und die Literatur der wichtigsten Werke über dieselbe mit einem Blicke chronologisch zu übersehen. Für Andere mag dann auch die Trennung der geschichtlichen Notizen nach den verschiedenen Zweigen und Fächern der Heilkunde Interesse haben, welche Herr Dr. Choulant bis zum Jahre 1800 zweckmäfsig geliefert hat.

Uebrigens beabsichtigt der Verfasser noch die Geschichte der Heilkunde in den letzten 25 Jahren in einer ausführlichen kritischen Darstellung zu liefern, wie er sie von den einzelnen Jahren bereits theils besonders, theils, vom Jahre 1803 an, in denjenigen wissenschaftlichen Uebersichten bearbeitete, welche man in diesen Tabellen S. 165 — 203 angeführt findet.

Einleitung.

Nescire, quid antea quam natus sis, acciderit, id est semper esse puerum. Quid enim est aetas hominis, nisi memoria rerum nostrarum cum superiorum aetate contexitur?

Cicero in Orat. Cap. 34.

§. 1.

Die Geschichte der Arzneikunde enthält eine Erzählung von dem Ursprunge, den Veränderungen und den Schicksalen aller Theile des medicinischen Studiums. Sie ist daher nicht allein Geschichte der zu allen Zeiten im Gebrauch gewesenen Methoden, Krankheiten vorzubeugen, zu beurtheilen und zu behandeln (der Diaetetik, Pathologie, Therapie, Chirurgie und Geburtshülfe), sondern sie muſs auch die Schicksale derjenigen Wissenschaften angeben, welche zwar nicht zur eigentlichen Heilkunde gehören, aber dennoch einen wesentlichen und nothwendigen Theil des medicinischen Studiums ausmachen (der Naturkunde, der Anatomie, Physiologie, Physik, Chemie, Pharmacie und Staatsarzneikunde).

§. 2.

Um die Geschichte der Arzneikunde gehörig zu erlernen, ist die Kenntniſs der Heilkunde, der Welt-, Völker- und Menschengeschichte, der allgemeinen Literärgeschichte und der Geschichte der Philosophie nothwendig, und das Studium der vorzüglichsten Schriftsteller über diese Materien erforderlich. Beim Vortrage der Geschichte der Medicin müssen die zur Erklärung ihrer Schicksale nöthigen Bemerkungen aus jenen Wissenschaften, hauptsächlich aus der, mit der Geschichte der Medicin so eng verbundenen Geschichte der Philosophie, mit angeführt werden. Folgende Schriften über die Welt-, Völker- und Menschengeschichte, über die allgemeine Literärgeschichte und über die Geschichte der Philosophie, verdienen indessen hier als die vollständigsten in diesem Fache empfohlen zu werden und zwar

1) In Rücksicht auf Welt- und Völkergeschichte:

A. L. Schlözers Weltgeschichte, Ir Th. 2te Aufl. Göttingen 1792. 8. IIr Th. 2te Aufl. 1801.

C. D. Beck's Anleitung zur Kenntnifs der allgemeinen Welt- und Völkergeschichte. 4 Theile Leipz. 1787. flg. 8. 1ster Theil. 2te Aufl. 1813.

Neue Welt- und Menschengeschicte. A. d. Fr. mit Anmerkungen von Hifsmann, 1—17 Theil. Münster 1781 flg.

Millot's Universalhistorie. A. d. Franz. mit Zusätzen und Fortsetzungen von Christiani. Leipzig 1777. flg. 19 Theile.

Vierthaler's Geschichte der Menschen und Völker. Salzburg 1 — 7 Theil 1787. flg.

Allgemeine Welthistorie, die in England durch eine Gesellschaft von Gelehrten ausgefertigt worden. 1 — 66 Theil. Halle 1746 — 1814.

Allgemeine Weltgeschichte von Guthrie und Gray 17 Bände. a. d. Engl. von Heyne 1765—1808.

Allgemeine Weltgeschichte in einem vollständigen und pragmatischen Auszuge von Boysen und mehrern. 37 Bände, Halle 1767 — 90.

Gatterers Weltgeschichte in ihrem ganzen Umfange. Erster Theil. Göttingen 1785. 8. Zweiten Theils erstes Stück. Gött. 1787. 8.

— Versuch einer allgemeinen Weltgeschichte bis zur Entdeckung Amerika's. Göttingen 1792. 8.

Jul. Aug. Remer Abrifs des gesellschaftlichen Lebens in Europa bis zum Anfange des 16ten Jahrhunderts. Braunschweig 1792. 8. Dessen Handbuch der allg. Geschichte 3 Bde. Ebendas. 1794. Dessen Uebersicht der Geschichte in Klügel's Encyklopädie. Dessen tabellarische Uebersicht der allg. Geschichte zur Erhaltung einer richtigen Kenntnifs der Entstehung des Zusammenhanges der wichtigsten Weltbegebenheiten. 5te Auflage. Braunschw. 1804.

J. G. A. Galletti's kleine Weltgeschichte zum Unterricht und zur Unterhaltung. Gotha, bis jetzt 27 Theile 8. 1797 — 1819.

J. G. Krause's Geschichte des heutigen Europa. 1 — 7 Band in eilf Theilen, Halle 1789. flg.

Chr. Wilh. Koch Gemählde der Revolutionen in Europa seit dem Umsturze des Römischen Kaiserthums im Occident, bis auf unsere Zeiten. Mit einer Einleitung in die Geschichte, chronologischen u. genealogischen Tabellen u. s. w. Aus d. Franz. von J. T. Sander. 3 Bde.

A. H. L. Heeren Handbuch der Geschichte der Staaten des Alterthums. 3te Auflage. Göttingen 1807. 8. Dessen Handbuch der Geschichte des europäischen Staatensystems und seiner Colonien. 3te Ausgabe. Göttingen. 1819. 8.

Fr. Kohlrausch deutsche Geschichte 4te Auflage. Elberfeld. 1821. 3 Theile. 8. Dessen chronologischer Abrifs der Weltgeschichte. 4te Auflage. Elberfeld. 1820. 4.

H. Luden allgemeine Geschichte der Völker und Staaten. Jena. 1814 und 1822. 2 Bde. 8.

J. v. Müller's 24 Bücher allgemeiner Geschichte. 3 Theile. 3te Aufl. Stuttg. 1817. 8.

J. G. Eichhorn's Weltgeschichte. 4 Theile in 5 Bänden 3te Aufl. Göttingen 1818 — 20. 8.

Fr. Saalfeld allgemeine Geschichte der neuesten Zeit seit dem Anfange der französischen Revolution. Leipzig 1815 — 1823. 1 — 4 Bd. jeder Band in 2 Abtheilungen.

Die Weltgeschichte von Karl Friedr. Becker, 4te Aufl. bearb. von J. G. Woltmann. 1ster und 2ter Theil 1817. 3ter Theil 4te Ausgabe bearb. von Woltmann, herausgegeben von G. G. S. Kopke. Berlin 1823. 8. 4ter — 10ter Theil. 11ter, 12ter Theil, fortgesetzt von Menzel. 1823.

2) In Rücksicht auf die Geschichte der Menschheit:

Home sketches of the history of man. Edinburgh 1774. Deutsch 2 Bde. Leipzig 1775.

Iselin Geschichte der Menschheit. Basel 1789.

Meiners Grundrifs der Geschichte der Menschheit. 2te Auflage. Lemgo 1793.

Herders Ideen zur Philosophie des Geschichte der Menschheit. Neue Ausgabe, herausgegeben von H. Luden. 2 Bände. Leipzig 1821. 8.

Condorcet esquisse d'un tableau historique des progrès de l'esprit humain. Paris 1795, übersetzt von Posselt, Tübingen 1796.

Woltmann Geschichte des ältern Menschengeschlechts 1. Band Jena 1797. 8.

D. Jenisch Universalhistor. Ueberblick der Entwickelung des Menschengeschlechts. 2 Bände. Berlin 1801. 8.

G. F. A. Wendeborn Vorlesungen über die Geschichte des Menschen und seine natürliche Bestimmung. Hamburg 1807. 8.

K. L. Woltmann Grundrifs der neuern Menschengeschichte. Jena 1796. 8.

3) In Rücksicht auf allgemeine Cultur und Literärgeschichte:

Goguet de l'origine des loix, des arts et des sciences à Paris 1758. III. Vol. 4. deutsch von Hamberger, Lemgo 1760 flg. 3 Bände, im Auszuge von J. P. Sattler. Nürnb. 1796. 8.

Adelung Versuch einer Geschichte der Kultur des menschlichen Geschlechts. 2te Ausgabe. Leipzig 1801. 8.

J. G. Eichhorn Geschichte der Kultur und Literatur des neuen Europa, 2 Bände, Göttingen 1799. 1800. 8.

Heumanni Conspectus rei publicae litterariae etc. ed. nova curata ab Eyring, Hanov. I. 1791. II. 1797.

Litterarum omnis aevi fata tabulis synopticis exposuit Jerem. Jac. Oberlin, Argentor. 1789. 8.

J. G. F. Eichhorn Geschichte der Literatur von ihrem Ursprunge bis auf die neuesten Zeiten. Göttingen 1—6 Bd. 1805 — 1810. 8.

v. Gagern die Resultute der Sittengeschichte. 4 Theile. Stuttgardt 1819. 8.

G. G. Bredow's Tabellen zur Literärgeschichte. Altona 1800. Fol.

4) In Rücksicht auf Geschichte der Philosophie:

Bruckeri historia critica philosophiae, Lips. 1742, sq. VII. Vol. 4.

Büsching Grundrifs einer Geschichte der Philosophie, 2 Theile, Berlin 1772. 8.

Adelung Geschichte der Philosophie für Liebhaber, 3 Bände, Leipzig 1782.

Gurlitt Abrifs der Geschichte der Philosophie, Leipzig 1786.

Meiners Geschichte der Weltweisheit, Lemgo 1789.

Eberhard allgemeine Geschichte der Philosophie, 2te Auflage, Halle 1796.

Tiedemann Geist der speculativen Philosophie, 6 Theile, Marburg 1791. flg. 8.

J. G. Buhle Lehrbuch der Geschichte der Philosophie und einer kritischen Literatur derselben. Göttingen 1796 — 1804. 8 Theile in 9 Bänden. 8.

— — Geschichte der neuern Philosophie seit der Epoche der Wiederherstellung der Wissenschaften, 6 Bände. Göttingen 1800 — 1805. 8.

W. G. Tennemann Geschichte der Philosophie, 1 — 11ter Band. Leipzig 1798 — 1819.

§. 3.

Um die Geschichte der Medicin und ihrer Veränderungen im Zusammenhange mit den äufsern Umständen darzustellen, bedarf es der Kenntnifs der Bücher, in denen die Meinungen und Lehrgebäude der Aerzte aller Zeiten enhalten sind (med. Bücherkunde) und der Lebensumstände ausgezeichneter Aerzte (med. Biographik). Doch sind med. Bücherkunde, Biographik und Literärgeschichte nur unentbehrliche Hülfsmittel der pragmatischen Geschichte der Heilkunde, welche, wie die Culturgeschichte des menschlichen Geistes überhaupt, in das Innere der Wissenschaft dringen, ihre Schicksale entwickeln und beleuchten soll. Folgende Schriften gehören hieher:

1) Für die medicinische Bücherkenntnifs:

Paschal Galli Bibliotheca medica, 8. Basil. 1590.

J. A. van der Linden de scriptis medicis libri duo ed. Merklin, Norimb. 1686. 4.

C. Guil. Kestneri Bibliotheca medica, Jena 1746. 8.

Herm. Boerhavii methodus studii medici emaculata et accessionibus locupletata ab A. ab Haller, 2 Vol., Amst. 1751. 4. add. Pereboom index auctorum et rerum maxime memorabilium methodi studii medici. Lugd. Bat. 1757. 4.

A. ab Haller bibliotheca botanica, Tom. I. II. 4. Lond. 1771. 72.

Ej. bibliotheca anatomica, T. I. II. 4. Bern 1774. 1775.

Ej. bibliotheca chirurgica, T. I. II. 4. Bern 1774. 1775.

Ej. bibliotheca medicinae practicae, T. I. — IV. 4. Bern 1776 — 88.

Hallers Recensionen in den Gölting. Anzeigen, gesammelt von Römer und Usteri unter dem Titel: des Hrn. von Hallers Tagebuch der medic. Literatur der Jahre 1745 — 1774. Bern 3 Bände 1789. Flg. (welche nur die Jahre 1745 — 53 enthalten).

J. Meyer Repertorium der gesammten med. Literatur. 2 Theile. Berlin 1809. 8.

Vigiliis a Creuzenfeld Bibliotheca chirurgica, II. Tomi, Vindob. 1780. 4.

C. Mart. Weber Entwurf einer auserlesenen medicinisch-practischen Bibliothek für angehende Aerzte, Leipzig 1788. 8.

J. C. Hefteri Museum Disputationum physico-medicarum tripartitum, Zittav. 1756—66. 3 Voll. 4.

Jo. Andr. Murray Enumeratio librorum praecipuorum medici argumenti ed. von Harlem, Aurici 1792. 8.

Böhmer systematisch litterarisches Handbuch der Naturgeschichte, fünf Theile in 9 Bänden, Leipzig 1785. 8.

Weigel Einleitung zur allgem. Scheidekunst, 4 Bände. Leipzig 1788. flg. 8.

Usteri Repertorium der mediz. Litteratur für 1785 — 90. III Bände, Jena 1791.

Dess. Repertorium der mediz. Litteratur für 1789 — 1794.

Kritisches Repertorium der auf in- und ausländischen höhern Lehranstalten von 1781 — 1800 herausgekommenen Probe- und Einladungsschriften aus dem Gebiete der Arzneigelahrtheit und Naturkunde, von F. J. A. Döring, Herborn 1803. 4.

Die Literatur der Heilwissenschaft. Von C. Fr. Burdach, 2 Bände. Gotha 1810. 1811.

Literatur der Medicin seit der Mitte des 18ten Jahrhunderts bis auf die neueste Zeit, von Joh. Sam. Ersch. Neue fortgesetzte Ausgabe von Puchelt, Leipzig 1822. (a. u. d. T. Handbuch der deutschen Literatur seit der Mitte des 18ten Jahrh. Neue Ausg. 3 Bd. 1te Abth.).

J. D. Reufs Repertorium Commentationum a societatibus literariis editarum Tom X — XVI. Götting. 1813 — 1821.

K. F. Burdach Handbuch der neuesten in- und ausländischen Literatur der gesammten Naturwissenschaften und der Med. und Chir. Gotha 1822.

Bücherverzeichnisse verstorbener Aerzte, vorzüglich die Bibliotheca Platneriana, Recensionswerke, vorzüglich die Commentarii de reb. in scient. naturali et Medicina gestis, Lips. angefangen 1752., Vogels, Murray's, Sandiforts, Richters, Todes, Schlegels, Blumenbachs, Erxlebens, Hufeland's medicinische Bibliotheken.

Die Halle'sche und Jenaer Literaturzeitung, allgem. deutsche Bibliothek, med. chirurg. Zeitung, allgem. medicinische Annalen u. s. w.

Die medicinischen Reallexica von Walter, Moroni, Lipenius, Alberti, Behr, Vigiliis a Creuzenfeld und Ploucquet, das Dictionaire des sciences medicales, — Gesners und Augustin's neueste Entdeckungen in d. A. K. — das Journal der Erfindungen u. s. w.

2) Für die medicinische Biographik.

Castellani vitae illustrium medicorum, qui toto orbe ad haec usque tempora floruerunt, 4. Antverp. 1618. 8.

Kestners medicinisches-Gelehrten-Lexicon, Jena 1740. 4.

Eloy Dictionnaire historique de la medicine ancienne et moderne, à Mons 1778. 4. Vol. 4. (Eine frühere unvollständige Ausgabe, à Liège et à Frankfort 1755. II. Tom. 8.

J. F. C. Carrere Bibliotheque litteraire historique et critique de la Medecine ancienne et moderne, à Paris II Vol. 4. 1776. (nur bis ins C vollendet.)

J. K. H. Boerners Nachrichten von jetztlebenden Aerzten und Naturforschern, ergänzt von E. G. Baldinger, 3 Bde., Braunschweig 1748 — 1773.

J. A. Hazon Notice des hommes les plus celebres de la faculté de medecine en l'Université de Paris 1750.

E. G. Baldinger Biographien jetztlebender Aerzte, 4. Stück. Jena 1768.

J. C. W. Möhsens Verzeichnifs einer Sammlung von Bildnissen grofstentheils berühmter Aerzte, Berlin 1771. 4.

J. C. W. Möhsens Beschreibung einer Berlinischen Medaillensammlung, die vorzüglich aus Gedächtnifsmünzen berühmter Aerzte besteht, 2 Theile, Berlin 1780. Fig. 4.

Gruner in allen Jahrgängen seines Almanachs.

Van Eicken Gedächtnifsblätter, enthaltend Nachrichten vom Leben und Charakter verdienter Aerzte und Naturforscher, Leipzig 1796.

Acrel Tal om Läkare Vetenskapers grundlaggning och tilväxt vid Ricketsälsta Lärosate i Upsala. Stockh. 1796.

Hutchinson Biographia medica or historic and critical Memoirs of the Lives and Writings of the most eminent medical Characters, Lond. Johnson 1799, 2 Vol.

J. K. Ph. Elwert Nachricht von dem Leben und den Schriften jetztlebender Aerzte u. s. w., 1 Bd., Hildesheim 1799.

Iconographie grecque par Visconti, Paris 1811. (die Bildnisse u. Biographien der alten Aerzte.)

Von den französischen Aerzten die 3 ersten Bände von Oeuvres de Vicq d'Azyr recueillies, et publiées par J. L. Moreau. Paris 1805. — von den schweizerischen: Joh. Bapt. Geisser praes. Schultes Diss. de Helvetorum in Medicina meritis ab inventa typographia ad finem seculi decimioctavi. Landshut 1816, von den ungarischen: Vefspremy succincta medicorum Hungariae et Transsylvaniae Biographia. 4 Centuriae. Pesth 1774 — 1787. J. S. Peterka memoria virorum eruditorum de re medica optime meritorum. Pesth. 18.o, von den italienischen: Brambilla Gesch. der von den beruhmtesten Männern Italiens gemachten Entdeckungen in der Med. Wien 1789. 4. und P. L. Ginguené histoire literaire d'Italie. Tom. I — 9. Paris 1811 — 1888, von den schwedischen: Saklée Sveriges Läkare Historia. Stockh. 1822.

Dictionaire des sciences medicales. Troisième Partie. Biographie. Paris 1820. (auf 8 Bände bestimmt, von denen bis 1823 vier erschienen).

Ausserdem die gröfsern biographischen Werke von Jöcher, Bayle, Chaufepié, Hamberger, Sax, Eyring, Niceron, Schlichtegroll.

und die Schriften über die bürgerlichen Verhältnisse der Aerzte zu verschiedenen Zeiten und in verschiedenen Landen. z. B.

Welsch Diss. de medicis et medicamentis Germanorum. Lips. 1688. Hahn Diss. de Medicina Germanorum veterum.

Vink Amoenitates philologico medicae. Traj. ad Rhen. 1730.

Lampe Diss. de honore, privilegiis et juribus singularibus medicorum. Götting. 1736. 4.

Schläger historia litis de medicorum apud vet. Romanos degentium conditione, Helmst. 1740.

Richter de Roma in medicos suos haud iniqua, Götting. 1764.

Möhsen Comment. I. de medicis equestri dignitate ornatis, Berol. 1767.

Oetters Arzt in Deutschland in den ältern und mittlern Zeiten, Strasb. 1778. 8.

Ackermanns Erläuterung der wichtigsten Gesetze, welche auf die Medicinalverfassung Bezug haben in Pyls Repertor., 2 Thl., 2. Stck.

Gruner Progr. de jure et privilegiis doctoris Patavini, Jen. 91.
Wilh. Mich. Richter Gesch. der Med. in Rufsland. 3 Theile, Moskau 1813 — 1818.

§. 4.

Da die Geschichte der Medicin, wenn sie pragmatisch behandelt wird, uns Anlafs giebt, der Wahrheit nachzuforschen, durch klügliche Benutzung fremder Irrthümer die eigenen zu vermeiden und unser systematisches Wissen zu berichtigen, so mufs das Studium derselben für den Arzt höchst nothwendig und nützlich seyn. Denn sie bewahrt ihn vor Einseitigkeit im Urtheil, sie lehrt ihn, dafs auch in den verschiedensten und fremdartigsten Meinungen Wahrheiten liegen können, sie macht ihn duldend gegen Andersdenkende, empfänglich für das Gute, was diese lehren und bescheiden im Vertrauen auf eigene Meinungen. Sie zeigt den Vorzug der Erfahrung vor unhaltbaren Hypothesen und gewährt durch die Menge der nützlichsten Kenntnisse, welche sie darbietet, der gesammten Geistesbildung die wichtigsten Vortheile.

N. Paradys Oratio de cognitione historiae Medicinae magno cum ad medici in arte exercenda solertiam, tum ad artis amplificationem adjumento. Leid. 1800. 4.

§. 5.

Die allgemeine Geschichte der Arzneikunde, d. h. die zusammenhängende Erzählung von den Schicksalen aller (§. 1.) erwähnten einzelnen Fächer der medicinischen Wissenschaft mufs aus den Haupt-Schriftstellern jedes Zeitalters selbst, mit vollständiger Sprachkunde und vorsichtiger Prüfung geschöpft, völlig unpartheiisch und in chronologischer Ordnung vorgetragen werden; doch so, dafs die Schicksale dee Wissenschaft im Zusammenhange mit ihren Ursachen und Wirkungen dargestellt, die Zeitfolge also jener allgemeinen Ordnung untergeordnet sei.

§. 6.

Nicht nur die bessern Handbücher der allgemeinen Geschichte der Medicin, sondern auch diejenigen Schriften, welche die specielle Geschichte der Medicin in gewissen Zeitaltern und besondern Perioden oder bei einzelnen Nationen, oder einzelner zur Arzneikunde gehöriger Disciplinen, Erfindungen und Secten abhandeln, verdienen als wichtige Quellen für die Geschichte der Medicin genannt und beurtheilt zu werden. Selbst das, was in den Monographien einzelner Krankheiten und Medicamente über die Entstehung und Ausbreitung jener und uber die Entdeckung und den Gebrauch dieser enthalten ist, gehört nothwendig hieher. Folgendes sind die vorzüglichsten hier zu erwähnenden Schriften.

1) Für die allgemeine Geschichte der Heilkunde:

Guntheri Andernacensis de veteri et nova medicina, Basil. 1571. Fol.

Barchusen historia medicinae, in qua pleraque medicorum ratiocinia — ab exordio medicinae usque ad nostra tempora pertractantur. Traj. ad Rh. 1723. 4.

Lange historia medica in Ej. opp. omn. ed. Rivini Fol. 1704.

Histoire de la medecine ou l'on voit l'origine et les progrès de cet art. avec fig. par Dan. le Clerc Geney. 1696. 12. vermehrt Amsterdam 17-3. 4. III. part. à la Haye 1729. 4.

Freind histoire de la Medecine depuis Galien jusqu'au commencement du seizième siècle trad. par Et. Coulet. 4. Leid. 1727. Das Original erschien zu London 1785 in englischer Sprache.
Gölicke historia medicinae universalis, P. I — VI. 8. Frkft. 1717 — 19.
Conring introductio in universam artem medicam ed. Schelhammer, 4. Hal. 1716.
Schulzii historia medicinae a rerum initio ad annum urbis DXXXV deducta. Lips. 1728. 4. Fortgesetzt unter dem Titel:
Schulzii compendium historiae medicinae ad excessum Hadriani Augusti. Hal. 1742. 8.
G. Stolle Anleitung zur Geschichte der medicinischen Gelahrtheit. Jena 1731. 4.
Chr. Kestner kurzer Begriff der Historie der medicin. Gelahrtheit Halle 1743. 8.
G. Matthiae Conspectus historiae medicorum chronologicus. 8. Götting. 1762.
J. F. Blumenbach historia medicinae literaria. 8. Götting. 1787.
W. Black's Entwurf einer Geschichte der Arzneiwissenschaft und Wundarzneikunst. Aus dem Engl. von Scherf, 8. Lemgo 1789.
Institutiones historiae medicinae auctore J. C. G. Ackermann. Norimb. 1792.
Metzger Skizze einer pragmatischen Literärgeschichte der Medicin. Königsberg 1792. Zusätze Ebendas. 1796. 8.
Allgemeine Geschichte der Natur- und Arzneikunde, erzählt von A. F. Hecker Ister Theil. Leipz. 1793
Tentamen historiae medicae auctore S. Th. de Meza Hafn. P. I. II. 1795. 8.
Kletten Ideen uber den zweckmäfsigsten Vortrag der ausübenden Heilkunde. Rostock 1798.
Th. J. ab Almeloveen inventa nov-antiqua Amstel. 1684.
I. Z. Platneri opuscula. Tom. I. II. Lips. 1739. 4.
G. W. Wedel exercitationum medico-philologicarum Centur. I. II. dec. 1 — 5. Jen. 1702. sq. 4.
D. W. Triller opusc. medic- et medico-philolog. cur. C. C. Krause. Frft. et Lips. III. Vol. 1766. sq. 4.
Gruner Almanach für Aerzte und Nichtärzte. 1782 — 1797.
Wittwer Archiv für die Geschichte der Arzneiwissenschaft. Nürnb. 1790.
Sprengels Beyträge zur Geschichte der Medicin 1 Bd. Halle 1794.
— Versuch einer pragmatischen Geschichte der Arzneikunde 1 — 4 Thl. Halle 1792—99. 2te Ausgabe 1801 — 1803. Dritte Ausgabe 1822. Ins Französische übersetzt von Geiger. Paris 1810. 8., von A. J. L. Jourdan. Paris 1820. in 9 Bänden. 8. Ins Italienische übersetzt von Arrigoni. Venedig 1812. 8.
Osterhausen Geschichte der medicin. Aufklärung. Nürnberg 1798. 8.
Rich. Walker Memoirs of Medicine including a Sketch of medical History from the earliest Accounts to the eighteent Century. Lond. 1799.
Knebel Versuch einer chronologischen Uebersicht der Litterärgeschichte der Arzneiwissenschaft, Breslau 1799. 8.
Des 18ten Jahrhunderts Geschichte der Erfindungen, Theorien und Systeme in der Arzneiwissenschaft. Gotha 1799. 8.

Oratio de Medicinae per hoc saeculum fatis in Chr. Fr. Elsner opusc. acad. Regiom 1800.

K. Sprengel kritische Uebersicht des Zustandes der Arzneikunde im letzten Jahrzehend. Halle 1801.

Relatio brevis praecipuarum Medicinae renovationum saeculi decimi octavi. Diss. auct. van Alsen. Duisb. 1801. 119 pag. 8.

Die Heilkunde auf ihrem Wege zur Gewissheit; oder die Theorien, Systeme und Heilmethoden der Aerzte seit Hippocrates bis auf unsere Zeiten. Von A. F. Hecker. Erfurt 1802. 8. 4te Ausg. Erfurt 1819.

A concise treatise on the progress of Medicine since the year 1573. By W. H. Williams. London 1804.

Coup d'oeil sur les revolutions et sur la reforme de la Medecine par P. J. G. Cabanis. Paris 1804.

Histoire philosophique de la Medecine depuis son origine jusqu' au commencement du 18 siecle, par Et. Tourtelle. Paris 1804 2 Tomes.

Das Merkwürdigste aus der Geschichte der Medicin, von Joh. Christoph Nicolai. Rudolstadt. 2 Theile 1808.

Windischmann Versuch über den Gang der Bildung in der heilenden Kunst. 1809.

Skizze einer Zeit- und Literärgeschichte der Arzneikunst, von ihrem Ursprunge an bis zum Anfange des 19ten Jahrhunderts. Von Karl Arnold Kortum. Unna 1807. 733 S. 8:

Die Systeme der Aerzte von Hippocrates bis auf Brown, von Karl Fr. Lutheritz. Erster Theil. Dresden 1810. (a. u. d. T. Hippocrates, Asklepiades und Celsus Systeme der Medicin, dargestellt von C. F. Lutheritz). Zweiter Theil. Dresden 1801. (a. u. d. T. Aretaeus, Alexander v. Tralles und Caelius Aurelianus Systeme der Med. dargestellt).

Introduction à l' histoire de la Medecine ancienne et moderne, par Rosaria Scuderi, traduite de l' Italien par Charles Billardet. Paris 1810.

Tafeln zur Geschichte der Med. nach der Ordnung ihrer Doctrinen. Von den ältesten Zeiten bis zum Schlusse des 18ten Jahrh. von Ludw. Choulant. Leipz. 1822. fol.

Geschichte der Heilkunde. Nach den Quellen bearbeitet von Justus Fried. Carl Hecker Erster Band. Berlin 1822. 8.

2) **Für die specielle Geschichte der Medicin:**

a) gewisser Perioden und Zeitalter z. B. Schriften über den Ursprung der Medicin, die Geschichte des sogenannten fabelhaften Zeitalters u. s. w. welche in der chronologischen Uebersicht der einzelnen Perioden erwähnt werden, so wie auch die Schriften über die Geschichte der Medicin bei

b) einzelnen Nationen und in einzelnen Ländern.

c) einzelner medicinischen Institute, Schulen, Academien und litterarischen Gesellschaften.

d) einzelner medicinischer Doctrinen, Secten u. s. w.

e) einzelner Erfindungen und Entdeckungen.

f) einzelner Theile der Medicin und ihrer Hülfswissenschaften.

α) der Naturgeschichte überhaupt:

Scheuchzeri Bibliotheca scriptorum historiae naturali inservientium. Tiguri 1716. 8.

Ge. Rud. Bohmers systematisch litterarisches Handbuch der Naturgeschichte, Oekonomie und andrer damit verwandten Wissenschaften und Kunste. Leipz. 1785 — 89. 9 Bände.

β) der Botanik:

Linné Bibliotheca botanica recensens libros plus mille de plantis hucusque editos. Amstel. 1736. 8.

Joh. Franc. Seguieri Bibliotheca botanica s. Catalogus auctorum et librorum omnium, qui de re botanica etc. tractant acc. J. A. Bumaldi Bibliotheca botanica. Hag - Com. 1740. 4.

Haller Bibliotheca botanica, qua scripta, ad rem herbariam facientia, a rerum initiis recensentur Tomi II. Tiguri 1771. 72. 4.

Rich. Pulteney historical and biographical sketches of the progress of Botany in England from its origine to the introduction of the Linnean System. Lond. 1790. II. Voll. 8. A. d. Engl. von K. G. Kühn 2 Bde. 8. Leipzig. 1798.

C. Sprengel Geschichte der Botanik. Neue Bearbeitung und bis auf die jetzige Zeit fortgeführt. 2 Thle. m. K. Leipz. 1817. 8.

C. Sprengel neue Entdeckungen im ganzen Umfange der Pflanzenkunde. 3 Bände mit Kupf. Leipz. 1820 — 1822. 8.

γ) der Physik und Chemie:

Geschichte des Wachsthums und der Erfindungen in der Chemie in der neuern Zeit von Johann Christian Wiegleb. Berlin und Stettin 1790. 8.

Torbern Bergmann Geschichte des Wachsthums und der Erfindungen in der Chemie in der ältesten und mittlern Zeit, übersetzt mit Anmerkungen und Zusätzen von Joh. Christoph Wiegleb. Berlin 1792.

J. F. Gmelin's Gesch. der Chemie. 3 Bde. Göttingen 1797 — 1799.

J. C. Fischer's Gesch. der Physik 8 Bde. Gotting. 1801 — 1808.

J. B. Trommsdorff Versuch einer Geschichte der Chemie. Erfurt 1806.

δ) der Anatomie:

Georg Franci Bona Nova Anatomica h. e. noviter inventa per Anatomicorum accuratam diligentiam. Heidelb. 1680.

Laur. Roberg de inventis seculi anatomicis Usp. 1700.

Andr. Ottomar Gölicke Historia anatomica nov. - antiqua. Hal. 1713. 8. Frkft. 1738. 4.

Jac. Douglas Bibliographiae anatomicae specimen. Leid. 1734. 8.

Kurella fasciculus Dissertationum ad historiam medicam speciatim Anatomes spectantium. Berol. 1754. 8.

Portal Histoire de l' Anatomie et de la Chirurgie. Paris 1770 — 73. VI. Tomes 8.

Essay ou Discours historique et critique sur les Decouvertes faites en Anatomie p. M. Lassus 1783. Deutsch von Heinr. Creyelt. Bonn und Frkft. 1787.

Haller bibliotheca anatomica Tig. 1774 — 76 II. Tomi.

Harles Neurologiae primordia Erlang. 1795.

Histoire de l' Anatomie par Ch. Lauth. 2 Tomes. Strasb. 1815 — 1816.

Rosenmüller de viris quibusdam, qui in Academia Lipsiensi Anatomes peritia inclaruerunt Prgr. 1 — 8. Lips. 1815 — 1819.

c) der Physiologie:

Jo. Jac. Kirsten de physiologiae ortu et progressu. Altorf 1737. 4.

Halleri elementa physiologiae c. h. Vol. VIII. Laus. 1757 sq. 4. auct. fascic I — IV. Tigur 1757 — 82.

Schmid Physiologie philosophisch bearbeitet, 3 Bände. Jena 1798.

Ern. Osan Ideen zur Bearbeitung einer Gesch. der Physiol. Berlin 1815. 8.

d) der Pathologie:

Gruner Morborum antiquitates. Vratislav. 1774. 8.

Ej. Nosologia historica Jen. 1798. 8.

Geschichte und Litteratur der pathologischen Anatomie und Physiologie in Heckers Magazin für die pathologische Anatomie 1 Heft Altona 1796.

Fr. Schnurrer Chronik der Seuchen, in Verbindung mit den gleichzeitigen Vorgängen in der physischen Welt und in der Geschichte der Menschen. 1 Thl. Tübing. 1823.

e) Der Arzneimittellehre und Pharmazie:

Doctrinae de viribus Medicaminum fata exponit Carol. a Khittel. Hal. 1792. 8.

P. H. Schmid, Versuch einer geschichtlichen Uebersicht der Entstehung der Apotheken in Schleswig, Holstein und den übrigen dänischen Provinzen. Altona 1810. 8

J. A. Buchner über die Trennung der Pharmacie von der Heilkunst. Nürnb. 1819. 8.

A. J. Retzius Fragmentum historiae pharmaceutices veterum. (In den Actis societ. medic. Havniensis. Vol. I. 1777. pag. 1)

Beckmann's Beiträge zur Geschichte der Erfindungen. B. II. Leipzig 1782. 8.

Versuch einer Geschichte des Apothekerwesens in der Stadt Nürnberg 1792. 4.

J. F. Gmelin Geschichte und Literatur der Pharmacie. Im Grundrisse der Pharmacie. Göttingen 1792. (S. 1 — 32.)

Balk, Versuch eines Beitrags für eine Skitze der Literärgeschichte der Pharmacie (Russisches Jahrbuch der Pharmacie B. V. S. 9 — 121 1807.)

Considerations sur l' etat actuel de la Pharmacie (en France) (Annuaire de la Société de medic. du Depart. de l'Eure. A. 1809. p. 79.)

Litteratura universa Materiae medicae, alimentariae, Toxicologiae, Pharmaciae et Therapiae generalis medicae atque chirurgicae. Scripsit E. G. Baldinger, Marburgi 1793. 8.

Joh. Wilh. Linck Grundsätze der Pharmazie nebst Geschichte und Litteratur derselben. 2 Bde in 3 Abtheilungen. Wien 1800. 8.

A. E. Dempwolf Diss. de origine, progressu et hodierno statu pharmaciae ejusque emendanda ratione. Götting. 1707. 8.

F. G. Voigtel vollständiges System der Arzneimittellehre. Herausgegeben von C. G. Kühn. Leipzig 1816.

ϑ) Der Diaetetik.

James Mackenzie's History of Health and the art of perserving it. Edinb. 1760. 8. Deutsch Altenburg 1762. 8.

Jo. Herrm. Becker Versuch einer Literatur und Geschichte der Nahrungsmittelkunde. Mit einer Vorrede von S. G. Vogel. Stendal 1810 — 1812. 8.

ι) Der allgemeinen und besondern Therapie.

I. I. Mangeti Bibliotheca medico practica. Genev. 1695 — 1698. IV. Tom. fol.

John Barker essay on the agreement between antient and modern Physicians or a comparaison between the practice of Hippocrates, Galen, Sydenham and Boerhave in acute diseases Lond. 1747. 8.

Haller Bibliotheca medicinae practicae. Tom. I — IV. Bern 1776 — 88.

J. E. Hebenstreit Palaeologia Therapiae edidit Chr. Gottfr. Gruner. Halae 1779. 8.

A. F. Hecker Archiv. f. d. allgemeine Heilkunde I. u. II. Bd. Berl. 1790. 92. III. Bds. 1s St. Leipz. 1793.

κ) Der Chirurgie:

Recherches critiques et historique sur l' origine, sur les divers Etats et sur les Progres de la Chirurgie en France acc. Jo. de Vaux Index funereus Chirurgorum parisiensium ab ann. 1715 ad ann 1729. a Paris 1744. 4.

Laur. Heister Institutiones Chirurgiae. Amstel, 1750. 4.

Histoire de la Chirurgie depuis son origine jusqu' a nos jours par M. Dujardin Tom. I. a Paris 1774. 4. Tom. II. par M. Peyrilhe a Paris 1780. 4.

Haller's und a Creuzenfeld's oben angeführte Bibliothecae chirurgicae.

Aug. Gottl. Richters Chirurgische Bibliothek. 1 — 15ter Bd. Götting. 1771 bis 1797. 8.

H. J. M. Langenbeck's Bibliothek für die Chirurgie.

Möhsen Fragmente zur Geschichte der Chirurgie von 1417 — 1589 in den Beiträgen zur Geschichte der Wissenschaften in der Mark Brandenburg.

Küster, Historia Akologiae Diss. Hal. 1797. 8.

J. G. Wallroth syntagmata de ophthalmologia veterum specimen medico-philologicum. Halae 1816.

K. Sprengel's Geschichte der Chirurgie 1 Th. Halle 1805. 2 Th. von Wilh. Sprengel. Halle 1819.

Joh. Gottl. Bernstein's Gesch. d. Chirurgie. Zwei Theile. Leipzig 1823. 8.

λ) der Geburtshülfe:

Litterärhistorie in der Entbindungskunst durch Alphons Leroy übers. von Nusche. Fr. u. L. 1779. 8.

Nic. van der Eem praes. Sandifort Diss. de artis obstetriciae hodiernorum prae veterum praestantia ratione partus naturalis. Lugd. Bat. 1783. 8.

Leeuwen pr. Sandifort Diss. de artis obstetriciae hodiernae prae veterum praestantia rat. part. praeternatural. L. B. 1783. beide in Schlegel sylloge opusc. ad art. obstetric. Lips. 1793. Tom. I.

Astruc Traité de l' Art d' accoucher reduit à ses principes. à Paris 1766. 12.

Sue d. I. gelehrte und kritische Versuche einer Geschichte der Geburtshülfe a. d. F. 2 Bde. Altenb. 1786.

Schweickhart Tentamen Catalogi rationalis Dissertationum ad artem obstetriciam spectantium. Francof. a. M. 1795. 8. nebst den Beiträgen in Baldinger's Journal.

J. Weydlich Lehre der Geburtshülfe I. Th. Wien 1797. 8.

J. Chr. Starks Archiv für die Geburtshülfe. Erstes Stück 1787. 8. unter verschiedenen Titeln fortgesetzt.

J. B. Osiander Lehrbuch der Entbindungswissenschaft. 1 Band. Götting. 1799.

L. F. Froriep Handbuch der Geburtshülfe. Weimar 1802. 6te Ausg. 1817.

Schweighäuser Tablettes chronologiques de la Medecine puerperale. Strasb. 1806.

μ) der medicinischen Polizei, gerichtlichen Arzneikunde, Volksarzneikunde.

C. F. L. Wildberg Handbuch der gerichtlichen Arzneiwissenschaft. Berlin 1812. 8.

Andr. Ottomar Goelike Introductio in historiam litterariam scriptorum, qui Medicinam forensem Commentariis suis illustrarunt. Francof. 1723. 4.

Henr. Lampe Diss. histor. iurid. de honore, privilegiis et juribus singularibus Medicorum. Groening 1736.

Frank Sermo academicus de civis medici in republica conditione. Ticin 1785.

Fahner System der gerichtlichen Arzneikunde. 1ster Bd. Stendal 1795.

Müller Entwurf der gerichtlichen Arzneiwissenschaft. 1ster Bd. Frft. 1796. 8.

Daniel Entwurf einer Bibliothek der Staatsarzneikunde bis aufs Jahr 1782. Halle 1785. 8.

C. L. Schweikard Tentamen catalogi rationalis Dissertationum ad Medicinam forensem et politiam medicam spectantium ab anno 1569 ad nostra usque tempora. Francof. ad Moen. 1796. 8.

J. G. Knebel Grundlage zu einem vollständigen Handbuche der Literatur für die gesammte Staatsarzneikunde bis zu Ende des 18ten Jahrhunderts. Erster Bd. Gerichtliche Arzneikunst. Erste Abth. Allgemeine Literatur derselben. Görlitz. 1806. 8.

F. Chaumeton Esquisse historique de la medecine legale en France. Paris 1805. 8.

Chr. Fr. Ludw. Wildberg Bibliotheca Medicinae publicae. Berol. 1819. 4.

L. J. C. Mende ausführliches Handbuch der gerichtlichen Medizin. 1 Th. Gesch. der gericht. Med. Leipz. 1819. 8.

Pyl's, Scherf's, Metzger's Augustin's, Knape's, Kopp's, Henke's, Zeitschriften für die gerichtliche A. K.

ν) der Thierarzneikunde:

J. Knobloch Sammlung der vorzüglichsten Schriften aus der Thierarzneikunst. 2 Theile. Prag 1706. 8.

D. Blaine Grundlinien der Thierarzneikunde. Aus dem Englischen übersetzt, 2 Thle. Leipzig 1804. 8.

C. F. Ludwig, tabellar. Uebersicht einer Geschichte der Thierheilkunde. Leipz. 1794. 8.

Verhandlungen der Veterinär-Gesellschaft zu Kopenhagen, nebst Uebersicht der Veterinär-Literatur 1ster — 3ter Bericht, Kopenhagen.

Joh. Carl Gottl. Henze Entwurf eines Verzeichnisses veterinarischer Bücher. Göttingen 1782. 8.

Dessen Nachrichten von veterinarischen Werken: 1 Bd. Stendal 1785. 8.

Meyer Magazin zur Thiergeschichte, Thieranatomie und Thier A. K. 1 B. 1. 2. St. Gött. ting. 1790 — 1794.

Rohlwes Magazin für die Thierarzneikunde 1ster — 4ter Jahrgang. Berlin 1799 — 1808. 8.

5) Die zur speciellsten Geschichte der Medizin gehörigen z. B. die Geschichte einzelner physiologischer Theorien, einzelner Krankheiten, einzelner Arzneimittel und Operationsmethoden betreffenden Schriften werden in der Folge angegeben werden.

Chronologische Uebersicht der medicinischen Literärgeschichte.

Erste Periode.

bis zum Hippocrates.

Jahr d. Welt.	Vor Christi Geburt.	Für die Geschichte d. A. W. wichtige Namen.	Wichtige Begebenheiten und Schicksale der Medicin.
ohngef. 2000	2182	Osiris Isis Hermes oder Thoth Anubis	Aelteste Aegyptische Medicin. Ausübung der Arzneikunde durch die Priester. Das Einbalsamiren. Spuren chemischer Kenntnisse bei den Aegyptern.
		Hoangti	Aelteste chinesische und brachmanische Medicin.
2510	1672		Erste Nachricht von Aerzten beim Mose. Medicin der Ebräer.
		Apollo	Verehrung des Apollo als Bogenschütz, Citherspieler und Arztprophet (τοξιχτςο-μαντις) zu Delphi.
		Hygea. Diana	Aelteste griechische Medicin.
2600	1582	Kekrops in Athen	
2654	1528	Deukalion	Medicinische Götter- und Heroen-Geschichte Griechenlands.
2664	1518	Kadmus baut Theben.	
2750	1432	Minos I. in Kreta	Höchst eingeschränkter empirischer Gebrauch weniger Arzneimittel. Abergläubischer Wahn vom göttlichen Ursprunge der Krankheiten, und von der Heilung derselben durch die Götter.
2760	1422	Erechtheus zu Athen	
2784	1398	Melampus	Heilung des Wahnsinns durch Nieſswurz.
2888	1294	Minos II.	
2912	1270	Chiron der Centaur	
2919	1263		Der Argonauten-Zug.
		Hekate. Kirke. Medea.	

Schriften, welche entweder die angeführten Begebenheiten und Schicksale der Medicin betreffen, oder die genannten Männer zu Verfassern haben, und als die vorzüglichsten ihrer Zeiten zu betrachten sind.

Eberh. Rud. **Roth** Diss. de Osiride, Iside, Horo ac Typhone Diis olim Egyptiis. Jen. 1671. Guil. Warburton divine legation of Moses Vol. II. L. IV. Sect. 3. pag. 39 sq. — Prosp. Alpini Medicina Aegyptiorum c. Jac. Bontii Medicina Indorum. Lugd. Bat. 1718. 4. — Fr. Boerneri de statu Medicinae ap. veteres Ebreos Vitb. 1755 4. Ejd. antiquititates Medicinae Aegyptiacae. 16. 1756. Herm. Conringii de hermetica Medicina. Lib. II. ed 2. Helmst. 1669. 4. Ol. Borrichii Hermetis Aegyptiorum et Chemicorum sapientia ab Herm. Conringii animadversionibus vindicata. Hafn. 1674. 4. Wiegleb historisch kritische Untersuchung der Alchemie. Weimar 1777. 8.

Gruner Isidis, Christiani et Pappi philosophi Jusjurandum chemicum, nunc primum graece et latine editum. Accedit historia sodalitatis chemicorum arcanae ex actis erutae. Progr. 1—7. Jena 1807.— 1808. 89 pag. 8. — F. G. Gudius (resp. Wendt) diss. de ebraica obstetricum origine. Lips. 1754. 4. Danz de arte obstetricia Aegyptiorum. Giess. 1792.

Palladius de gentibus Indiae et Bragmanibus. Ambrosius de moribus Brachmanorum iunctim edit. Ed. Brissaeus. Lond. 1665. 4. Andr. Cleyeri Specimen Medicinae Sinicae. Frf. 1682. 4. Du Halde Description de la Chine. Vol. III.

C. F. Hundertmark de diis artis medicae ap veteres Graecos et Romanos. Lips. 1735. 4. Jul. C. Schläger Diss de diis hominibusque servatoribus. Helmst. 1737. 4. Joh. Fried. Meyer Diss. de valetudinis Diis Deabusque veterum gentium medicis. Lübec. 1736. J. H. Schulze Diss. de Helleborismis veterum in Diss. fasc. Hal. 1743. 4. Sprengel in Beyträgen 2 St. 46 flg. Fabricii Bibliotheca graeca. Ed. Harles T. 1. p. 115. Cellarii antiquitatt. med. cap. II. §. XI. p. 243. Aug. Quir. Rivini Diss. de Chirone Centauro. Lips. 1694. Fabricii Bibl. Graeca ed. Harles T. 1. lib. 1. cap. 18—20. Heyne de Hercule Musagete in Commentat. Societ. Götingens. Vol. III. p. 27.

A. L. Millin Apollon medecin, Diss. sur les attributs, les surnoms d'Apollon medicin et les monumens, qui le representent. Mit Kupf. in Mem. de la soc. med. d'emulation. An 1801.

K. A. Böttiger, die heilbringenden Götter; eine Neujahrsgabe. Weimar 1803. 8 — Symbolik und Mythologie der alten Völker besonders der Griechen. Von Fr. Kreutzer. m. K. 2te Ausgabe. Darmstadt 1819. Podalire ou le premier age de la Medicine, par A. L. Marquis. Paris 1815.

Jahr d. Welt.	vor Christi Geburt.	Für die Geschichte der A. W. wichtige Namen.	Wichtige Begebenheiten und Schicksale der Medicin.
		Orpheus.	
		Herakles.	
2925	1257	Peleus.	Die nemeischen Spiele.
2927	1255	Aesculap.	Kampfspiele zu Olympia.
2989	1193	Achilleus.	
2998	1184	Podalirius.	Zerstörung von Troja. Aussetzen der Kranken an die Heerstrassen.
		Machaon.	
			Erste Nachricht vom Aderlaſs.
			Göttliche Verehrung der Aerzte.
		Die Asklepiaden zu Kos.	Ausübung der Kunst in Tempeln. Incubation. Votivtafeln.
		Die Knidier.	Tempel des Aesculap in Titane.
3048	1134	Alexanor.	Epidauros, Pergamos und Kos.
3080	1102		Rükkehr der Herakliden in den Peloponnes.
3108	1081		Erbauung der Städte in Kleinasien.
3176	1006	Salomo.	
3268	914	Assa dritter König der Juden stirbt.	Ausübung der Medizin bei den Juden durch die Priester.
3273	909	Homer	
3293	884	Lykurg	Erneuerung der olympischen Spiele.
		Iphitus	
3406	776	Elisa, Prophet in Israel	Anfang der Olympiaden.
3429	753		Roms Erbauung.
3458	724		Stiftung des διαυλον.
3476	708		Faustkampf in den olymp. Spielen.
3475	707		Heilung des Judischen Königs Hiskias, und des blinden Tobias durch Fischgalle.
3486	696	Abaris der Hyperboräer	
3490	690	Harpocrates	Aesculap wird schon in Rom verehrt. Numa Pompilius giebt das Gesetz de inferendo mortuo zur Verhütung des Mitbegrabens der Frucht beim Tode der Schwangern.
3512	668	Psammetichus König von Aegypten.	Heilung der Amphictyonen durch die Nebriden.
3534	650		Einführung des Pankration bei den olympischen Spielen.
3541	641	Kyaxares König von Medien.	
3543	639	Thales wird geboren.	
3550	632		Einführung des Wettlauſs zu Olympia. — Plünderung von Askalon durch die Scythen.
3566	616	Tarquinius Priscus König in Rom	

Merkwürdige Schriften.

De lapidibus poema Orpheo a quibusdam adscriptum ed T. Tyrwhitt. 8 Lond. 1781. ist viel spätern Ursprungs. — Just. Godofr. Günz δαδουχια in sacris Aesculapii. Lips. 1737. 4. Chr. Gottl. Schwarz Expositio veteris inscriptionis de Aesculapio et Hygea diis φιλανθρωποις. Altorf 1742. Jo. Alb. Sebiz de Aesculapio Inventore Medicinae Argent. 1669. 4. Messerschmid Aesculapius Σωτηρ. Hal. 1752. Aesculapii lib. de morborum descriptionibus et cura. Argent. 1533. fol. (ist untergeschoben.) Baieri expos. veter. in script de Aesculapio et Hygea Diis φιλανθρωποις. Altd. 1742. — C. Fried. Hundertmark de aegrotorum apud veteres in vias publicas et templa expositione ed 2. Lips. 1749. 4. Kinderling Somnambulismus unserer Zeit mit der Incubation verglicheu. Dresd 1788. 8. H. Meibom (praes. Herm. Conring) de incubatione in fanis deorum Medicinae caussa factis. Helmst. 1659. 4.

Die Hieroglyphen in dem Mythus des Aesculap. Von F. C. L. Sickler. Meiningen. 1819. — Notices sur quelques superstitions et céremonies en usage chez les anciens dans l' art de guerir, par M. A. Allemand. Marseille. 1820.

Harless, Geschichte der Physiologie des Bluts im Alterthume in C. Sprengel's angef. Beiträg. 3 St. S. 176 not 17. Metzler Geschichte des Aderlasses. Ulm 1793.

Von der Med. der Ebräer und Juden. Jo. Sim. Lindinger de Ebraeorum veterum arte medica, de Daemone et Daemoniacis. Servest. 1774. Calmot Diss. de medicis et re medica Hebraeorum. Paris 1714. 4. Rich. Mead medica sacra. 1749. Michaeli's mosaisches Recht Bd. 2 — 5. A. C. Gakenholz de immunditie ex contrectatione mortuorum secundum legem mosaicam. Helmst. 1708. 4. G. G. Richter resp. Gintzberger Medicina e Talmudicis illustrata. Götting 1743. 4. A. G. A. de Albertiz spec. hist. med. quo investigatur, an etiam gens hebraea olim medicinam de industria coluerit ac promoverit? Vind. 1765. 4. Meier Levin (Kurt Sprengel) Annales historicae ad Medicinam Ebraeorum. Halle 1798. David Carcassone Essay historique sur la medicine des Hebreux anciens et modernes. Seconde edition. Paris. 1814.

Wolf de rebus ex Homero medicis Viteb. 1791. 4. Antonii Valetti Orat, qua Medicinae antiquitas ex antiquissimo Poetarum Homero obiter et allegorice describitur. Paris 1570. 8.

Hier. Mercurialis de arte gymnastica Venet. 1563. 4. ibid. 1601. 4. Amstel. 1672. 4. Joh. Hein. Schulze de athletis veterum, eorumque diaeta et habitu. Diss. fascic I. Hal. 1743. Jo. Zacch. Platner progr. de arte gymnastica veterum in Opusc. T. II. p. 11. sq.

Jahr d. Welt.	vor Christi Geburt.	Für die Geschichte der A. W. wichtige Namen.	Wichtige Begebenheiten und Schicksale der Medicin.
3577	605	Uecho und Petosiris Pharaonen in Aegypten	Angebliche Kenntniſs der Anatomie bei den Aegyptern.
3582	600		Erbauung von Massilien durch die Phokenser. Babylonische Gefangenschaft der Juden.
3588	594	Solon Gesetzgeber zu Athen Anacharsis Toxaris	Erste Bearbeitung der Theorie durch die Philosophen.
	584	Nebres und Chrysus, Asklepiaden.	
3602	580	Pythagoras wird gebohren.	Magische Gesänge. Heilung durch Musik.
3617	565	Xenophanes wird gebohren.	Corpuscular - Philosophie. Eleatische Schule.
3634	548	Thales Tod (Crösus)	
3659	524		Der Arzt Demokedes wird nach Sarden geführt. Die Juden kehren aus der Verbannung zurück.
3660	522	Cyrus Tod	
3668	514	Darius Histaspis.	Brutus wird wegen einer Pest in Rom nach Delphi geschickt.
3669	513	Anaximenes von Milet.	Heilung des Orötes durch den Demokedes.
3672	510		Rom eine Republik.
3675	507		Darius schickt den Skylax von Karyanda nach Indien.
3678	504	Parmenides.	
3680	502	Heraclitus wird gebohren. Hippocrates I. Gnosidicus Sohn.	Das Calidum innatum.
3682	500	Anaxagoras wird gebohren. Alkmäon.	Theorie vom Pneuma.
3688	494	Democritus wird gebohren. Akron von Akragant.	Pest zu Rom.
3692	490		Schlacht bei Marathon.
3710	472	Epicharmus aus Kos. Ikkus von Tarent.	
3725	467	Zeno von Ela.	Tempel des Apoll in Rom. Reine Atomistik oder Corpuscularphilosophie der eleatischen Schule.
3932	460	Empedocles.	Tempel des Aesculap in Rom.

Merkwürdige Schriften.

Ph. Jac. Hartmann de originibus Anatomiae. Regiom. 1683. 4. Ej. de iis, quae contra peritiam veterum anatomicam afferuntur. Regiom. 1684—1693. 4. (abgedr. in Kurella fasc. Diss. s. oben S. 12.) Gfr. Bidloo de Antiquitate Anatomes. Leid. 1694. J. Henr. Schulze historiae anatomicae spec. 1—2. Altorf 1721. 4. Jo. Fr. van Leempoel Anatomes origo, progressus et auctores. Leid. 1725. P. Gericke de Athotis Tosarthri et antiquissima Aegyptiorum Anatomia fabulosa. Helmst. 1739. 4. J. Fr. Eschenbach Anatome Aegyptiorum defensa. Lips. 1776. 4. Abh. eines Ungenannten über die drei Arten des Balsamirens der Egyptier und Beweis, dafs diese vor den Ptolomaeis Lagides keine Anatomie verstanden, in Isenflamm's und Rosenmüller's Beiträgen für die Zergliederungskunst 2 Bd. — Car. Neichel Diss. sist. pollincturam cadaverum humanorum juxta antiquos et recentes. Pestini 1821. 42 pag. 8.

Kühn de philosophia ante Hippocratem Medicinae cultoribus 4. Lips. 1781. Geschichte des Pythagoras in Ch. Meiners Gesch. der Wissensch. in Griechenland und Rom. 1. Th. S. 178. — 602 Tiedemann Griechenlands erste Philosophen S. 187. flg. John Gillier history of ancient Greece pag. 392 flg. Barchusen de Medicinae origine et progressu Diss. IX. p. 127. Xenophontis Cyripaedia ed Zeun. Lips 1780 I. cap. 6 sect. 15. p. 113.
Bouterweck von den naturphilosophischen Theorien der alten Philosophen in den Göttinger gel. Anzeigen. 1812 11 St. u. f.

Ueber das System des Heraklitus Sprengels Apologie des Hippocrates. Leipz. 1 Thl. 1788. 8. S. 41—53. Gessner de animabus Heracliti in Commentar. societ. Göttingens. T. 1. p. 75. sq. Heyne de animabus siccis ex Heraclitео placito progr. Gött. 1781. Diogenes Laertius de vita et moribus philosophorum Libri V. Vita Alcmaeonis Lib. VIII. Vita Democriti Diogen Laert. l. c. Lib. IX. Vita Epicharmi Diog. Laert. L. VIII.
Vom Leben des Hippocrates: Dubitationes de Hippocratis vita, patria, genealogia, forsan mythologicis et de quibusdam ejus libris multo antiquioribus quam vulgo creditur auct. J. B. Boulet. Paris 1804. Recherches chronologiques sur Hippocrate par C. Legallois. Par. 1804, von seiner Lehre: Rudimenta doctrinae Hippocraticae verae exhibet J. C. Muller. Hal. 1815.

Aechte Bücher des Hippocrates sind:

1) Das erste und dritte Buch von Landseuchen einzeln herausgegeben mit Commentarien von Vallesius fol. Colon. 1588. Cope ed. Baldinger Amstel 1786. 8. und Aubry les Oracles des Cos. 8. Paris 1781. Von Pariset. Paris 1811. Von de Mercy. Paris 1816. 12. 2) Die Aphorismen, einen Theil des siebenten und den achten Abschnitt ausgenommen. Einzeln die neuesten

Jahr d. Welt.	vor Christi Geburt.	Für die Geschichte der A. W. wichtige Namen.	Wichtige Begebenheiten und Schicksale der Medicin.
3736	456	Hippocrates II., Enkel des Gnosidikus, Sohn des **Heraklides** wird gebohren.	Verdienste des Hippocrates um die Feststellung der Verhältnisse zwischen Medizin und Philosophie und das Emporkommen des reinen Beobachtungsgeistes zur Begründung einer rationellen Arzneikunde.

Merkwürdige Schriften.

Ausgaben von Lorry Paris 1759—82. 24. Le Febure de Villebrune. Paris 1779. 16. Bosquillon. Andr. Pasta. Bergami 1750 — 1762. 12. cum locis parallelis Celsi et indice completissimo. Paris 1806. 8., von Hecker. Berol. 1822. 12. Französisch von J. F. Leveillé. Paris 1818. und de Mercy. Paris 1821. 2 Voll. 16. Englisch von E. Marks. New-York. 1817. 12. 3) Von der Lebensordnuug in hitzigen Krankheiten herausgegeben von Günz Leipzig 1745. 8. deutsch von Grimm Altenb. 1772. 4) Von der Luft, den Wässern und Klimaten einzeln herausg. v. Cornarius Basel 1529. 4. Cardanus Basel 1570. fol. — engl. mit Comm. von Clifton Lond. 1734. 8. französisch von L. Geoffroy Paris 1822. 5) Von der Vorhersehung. 6) Von den Kopfwunden herausgegeb. von Arantius Lugd. Bat. 1639. 12. Pavii succenturiatus anatomicus L. B. 1616. 4. 7) Die Eidesformel herausgegeb. mit Comm. von Meibom L. B. 1743. 4. in Versen von Clossius nebst den Aphorismen Tübing. 1787. 8) Von den Knochenbrüchen lateinisch heraus. mit Comm. von Maximinus Rom 1776. 4. maj. 9) Das Gesetz, (s. Gruner censura librorum Hippocratis Vratisl. 1772).

Die beste Ausgabe aller dem Hippocrates zugeschriebenen Bücher ist von Foesius fol. Francof. 1595. Genev. 1675. nächst dieser 1) griechisch editio princeps. Venet. ap Aldum 1526 fol. und von Janus Cornarius Basil 1538. fol. 2) griech. und latein. ed. Hier Mercurialis Venet. 1580. II. Vol. fol. Ant. van der Linden L. B. 1665. 8. Mit Galens Werken per Renatum Chartier Paris 1639. XIII. Vol. fol. Mack Vindob. 1743. fol. — von Calvi Rom 1525 fol. Cornari Basil 1545 fol. Marinelli Venet. 1575 fol. Venet. 1737. III. Vol. fol., in Haller Medicae artis principes Vol. I. — IV. Lausann 1769 — 71. von J. F. Pierer. Altenb. 1806. Tom 1 — 3. 3) 8. deutsch von Grimm Altenb. 1 — 4 Thl. 1778 — 94. von H. Brandeis. Wien 1822.

Commentare und Kritiken der hippocratischen Werke haben Galen, Erotian, Henricus Stephanus, Gorraeus, Foesius, Pinus, Martianus, Fabricius, Baldinger, Grimm, Gruner, Ackermann und Sprengel geliefert.

Zweite Periode

von Hippocrates Geburt bis zu Galens Tode.

Jahr d. Welt.	vor Christi Geburt.	Für die Geschichte der A. W. wichtige Namen.	Wichtige Begebenheiten und Schicksale der Medicin.
3727	455	Euryphon.	Von 480—440 v. Chr. Geb. schönste Blüthe Griechenlands.
		Herodot und	
3732	450	Thucydides Geschichtschreiber.	Tempel der Salus zu Rom.
3741	441	Anaxagoras.	Pericles Zeitalter.
3742	440	Leukipp.	
		Herodikus von Selymbrien.	Heilung durch Salben und Reiben.
		Socrates Philosoph.	
		Akumenus.	
		Erymachus des Akumenus Sohn und Pittalus Aerzte zu Athen.	
3746	436	Gorgias v. Leontium kommt nach Griechenland.	Hippocrates erste Nachricht von künstlicher männlicher Geburtshülfe.
3748	434		Tempel der Hygea in Athen.
3750	432	Meton.	Anwendung der Astronomie auf die Medicin.
3751	431		Anfang des peloponesischen Krieges.
3752	430	Plato wird gebohren.	Fürchterliche Pest zu Athen.
3753	429	Perikles stirbt.	
3754	428	Anaxagoras stirbt.	
3756	426	Diagoras von Melos Arzt zu Athen.	
3759	423		Platonische Philosophie.
		Konfucius.	
3776	406		Schlacht bei Arginusae.
3778	404	Demokritus stirbt.	Erfindung des Zinnobers durch Kallias. Ende des peloponesischen Krieges.
3782	400		Verehrung der Lucina in Rom und Anrufung ihrer Gehülfinnen Prosa und Postverta bei Geburten.
3784	398	Ktesias.	

Merkwürdige Schriften.

Vom Euryphon s. Hippocrates in diaet. acutor zu Anfang. Sprengel Apologie des Hippocr. 2ter Thl. S. 260. flg. Gruners Bibliothek der alten Aerzte 2 Thl, 602 flg.

Carol. Friedr. Hundertmark Diss. de singulari usu frictionis et unctionis in curatione morborum. Lips. 1740.

Thucydides Gesch. des pelopones. Krieges. Lib. II. Cap. 47 — 54. Plato's Timaeus s. de natura von Cicero übersetzt gab Chalcidius Paris 1579. 4. heraus. Seine Werke erschienen bei Aldus (Editio princeps) Venet. 1513. fol. Henricus Stephanus Paris 1578. fol. und zu Zweibruck 1782. flg 8.

Fab. Paulinus de Peste Atheniensi. — Antiquitates Typhi contagiosi auct. Andr. Wawruch. Viennae 1812. 4. Malfatti's Versuch zu erweisen, dafs die atheniensische Pest das Scharlachfieber gewesen, in Hufeland's Journal der pract. Heilk. XII Bd. 3 St.

S. Abhandlungen chinesischer Jesuiten über die Geschichte, Wissenschaften, Künste, Sitten und Gebräuche der Sineser a. d. Franz 1. Bd. Leipz. 1778.

Plinii historia naturalis Lib. XXXVII. 7.

Vom Ktesias s. Fabricii Bibliotheca graeca ed. Harles. Lib. II. cap. 25. §. 16. p. 704 Tom II.

D

Jahr d. Welt.	vor Christi Geburt.	Für die Geschichte der A. W. wichtige Namen.	Wichtige Begebenheiten und Schicksale der Medicin.
3793	389	Nikomachus Vater des Aristoteles.	Zerstörung Roms durch die Gallier.
		Thessalus und Drako Söhne des Hippocrates.	
		Polybus.	
3798	384	Aristoteles wird gebohren.	Aelteste dogmatische Schule.
3805	377		Schlacht bei Naxos.
		Dioxippus von Kos.	
3808	374	Pyrrho wird gebohren.	Begründung des Scepticismus in der Philosophie.
		Philistion.	Erfindung einer Maschiene zur Einrichtung verrenkter Glieder.
		Petron.	
3811	371	Theophrastus Eresius wird gebohren.	
		Thrasias u. Diocles seine Schüler.	
3814	368	Aristoteles wird Plato's Schüler.	Das Studium der Physiologie und Naturgeschichte kommt durch Alexander des Grofsen Begunstigung und die Bemühungen des Aristoteles sehr empor.
3816	366	Hippocrates stirbt.	
		Syennesis.	
		Diogenes aus Apollonien.	Einführung der Theorie des Anaxagoras vom Pneuma in die Medicin.
3818	364	Diokles von Karystus ein Asclepiade.	Annahme der Cardinalfeuchtigkeiten. Erfindung des Diocleum graphiscum zur Ausziehung der Pfeile.
3822	360	Eudox von Cnidos.	Peripatetische Philosophie.
3833	3.9	Epicur wird gebohren.	
		Praxagoras von Kos.	Bestimmung des Unterschiedes zwischen Arterien und Venen. Erfindung der Pulslehre durch Praxagoras.
3834	348	Plato stirbt.	
		Chrysipp von Knidos.	Die Corpuscularphilos. d. Epicur.
3847	335	Aristoteles verläfst Alexanders Hof.	
		Metrodor.	Bemühungen das epicurische System in die Arzneiwissenschaft einzuführen.
		Kallistenes.	
3751	331		Alexandrien wird erbaut.
3854	328	Plistonicus.	
3859	323		Alexanders Tod. Aristoteles flieht aus Athen.
3861	321		Ptolomaeus Lagides nimmt von Aegypten Besitz. Tempel der Serapis in Alexandrien.
3862	320		Aristoteles stirbt. Anlegung der alexandrinischen Bibliothek.
3862	318	Philotimus.	
		Mnesitheus aus Athen.	Die alexandrinische Schule.
		Dieuches.	
3872	310	Zeno von Kittium.	Einfluss der stoischen Philosophie auf die Medicin.

Merkwürdige Schriften.

Vom Polybus ist wahrscheinlich das pseudohippocratische Buch von der Natur des Menschen s. Fabric. Bibl. graeca ed Harles Lib. 2. cap. 14. sect. 24. pag. 610. Tom II.

Theophrasti Eresii historia plantarum libri X. c. annotatt. Scaligeri et Bodaei a Stapel Amstel. 1644. fol. Excerpte aus seinen medicinischen Schriften hat Gruner Bibl. 2 Th. geliefert. — s. Fabric. l. c. Vol. III. p. 408. u. Moldenhauer Tentam. in histor. plant. Theophrasti Hamb. 1791. Theophrasti Eresii de historia plantarum libri decem, gracce. Cum Syllabo generum et specierum, glossario et notis. Curante Jo. Stackhouse. Oxon. 1813. 1814, in 2 Thlen. Theophrasti Eresii de hist. pl. ed. Schneider. Lips. 1818—20. 4. Vol., am besten commentirt in Sprengel antiquitatt. rei herhariae. Lips. 1798. Ferner s. Dei libri di Teofrasto Eresio intorno alle piante, commentati da Gaspare Hofman. Notizie di Gius. Montesanto. Padua 1822. 54 S. 8. Theophrast's Naturgeschichte der Gewächse, übersetzt und erläutert von K. Sprengel. 1 Theil. Uebersetzung. 2 Thl. Erläuterungen. Altona 1822. 8.

Von Aristoteles und seinen Schriften s. Gruners Bibliothek 2ter Thl. 535. flg. wo seine medicinische Fragmente gesammelt sind, und Harles Neurologiae primordia §. 5 — 16. Die Editio princeps seiner Werke erschien mit denen des Theophrast. ap. Aldum 1495 — 98. 6 V. fol.

Harles Geschichte der Physiologie des Bluts in Alterthume in Sprengels Beiträgen 1 Bd. 3 St.

Vom Diokles s. Gruner Biblioth. 2 Thl. 602. flg. S. Die ihm zugeschriebene Schrift: Prophylactica h. e. de secunda valetudine tuenda ad regem Antigonum, erschien Basil 1561. 8. und in Fabricii l. c. Tom XII p. 585 — 92.

J. C. Bohmer Dissert. de Eudoxo mathematico medico et legislatore Helmst. 1715. 4.

Von Praxagoras Verdiensten um die Pulslehre s. Sprengels Beiträge zur Geschichte des Pulses Breslau 1786. 8. Gruner Bibl. d. a. A. 2 Thl. 626. flg. S. C. G. Kühn de Praxagora Coo. Progr. 1. 2. Lips. 1820. 4. Praxagoras und Aristoteles physiologische und anatomische Ansichten, von Hecker in Hufeland's Journ. der pr. Heilk. Jan. 1822.

Vom Chrysipp s. Gruner Bibl. d. a. Aerzte 2 Thl. S. 637. Vom Epikur und seinen Lehrsätzen Diogenes Laertius de vita et morib. Philos. im ganzen zehnten Buche. Gassendi de vita et moribus Epicuri lib. VIII. Hay 1658. 4. Ej. Animadversiones ad librum decimum Laertii. Lugd. Bat. 1649. fol. Meiners über Epicurs Charakter in seinen vermischten philos. Schriften 2 Thl. 2te Abh. 45. flg S. Das epikurische System in einem Lehrgedichte: Lucretius de rerum natura ed Haverkamp c. notis variorum 1725. 4. beste Ausgabe ed H. C. Abr. Eichstädt. Lips. 1801. 8.

Somnia serapica praecipue ex Aristidis ἱεροῖς λογοῖς delineata in Thorlacii Prolusiones et opusc. acad. argumenti maxime philologici. Hafniae 1817. 410 S. 8. (Geschichte der zehnjährigen Reisen des Aristides in die Heiltempel aller Länder und der (im 2ten Jahrhundert n. Chr. sogenannten) serapischen Träume.

Chr. G. Heyne de Alexandrina schola et medicinae in eadem summo flore, ipsius Galeni studio impense aucto v. Ej. opuscula academica Vol. I. p. 109. Essai sur l' ecole d' Alexandrie et coup d' oeil comparatif sur la litterature grecque depuis le temps d' Alexandre le Grand jusqu' a celui d' Alexandre Sevère, par Jacques Matter. 2 Tomes. Paris 1820. 8.

S. Tiedemanns System der stoischen Philosophie Leipz. 1780. 8. 3 Th.

Jahr d. Welt.	vor Christi Geburt.	Für die Geschichte der A. W. wichtige Namen.	Wichtige Begebenheiten und Schicksale der Medicin.
3875	307	Hippocrates IV Dracons Sohn.	Herophilus unterrichtet die Agnodike in der Geburtshülfe, entdeckt die Muttertrompeten und das Verschliefsen des Muttermundes während der Schwangerschaft.
3882	300	Herophilus zu Alexandria.	Entdeckungen des Herophilus in der Hirn- und Nervenlehre, in der Kenntnifs der Geschlechtstheile, Milchgefäfse u. s. w. Gesetzliche Ausübung der Geburtshülfe d. Frauenzimmer in Athen.
3889	293	Erasistratus. Eudemus.	Liebeskrankheit des Antiochus.
3891	291		Pest zu Rom. Versetzung der epidaurischen Tempelschlange nach Rom.
3894	288	Ptolemäus Philadelphus	Erasistratus von Ceos führt die Lehre vom Pneuma (einem Analogon des platnerschen Lebensgeistes und der schellingschen Weltseele) weiter aus.
3896	286	Theophrast und Pyrrho sterben. Plinius von Kos.	
3897	285	Ptolomaeus Philadelphus. Agnodike die erste berühmte Geburtshelferin.	Trennung der Medicin in drei Theile.
3092	280	Eudemus der Anatom. Xenophon Schüler des Erasistrat.	Aesculaps Tempel zu Pergamus.
3903	279	Chrysipp von Soli w. geboren. Serapion von Alexandrien. Demetrius von Apamea.	
3912	270	Epikur stirbt. Mantias und Zeno, Herophileer.	Die Jatrophilosophie der Dogmatiker durch Erasistratus begründet.
3925	257	Kallianax. Strato. Apollonius	Theodot stiftet das griechische Reich in Bactrien.
3935	247	Ptolomaeus Evergetes I.	
3936	246	Strato von Lampsakus Nachfolger des Theophrast im Lehramte zu Athen.	Empirische Schule durch Herophilus, Philinus und Heraclides von Tarent begründet.
3402	242	Attalus I. König von Pergamus. Heraclides von Tarent. Scrapion von Alexandrien. Krito. Apollophanes. Menodotus. sämmtlich Empiriker.	

Merkwürdige Schriften.

Vom Herophilus s. Ackermann in Fabricii l. c. T. II. p. 958. Ein Fragment seiner Schriften aus dem Apollonius Citiensis liefert Ant. Cocchi in discorso dell' anatomia. Florent. 1745. 4. p. 80. sq.

J. F. H. Hieronymi Diss. inaug. exhib. Erasistrati Ersistrateorumque historiam. Jen. 1780. 8. Metzler Gesch. des Aderlasses p. 52. flg. Livii histor. epit. XI. Valer Maxim. Mirac. libr. I. cap. 2. — Ovid. Metamorph. XV. 7 — 659. Böttiger der Aesculapius Dienst auf den Tiberinseln. Medicinische Schlangengaukelei in Sprengels Beiträgen zur Geschichte der A. K. 1 Bd. 2 St. 163. flg.

J. Celsus in praef. ab lib. I. ed bipontin. p. 13. Galen de partib. art med. prooem p. 16. spur. T. III. Bas. Jacobsen de antiqua medicinae divisione in διαιτητικην, φαρμακευτικην, et χειρουργικην. Helmst. 1766. A. G. Webers vermischte Abhandlungen aus der Arzneiwissenschaft. Leipz. 1788. 1 Abh. Jugler gekr. Preisschrift über die Frage: ist es nothwendig und moglich die Medicin und Chirurgie zu vereinigen, welches waren die Ursachen ihrer Trennung u. s. w. Erfurt 1799. 8. C. G. Kuehn de loco Celsi in praefatione p. 3. editionis Targae novissimae male intellecto exponitur. Progr. I. II. Lips. 1823.

Ueber die odgmatische, methodische und empirische Schule s. Galens Schriften, vorzüglich die Bücher de sub figuratione empirica: — de optima secta; — de sectis; de partibus artis medicae; — de administratione anatomica; — definitiones medicae Pseudo-Galeni u. s. w. Celsus de Med. in praef. Galen vom Aderlassen gegen den Erasistratus, übersetzt mit Anm. von Sallaba. Wien 1791. 8.

Ueber die empirische Schule s. die angeführten galenischen Werke, J. G. C. Ackermann's Beiträge zur Geschichte der Secte der Empiriker nach den Zeiten des Galen in Wittwers Archiv 1. S. 3. G. Gottl. Richter Progr. de veterum empiricorum ingenuitate. Götting. 1741. 4. und in Dessen Opusc. Vol. I. Mich. Ant. Kaiser de Medicinae empiricae veteris atque hodiernae diversitate. Helmst 1741. 8. Zimmermann von der Erfahrung in der Arzneikunde. Zurich 1787. 8. C. J. Schulze (K. Sprengel) de veteris empiricae scholae dignitate. Halae 1800. 8.

Jahr d. Welt.	vor Christi Geburt.	Für die Geschichte der A. W. wichtige Namen.	Wichtige Begebenheiten und Schicksale der Medicin.
3950	230	Apollonius Mus, Empiriker. Cato der Censor Feind der Aerzte, geb.	Grofser Bucherbrand in China.
3961	229	Archagathus kommt nach Rom.	(Zustand der Aerzte bei den Römern.)
3962	218	Bacchus, Glaukias. Heras von Kappadocien.	Anfang des zweiten punischen Krieges.
3964	216	Andreas von Karystus, Empiriker.	
3968	212		Archimedes bei d. Belagerung von Syrakus.
4012	170	Eumenus II. Attalus II. König von Pergamus.	Bibliothek zu Pergamus. Essäer und Therapeuten, theosophische med. Secte unter den alexandrinischen Juden.
4026	156	Zopyrus Erfinder des Gegengiftes Ambrosia.	
4033	149	Cato der Censor stirbt.	
4036	146	Ptolomaeus Evergetes II.	Zerstörung Carthag'os und Corinth's.
4045	137	Attalus III. König von Pergamus. Nikander.	
4050	132	Kleophant.	Vertreibung der Gelehrten aus Alexandrien. Anlegung einer Schule durch die geflüchteten Erasistratäer unter Ikesias zu Smyrna, und einer andern der Herophiläer unter Zeuxis in dem Tempel Karus, ohnweit Laodicea.
4056	126	Hiao-Vuti in China.	Bactrien wird von den Sus zerstört.
4059	123	Mithridates Eupator kommt zur Regierung in Pontus. Themison v. Laodicea wird gebohren.	Eigene Augenärzte zu Rom.
	117	Clodius und Kratevas Aerzte des Mithridat.	
4082	100	Asklepiades kommt nach Rom.	Mechanisches System des Asklepiades. Aufnahme der Arzneikunde in Rom.
4097	85	Alexander von Laodicea. Titus.	Begründung der methodischen Schule durch Themison.
4110	72	Philonides. Nikon von Akragant, Anhänger des Asklepiades.	
4120	62	Mithridats Tod.	Julius Caesar ertheilt den römischen Aerzten das Burgerrecht.
4130	52		
4138	44		Caesar ermordet. Antonius und Octavius.
4139	43	Themison v. Laodicea stirbt.	Sieg des Octavius bei Actium. Tod des Antonius und der Kleopatra.
4160	22	Antonius Musa.	

Merkwürdige Schriften.

Ueber das bürgerliche Verhältnifs der Aerzte zu Rom: Jo. Fr. Bockelmann, medicus Romanus servus LX solidis aestimatus, Lugd. Bat. 1671. 12. Jugler de nundinatione servorum Lips. 1748. 8. C. Drelincourti apologia medica, qua depellitur illa calumnia, medicos sexcentis annis Roma exulasse. Lugd. Bat. 1672. 12. Convers Middleton de medicorum apud veteres Romanos degentium conditione contra Jac. Sponium et Rich. Meadium servilem atque ignobilem eam fuisse ostenditur. Cantabr. 1726. 8. Ad C. Middletoni de medicorum ap. vett. Rom. degentium conditione dissertationem, qua servilem atque ignobilem eam fuisse contendit, responsio. Lond. 1727 (224 pag. 8.) C. Middletoni de med. Romae deg. conditione ignobili et servili defensio examinata, ubi omnia, quae contra responsionem auctor disseruit, infirmata sunt et refutata. Lond. 1728. 99 pag. 8. In Diss. nuper editam de med. ap. vett. Rom. deg. cond. animadversio brevis. Lond. 1727 (42 pagg. 8.) Notae breves in dissertationem nuper editam de med. ap. vett. Rom. deg. cond. etc. auct. P. W. M D. Lond 1726 (32 pagg. 8.) Vink amoenitatt med, Schulze hist. citat. Schlaeger's und Richter's oben angeführte Abhandlungen. Ferner: J.H. Schulze (resp. Hier. Bernigau) excursio in antiquitates ad servi medici apud Graecos et Romanos conditionem eruendam. Hal. 17?3. (42 pgg. 4.) Joh. Guil. Hecker ad historiam medicinae apud Romanos antiquissimae spicilegium. Stettin 1772. fol. 12 pagg.

Geschichtliche Nachrichten aus dem Alterthume über Essäer und Therapeuten von Joh. Joach. Bellermann. Berlin 18 1. 97. S. 8.

Nicandri Theriaca et Alexipharmaca ed princeps cum Dioscoride Aldi Venet. 1499. fol. al. Aldina 1523. 8. maj. ed. Ang. Mar. Pandini. Florent. 1764. 8. Die vollständigste Ausgabe von Gorraeus Paris 1557. 4. die neueste und beste von Schneider. Hal. 1792. 8.

Chr. Saxii epist. de veteris medici ocularii gemma sphragide. Ultraj. 1774. 8. Walchii antiquitates medicae selectae. Jen. 1772. 8. J. H. Jugler de collyriis veterum, variisque eorum differentiis. Bützow. 1784. 8. G. Joh. Beer Gesch. der Augenkunde überhaupt und der Augenheilkunde insbes. Wien 1813. 8. Guil. Wallroth syntagma de ophthalmologia veterum. Hal. 1818. 8.

Asklepiadis Bithini fragmenta curavit Gumpert. Vinar 1794. 8. Blas. Cariophili Diss. de icone Asklepiadis in Dess. disseitt. miscellaneis Rom 1718. 4. pag. 331. sq. Ant. Cocchi discorso primo sopra Asklepiade. Flor. 1758. 4. La Medicina d' Asclepiade raccolta di Bianchini. Venet. 1769. 8. Burdach Diss. sistens Scriptorum de Asklepiade recensionem Lips. 1800. Asklepiades und John Brown eine Parallele von Burdach Leipz. 1800.

Ueber die Geschichte der methodischen Schule s. die Schriften des Coelius Aurelianus ferner: Salmasii Exercitt. Plin. in Solinum Tom II. p. 139. Jo. Con. Amman's Vorrede zu seiner Ausgabe des Coelius Aurelianus. Prosper Alpin de medicina methodica libri XIII. L. B. 17 9. 4. Werlhof Diss. de medicinae sectae methodicae ejusque usu et abusu aufgenommen in Dessen Opusc. ed. Wichmann Tom I. p. 1. sq. Ackermann Beitr. z. Gesch. der Secte der Empiriker in Wittwers Archiv 1 St. S. 36. flg.

Ueber den Musa s. L. Chr. Crellii Antonius Musa Augusti medicus observationibus varii generis illustratus. Lips. 1725. 4. Chr. Rose de Augusto contraria medicina curato. Hal. 1741. 4. Die dem Musa zugeschriebene Schrift. de herba vetonica ist spätern Ursprungs. Sie ist in der aldischen Sammlung: medici antiqui omnes latini Venet. 1547. fol. aufgenommen. auch von Gabr. Humelberg mit dem Apulejus de medicaminib. herbarum. Basil 1537. 4. herausgege-

Jahr d. Welt.	vor Christi Geburt.	Für die Geschichte der A. W. wichtige Namen.	Wichtige Begebenheiten und Schicksale der Medicin.
4151	31	Aulus Cornelius Celsus.	
		Cassius Felix.	
4156	26	Aemilius Macer.	
4182	0	Christi Geburt.	
			Antonius Musa empfiehlt die kalten Bäder als diaetetisches Mittel.
J. n. Chr.			
14		Tiberius kommt auf d. Thron.	
			Germanicus Feldzüge in Teutschland.
23		Plinius gebohren.	
		Philo von Tarsus.	Erfindung des Philonium.
		Menekrates aus Zeophleta.	Erfindung des Emplastr. Diachylon.
33		Christi Tod.	
37		Caligula kommt auf den Thron.	
		Servilius Damocrates.	
41		Claudius I. kommt auf den Thron.	
43		Scribonius Largus.	Claudius Feldzug nach Brittannien. Das erste Dispensatorium.
		Xenocrates von Aphrodisias.	
		Dioscorides von Anazarba.	Grofse Vervollkommnung der Arzneimittellehre.
54		Nero.	
		Evelpides Augenarzt.	
		Hermias.	
		Krinas von Massilien Arzt und Astrolog zu Rom.	
54		Thessalus von Tralles.	Metasyncrisis des Thessalus Erfindung.
		Andromachus der erste Archiater.	Die Archiatria. Erfindung des Theriaks.
		Andromachus sein Sohn.	

Merkwürdige Schriften.

ben s. J. C. G. Ackermann Comm. de Antonio Musa, Octoviani medico et libris qui illi adscribuntur. Altorf. 1786. 4.

Celsus de Medicina libri VIII. ed princeps Florent. 1478. fol. Mediol. 1481. 4. Venet. 1497 fol. Aldina 1528. 8. maj. Ruellii Paris 1529. c. comment. Bald. Roussei L. B. 1592. 4. van der Linden L. B. élzevir 1657. 12. Morgagni Patav. 1722. 8. Vulpii Patav. 1750 II. Vol. 8. Almeloveen L. B. 1746. 8. Krause Lips. 1766. 8. Targa Pat. 1769. 4. Valart. Paris 1772. 12. Pariset Paris 1811. Dinckinson. Lond. 1813. 4. Ninnin Paris. 1821. P. Fouquier et F. S. Rattier Paris 1823 ferner: in den Sammlungen von Aldus, H. Stephanus und Haller. Die brauchbarste Ausgabe mit Targa's u. Bianconi's Anmerkungen nebst dem celsianischen Wörterbuch von Matthiä ist von Luchtmanns. Lugd. Bat. 1785. 4. maj. — Ueber den Celsus s. Jo. Rhodii vita Celsi ad calcem diss. de acia pondere et mensuris Celsi Lond. 1691. 4. G. Matthiae de Celsi medicina. Götting. 1776. 4. Jo. Fr. Clossii spec. observationum criticarum in Celsum. Ultraj. 1768. 4. Bianconi lettere sopra Celso. Rom 1779. 8. deutsch Lips. 1781. 8. Fabric. Bibl. latin. ed. Ernesti Tom II. p. 36. Saxe onomastic litt. Tom I. p. 237. Intorno alle opere ed alla condizione personale di A. C. Celso, discorsi medico-philologici di Gius. Ant. de Chiappa. Milano 1819. Ch. Gottfr. Gruner Comm. in locum Celsi de sectis medicorum. Jena 1803. M. G. Schillingi Quaestio de Cornelii Celsi vita. Berol. 1824. 8.

Dem Cassius Felix zugeschriebene Quaestiones s. problemata hat Gesner Tigur 1562. 8. und Rivin Lips. 1653. 4. herausgegeben. Aemilius Macer Carm de herbar. virtutib. ed Strabi Basil. 1527. und in der aldinischen Sammlung.

Vom Menecrates s. Galen de Compos. medicam sec. gen. lib. VII. cap. 8.

Fragmente aus den Schriften des Damocrates enthalten Galens Bücher de Antidotis und de Compos. med.

Scribonii Largi Compositiones medicae ed. princeps cura Ruellii Paris. 1529. fol. — mit dem Benivenius de abd. morbor. causs. Basil 1529 8. cur., Rhodii Patav 1650. 4. ed. Bernhold. Argentorat 1786. 8. ausserdem in den Sammlungen von Aldus und H. Stephanus. Xenocrates de victu ex aquatilibus ed. gr. lat. c. not. et glossar Jo. G. Fried. Franzii. Lips. 1714.

Pedacii Dioscoridis de medicinali materia Libri VII. Ed. princ. graeca. Venet. ap. Ald. 1499. fol. ed. Cornari Basil 1529. 4. — griechisch lat. von Sarracenus. Frft. 1598. fol. (die vollständigste) lateinisch Colon 1478. fol. — von Ruellius interpretirt. Lugd. 1550. 8., mit Abbildungen und weitläuftigem Commentar des Matthiolus. Venet. 1565. — Ueber den Dioscorides s. Val. Cordi annotatt. Argent. 1561. fol. Ackermann in Fabric. Biblioth. Graec ed. Harles lib. 4. cap. 3. Tom 4. p. 673. Freytag Apparatus litterarius II. 895.

(C. Sprengel) De Metasyncrisi Methodicorum in usum revocanda Diss. Praes. Meckel resp. Möller Hal. 1795. 8.

J. C. G. Ackermann Erläuterungen der wichtigsten Gesetze, welche auf die Medicinalverfassung Bezug haben in Pyls Repertorium für die öffentliche und gerichtl. A. W. 2 Thl. 2 tes St. S. 161. flg.

Andromachi carmen de Theriaca ed. gr. lat. c. comment. Franc. Tidiaei. Toruni 1607. 4. Norimb. 1754. 4.

Jahr n. Christi Geburt.	Für die Geschichte der A. W. wichtige Namen.	Wichtige Begebenheiten und Schicksale der Medicin.
	Erotian.	
	Artemidor, Träumer.	
	Gaius Augenarzt.	
68	Kaiser Galba.	
	Athenaeus aus Attalia.	Die pneumatische Secte der dogmatischen Aerzte.
69	Kaiser Vespasian.	Plinius erwähnt des botanischen Gartens von Antonius Castor, giebt die erste Nachricht von dem an todten Schwangern angestellten Kaiserschnitte und wichtige Notizen zur Schwangerschafts- und Geburtslehre.
	Zoilus, Augenarzt.	
	Menemachus.	
	Olympikus.	
	Apollonides von Cyprus.	
	Mnaseas.	
79	Kaiser Titus.	Der Apostel Andreas findet in Rufsland schon Schwitzbäder (Nestor's Gesch. übs. v. Schlözer. II Thl. S. 93.)
	Plinius stirbt.	
	Aristoxenus der Erasistrataer.	
80	Kaiser Domitian.	
	Agathinus.	Entstehen der eklektischen oder episynthetischen Secte durch das Bemühn der Pneumatiker sich mit d. Empirikern u. Methodikern zu vereinigen.
	Philomenus.	
	Krito.	
81	Apollonius Archistrator.	
	Pamphilus Migmatopoles Botaniker.	Agathinns v. Sparta empfiehlt den Gebrauch der kalten Bäder.
	Marinus, Anatom.	
	Aretaeus der vorzüglichste Eklektiker.	
96	Kaiser Nerva.	
97	Kaiser Trajan.	
	Archigenes v. Apamea Arzt zu Rom.	
	Rufus v. Ephesus Anatom.	
	Soranus, Menanders Sohn, Methodiker.	Soranus besitzt gute, von Coelius Aurelianus, Oribasius und Aetius später benutzte anatomische Kenntnisse.
	Herodot.	
100	Heliodor, der Chirurg.	
	Asklepiades Pharmacion.	
	Kassius der Jatrosophist.	
117	Kaiser Adrian.	Vermeinte Wirksamkeit der ephesischen Worte gegen die Daemonen.
	Moschion, ein Methodiker.	Moschions richtige Beschreibung der Zeugungstheile und Physiologie des Zeugungsgeschäfts, in Fragen und Antworten.
	Apollonius v. Tyana Schwärmer und Theurg.	
	Lykus aus Neapel.	

Merkwürdige Schriften.

Erotiani lexicon Hippocraticum ed princeps H. Stephani cum dictionario medico Paris. 1564 8. — Erotiani, Galeni et Herodoti glossaria in Hippocratem ed. J. G. F. Frantz. Lips. 1780. 8.
Artemidori Daldiani Oneirocriticorum L. V. ed. lat. per Nic. Rigault. Paris. 1603. 4.
Osterhausen Diss. exhibens sectae pneumaticorum medicorum historiam. Altorf 1791. 8.

Plinii historia mundi L. XXXVII. ed. princeps Venet. 1469 fol. cur Claud. Salmasii animadvers studio Jo. de Läet. Lugd. Bat. ap. Elzevir 1635 III. vol. 12. ed. Harduini Paris. 1723 III. vol. fol. bipont. 1783. V. vol. 8. v. Claud. Salmasii exercitationes Plinianae Ultraj. 1689 II. vol. fol. Ej. de Plinio judicium. Divioni 1668. fol.

Aretaei de morbis acutis L. IV. et de morbis chronicis ed princeps cura Jac. Goupyli Paris 1554, gr. lat. c. Jo. W. Wiggan Oxon 1732 fol. (die beste) — c. not. Trilleri curante Boerhavio L. B. 1731 fol. Lat. Venet. 1552. fol. min. Paris 1554. 16. Venet. 1763. 8. Argent. 1768. 8. Ausserdem in Stephanus, Crassus und Hallers Sammlungen. Englisch von Moffat Lond. 1782. 8. deutsch von F. O. Devetz Wien 1790 8. 1803 8. — Wiggans Abhandlungen über Zeitalter, Lebensgeschichte u. s. w. des Aretaeus stehen vor seiner Ausgabe. — C. G. Kühn de dubia Aretaei aetate disquis. Lips. 1779 8. Aretaeus de pulmonum inflammatione ed. Weigel. Lips. 1790. 4. Fabric. Bibl. graec. Harles. lib. 4. c. 4. p. 703 — 714. Tom 4. von Ackermann.
Chr. Fr. Harless oratio de Archigene medico et de Apolloniis medicis eorumque scriptis et fragmentis. Erlangen. 1815. 26 pagg. 4.
Rufus Ephesius de nominibus partium C. H. griechisch mit dem Soranus herausgegeben von Jac. Goupyl. Paris 1554 8. griechisch mit lat. Uebers. von Crassus herausgegeben von Clinch Lond. 1794. von Chr. Fr. de Matthaei Moscau 1806. lateinisch mit dem Aretaeus. Venet. 1552 fol. min. Paris 1454 16. ferner in den Sammlungen des Stephanus und Crassus. In Tabellen gebracht als Anhang zum Vesal. Venet. 1604. fol. s. Fabric. Bibl. graeca ed. Harles lib. IV. cap. V. T. IV. p. 714 — 721.
Die dem Soranus zugeschriebenen Schriften sind: de fracturarum signis, (in der Collection der griechischen Chirurgen von Nicetas und Antonius Cocchi. Florent 1754 fol.) ferner de vulva et muliebri pudendo griechisch mit dem Theophrasto Protospathario Paris 1555 8. lateinisch ebend. 1556 8. und in der universa antiquorum anatome mit Vesals Werken. Venet. 1604 fol. (Dem Soranus fälschlich zugeschrieben ist die Isagoge artis medendi. Basil 1528 in der aldinischen Sammlung.)
Cassii Jatrosophostae problemata medica griechisch und lat. ed. C. Gesner Tigur 1652, 8. ed Rivin Lips. 1653 8.
Moschion de morbis mulierum Lib. (aus dem lat. ins griech. übersetzt von Wolf in collect. Gynaeciorum Basil 1566 4. lateinisch in Bauhins und Spacchii Gynaeciis.

Jahr n. Christi Geburt.	Für die Geschichte der A. W. wichtige Namen.	Wichtige Begebenheiten und Schicksale der Medicin.
131	Galen wird gebohren.	Die Medicin geräth durch Einmischung theurgischen Unsinns und blinden Sectengeist in großen Verfall. (vergl. Petr. Erasm. Müller de hierarchia et studio vitae asceticae in sacris et mysteriis Graecorum et Romanorum latentibus. Accedit auctarium de disciplina arcana Eleusinorum. Copenhagen 1803. 193 pagg, übersetzt in der neuen Bibl. der schönen Wissensch. 69 Bd. 2 — 3 St. Leipz. 1804.)
138	Kaiser Antoninus Pius.	Andreas Chrysaris führt die mystischen aegyptischen und babylonischen Benennungen in die Arzneimittellehre ein.
	Marcellus aus Sida.	
	Julian der Methodiker.	
152	Galen geht nach Smyrna.	
155	Galen kehrt nach Pergamum zurück.	Reformation der Medicin durch Galens, in der Praxis dynamisches, in der Theorie aber materialistisches System.
161	Marc Aurel.	
165	Galen kommt nach Rom.	
	Magnus aus Ephesus.	
180	Kaiser Commodus.	
	Potamon.	
	Ammonius Sakkas.	Die neuplatonische philosophische Schule vom Ammonius Sakkas gestiftet.
193	Kaiser Pertinax.	
	Serenus Samonicus.	
	Kaiser Sept. Severus.	
	Galen stirbt.	

Merkwürdige Schriften.

Die sämmtlichen Werke des Galens erschienen 1) griechisch. Ed. princeps Aldina Venet. 1521. V vol. fol. Basil cur Joach. Comerarii et Leon Fuchsii 1538. V vol. fol. 2) griechisch-lateinisch von Renatus Chartier cum Hippocrate. Paris 1639 und 1679. XIII Vol. fol., von C. G. Kühn Vol. 1 – 5. Lips. 1823 8. 3) lateinisch Venet. per Phil. Pintium de Caneto 1490. fol. — cum prolegomenis Conr. Gesneri et indicibus Grataroli et Pantaleonis ex officina Frobenii Basil 1562. Venet. ap. Junta von 1541. 1550. 1556. 1563. 1570. 1575. 1586. 1600. 1609. 1625. Venet. studio Rasarii. 1562. V Vol. fol. — Andr. Lagunae Epitome operum Galeni Venet. 1541. 8. IV Vol. Basil 1551 fol.

Ueber Galens Leben und Schriften: Conrad Gesner in seinen Prolegomenis zur angeführten Ausgabe. Phil. Labbe elogium chronologicum Galeni Paris 1660 8. Ejusd. vita Galeni ex propriis scriptis collecta Paris 1660. Sprengels Briefe über Galens philosoph. System in s. Beiträgen 1 Bds. 1 St. 117 flg. S. Sprengels Galens Fieberlehre Breslau 1785 8. Ackermann in Fabricii Bibl. graeca ed. Harles lib. VI. cap. 19. Vol. V. Sandifort. exercitatt. acad. lib. 1. c. 8. p. 113. Heyne de alexandrina schola et medicinae in eadem summo flore ipsius Galeni studio impense aucto in Ej. opusc. Vol. I. J. E. Hebenstreit Palaeologia Therapiae. ed. C. G. Gruner. Hal. 1779 8.

Vom Marcellus aus Sida ist noch ein griechisches Fragment: Medicina ex piscibus ed. Fr. Morelli Paris 1591 8. griechisch und lat. v. Fabric. Bibl. graec. Harles Vol. I. p. 15. sq.

Dritte Periode.

Von Galen bis auf die Reformation der Medicin durch Paracelsus und die Wiederherstellung der griechischen Medicin von 200 — 1517.

Jahr n. Christi Geburt.	Für die Geschichte der A. W. wichtige Namen.	Wichtige Begebenheiten und Schicksale der Medicin.
211	Kaiser Caracalla.	Verfolgung der peripatetischen Philosophen unter dem Caracalla.
222	Kaiser Alexander Severus.	Für die weitere Ausbildung der theoretischen und practischen Medicin höchst ungünstige Umstände. Die Wissenschaft geräth durch Einmischung schwärmerischer cabalistischer Grillen, magischen Unsinns nnd dialectischer Grübeleien in grofsen Verfall. Die Nachfolger des Galens sind meistens abergläubische rohe Empiriker, Nachbeter, Uebersetzer, Compilatoren und Commentatoren, und wenige Entdeckungen einzelner neuer Arzneikörper und Erfindungen künstlicher Mischungen ausgenommen, hat diese Periode wenig Tröstliches für die Wissenschaft erzeugt.
223?	Caelius Aurelianus aus Sicca in Numidien, der berühmteste Methodiker.	
	Leonidas aus Alexandrien, Episynthetiker.	
225	Claud. Aelianus.	
233	Porphyrius der Neuplatoniker wird gebohren.	
237	Gordian der Jüngere, Kaiser und Schriftsteller.	
	Serenus Sammonicus der Jüngere.	
269	Gallienus Feldherr.	
	Plotinus.	
	Kaiser Aurelian.	
272		Eroberung Alexandriens durch Probus und Zerstörung des Prucheion mit der Bibliothek.
276.	Tacitus Geschichtsschreiber.	Die episynthetische Secte der methodischen Aerzte durch Leonides begründet.
282	Kaiser Carus.	
284	Kaiser Diocletian.	Diocletians Gesetz gegen die Alchemie und Magie.
296	Der Kirchenvater Lactantius.	
304	Porphirius stirbt.	

Merkwürdige Schriften.

Caelii Aureliani acutarum passionum Libri III. ed princeps cura Guintheri Andernacensis. Paris 1533 8. — tardarum passionum L. V ed princeps cum Oribasii scriptis. Basil 1529. fol. Zusammen von Jo. Conr. Ammon. Amst. 1709. 1722. 4. desgl. in der aldinischen, der stephanischen und Halleschen Sammlung. C. G. Kühn in Coelium Aurelianum notae Dan. Guil. Trilleri mss. communicantur. Prog. I — IX. Lips. 1822. 4. C. G. Kühn de medicis nonullis in Coelii Aurel. de acut. morb. I. occurrentibus Lips. 1820.

Claudii Aeliani Praenestini de historia animalium L. XVII. ed princeps gr. lat. mit den übrigen Werken des Aelians. Tigur 1556 fol. — gr. lat. c. Trilleri per Abr. Gronovium Lond. 1744. II Vol. 4. lat. ex ed. Petr. Gyllii c. ej. descriptione elephantis. Lugd. Bat. 1535. 8. Ej. Gyllii L. XVI. de vi et natura animalium ex Aeliani historia etc. cum libro de gallicis et latinis nominibus piscium Lugd. 1555. Fr. Jacobs obss. in Aeliani historiam animalium et Philostrati vitam Apollonii. Jena 1804 3 Bog. 8.

Julii Capitolini vita Gordiani historiae augustae scriptor ed Bipont. Vol. II. 1787. p. 32.

Sereni Sammonici carmen de medicina ed J. C. G. Ackermann Lips. 1786. 8. — ed princeps Venet. 1488. 4. Lips. 1515. 4. ed Keuchenii Amst. 1706. 8 cum. Rhemnii Fanii Palaemonis carm. de ponderibus et mensur etc.

Von den Methodikern s. P. Alpini de Medicina methodica libri XIII. Lugd. Bat. 1719. 4. P. G. Werlhof de Medicina sectae methodicae veteris ejusque usu et abusu. Helmst. 1723. auch in Werlhof opp. med. cur. Wichmann 1775 P. I.

Jahr n. Christi Geburt.	Für die Geschichte der A. W. wichtige Namen.	Wichtige Begebenheiten und Schicksale der Medicin.
306	Kaiser Konstantin I.	Zweierlei Archiatri: die Archiatri palatini (Leibärzte) und die Archiatri populares, welche unter sich ein Collegium (ordo) ausmachten, und für die öffentliche Gesundheitspflege sorgten.
320	Pseudo Demokritus.	
322		Der Anachoret Pachomius gründet das erste Mönchskloster zu Tabena in Aegypten.
330	Sabor II. König in Persien.	Gründung der medicinischen Schule zu Dschondisabur. Verlegung des Kaisersitzes nach Constantinopel.
333	Jamblichus der Neuplatoniker stirbt.	
	Lucius Apulejus.	
	Sextus Placitus.	
337		K. Constantins Taufe und Tod.
340	Zeno von Cyprus Lehrer der dogmatischen A. K. zu Alexandria.	Fortdauernder blühender Zustand der Schule zu Alexandria vorzüglich in Hinsicht auf Medicin, Mathematik und Astrologie.
	Antyllus, Wundarzt.	Nachricht von der Bronchotomie in den von Oribasius aufbewahrten Fragmenten des Antyllus. — Chirurgische Maschinen z. B. das Clossocomium, das Plynthium Nilei, Glossocomium Nymphodori, trispastum Archimedis, Fabri organon u. s. w. von Oribasius beschrieben. —
357	K. Constantius Verordnung gegen die Magie.	
360	Kaiser Julian.	
	Oribasius aus Pergamum.	Die glandulae maxillares von Oribasius zuerst beschrieben.
	Magnus aus Antiochien Pneumatiker.	
364	Kaiser Valens im Orient.	Theilung des römischen Reichs.
	Kaiser Valentinian im Occident.	Valentinians Gesetz zur Bestimmung der Anzahl der Archiatri populares nach den 14 Regionen der Stadt Rom.
	Vindician Leibarzt des Valentinian I.	
	Caesarius Leibarzt.	Ansehnlicher Rang der Archiater. Privilegien der Aerzte.
	Possidonius und Philagrius, Pneumatiker.	
	Theodor Priscian, Leibarzt Valentinian II.	
379	Theodosius I. Kaiser im Orient.	Uebertragung griechischer Aerzte in morgenländische Sprachen.
	Marcellus aus Bourdeaux Leibarzt des Theodosius.	

Merkwürdige Schriften.

Democriti φυσικα και μυστικα cum Synesii, Pelagii Stephani notis ed. Pizimentii. Patav. 1573.

Schulze de Gandisapora Persarum quondam academia medica in Comment. acad. scient. Petropolit. vol. XIII. p. 437. sq.

Parabilium medicamentorum scriptores antiqui: Sexti Placiti Papyriensis de medicamentis ex animalibus liber; Lucii Apuleji de medicaminibus herbarum liber recens. notasque adjecit J. C. G. Ackermann. Norimb. 1788 8.

S. Triller de veterum chirurgorum arundinibus et habenis ad artus male firmos confirmandos. Viteb. 1749. Slevoigt progr. de instrumentis Hippocratis hodie ignoratis 4 Jen. 1709.

Von den 70 Büchern des Oribasii griechisch geschriebener Collectorum medicinalium sind nur die 15 ersten und das 24ste und 25ste auf unsere Zeiten gekommen. Die letztern enthalten die Anatomie des Galens im Auszuge. Von den Ausgaben der Werke des Oribasius ist die lateinische von Rasorius übersetzt Basil 1557 8 Vol. III. die vollständigste. Ausserdem griech. Paris 1556 8. griechisch- lateinisch von Dundafs. L Bat. 1735. 4. — lat. Venet. ap. Manutium ohne Jahreszahl. — Oribasii Synopseos ad Eustathium fil. L. IX Venet. ap. Aldum 1554. Ej. euporistorum ad Eunapium L. IV. lat. Basil 1529. fol. Venet. 1558. Auch in der H. Stephanischen Sammlnng. Die griechische introductio anatomica, deren Verf. unbekannt ist, ist wahrscheinlich auch von Oribasius. Anonymi Introd. anat. c. not. Trilleri cur J. S. Bernhard. L. B. 1744 8. XXI veterum et clarorum medicorum graecorum varia opuscula: primo nunc ex Oribasii codice Mosquensi graece edidit, interpretationem latinam J. B. Rasarii, item animadversiones et indicem vocabulorum adjecit. Chr. Fr. de Matthaei. Mosquae 1808. 416 S. 4. mit 1 Kupf. (Unvollständig)

Vindiciani Carmen epistolare de medicina ed. in (Petr. Pithoei) collect. epigrammatnm et poematum veterum. Genev. 1590. 8. von Andr. Rivinus Lips. 1654. 8. — mit Priscians Gedicht in Burmanni Poet. min. und in Morgagni's Ausgabe des Serenus Sumonicus.

Theodori Prisciani de curatione morborum Libri IV. Basil. 1532. 4. ed. Andr. Rivini Lips. 1654 8. desgl. in der aldinischen Sammlung. In andern Codicibus heifst der V. dieser Bücher Q. Octavius Horatianus und wird für einen Schüler des Priscian ausgegeben; so auch in der Edition der Chirurgie des Albucafis. Argent. 1532. fol.

Marcelli de medicamentis empiricis L. ed. J. Cornar. Basil 1536. fol. und in der aldinischen und stephanischen Sammlung.

Jahr n. Christi.	Für die Geschichte der A. W. wichtige Namen.	Wichtige Begebenheiten und Schicksale der Medicin.
379	Nemesius Bischof v. Emesa.	Vermeintliche Spuren von der Kenntniſs des Blutumlaufs in den Schriften des Nemesius.
	Kyranides.	Ursprung öffentlicher zur Krankenpflege bestimmter Häuser.
	? Sextus Placitus Papyriensis.	
395	Plinius Valerianus (Siburius.)	Theilung des römischen Reichs.
408	Kaiser Theodosius II. im Orient.	Kaiserliche Verordnung gegen das Heidenthum.
	Vegetius Renatus.	
409		Die Westgothen unter Alarich erobern Rom.
412	Proklus wird geboren.	
416		Aufstand der Parabolanen in Alexandrien.
419	Theodorich I. König der Westgothen.	
440	Jacob Psychrestus beliebter Arzt zu Constaninopel.	
476		Ende des abendländ. röm. Reichs.
477	Caelius Apicius.	Kaiser Zeno vertreibt die Nestorianer aus Edessa.
485	Proklus Arzt und Magiker stirbt.	
493	Theodorich, König der Ostgothen.	Einfluſs der vom Zoroaster und den Chaldäern herstammenden theurgischen und magischen Afterweisheit und der Schwärmereien der Gnostiker, Theosophen, ersten Christen, Essener und Neuplatoniker auf die Medicin. Fortdauernde Ausübung der Alchemie.
526	Athalarich sein Nachfolger Beförderer der Wissenschaften.	
527	Justinian I. griechischer Kaiser gelangt zur Regierung.	Verfall der lateinischen Sprache zu Rom und der Wissenschaften überhaupt im Abendlande.
	Die Märtyrer Cosmas und Damianus.	Allgemeine Pest.
541		Benedictiner-Orden. Benedict von Nursia stiftet das Kloster Monte Cassino. Eine mit eigenthümlichen Exanthemen verbundne Seuche (vielleicht erste Spur der Blattern s. Schnurrer Gesch. der Seuchen.) —
543	Aetius aus Amida, Leibarzt zu Constantinopel.	Aetius veranstaltet die vollständige Sammlung der vor ihm erschien. med. Schriften.
558		Erste Erscheinung der Pocken in Arabien (v. Hahn variolarum antiqq. Brig. 17.3, Gruner morbor. antiq. p. 16. Sprengel Beitr. 2 Bd. 1 St. S. 7. Werlhof disquis. de variolis et anthracib in opp. med. p. 469. sp. ed Hannov. 1775.) Erste Erscheinung der Bubonen als Pestsymptom und der Benennung Pestis inguinaria.

Merkwürdige Schriften.

Nemesii de natura hominis Lib. ed princeps graeca Antw. 1565. 8. griechisch und lat. Oxon. 1676. 8. ed. Jo. Fell. Oxon 1671. 8. englisch mit Comm. von Wither. Lond. 1636. 8. Nemesius Emesinus de natura hominis. Graece et latine multo quam antea emendatius edidit et animadversiones adjecit Chr. Fr. Matthaei. Halae 1802. 8. (beste Ausg.).

Sexti Placiti de medicina animalium, bestiarum, avium. Basil 1538. 8. Excerpta libri de medicamentis ex animalibus in Ackermann Parab. medicamentor p. 115. sq. und Praefat.

Liber physico-medicus Kiranidum-Kirani i. e. Regis Persarum vere aureus gemmeusque. Aera 1638.

Plinius Valerianus de re medica ed. Rom 1509. fol. mit dem Soranus ed. Alb. Torini. Basil. 1538. fol. desgleichen in der aldinischen und stephanischen Ausgabe. Nach Günz (de auctore operis de re medica, vulgo Plinio Valeriano adscripti libellus. Lips. 1736. 4) heifst der Verfasser dieser Schrift, Siburius.

Vegetii Mulomedicinae L. IV. ed princ. cur. Comit. a Neuenaar. Basil 1529. — ad calcem scriptorum rei rusticae J. Matth. Gesneri. Lips. 1774.

Caelii Apicii de arte coquinaria libri X. ed Mediol. 1490. 4. 1499. 4. Venet. 1503 cur. Lancelot — Basil 1541. 4. Amstel 1709.

Ueber die dem Zoroaster zugeschriebene Magie siehe: Oracula magica Zoroastris cum scholiis Plethonis et Pselli nunc primum edita studio Jo. Opsopaei gr. et lat. Amst. 1689. 4. Magia philosophica h. c. Patrici Zoroaster et ejus 320 oracula chaldaica; Asclepii dialogus et philosophia magna; Hermetis Trismegisti poemander, sermo sacer etc. Hamb. 1593. 12.

F. Börner Diss. de Cosma et Damiano artis medicae Diis tutelaribus. Helmst. 1747. 4.

Von des Aetii Amideni 4 Tetrabibl., s. medicorum veterum synops. Lib. XVI. sind nur die acht ersten Bücher in griechischer Sprache herausgekommen. Venet. ap Aldum lat. von J. Cornarius übersetzt. Alle 16 Bücher Basel 1535. 1542. 1549. fol. (die beste Ausg.) und in der stephanschen Sammlung s. J. E. Hebenstreit Tentamen philologicum medicum super Aetii Amideni synopsis medicorum veterum libris octo. Lips. 1757. 4. Weigel Exercitationum aetianarum spec. Lips. 1791. 4.

Jahr n. Christi.	Für die Geschichte der A. W. wichtige Namen.	Wichtige Begebenheiten und Schicksale der Medicin.
560	Alexander von Tralles.	
565	Kaiser Justinus im Orient.	Variolae in Frankreich.
569	Uranius, Tribunius und Stephanus, Aerzte in Persien.	Der arabischen Schriftsteller erste Nachrichten vom Entstehen der Chasbah in Mekka und Gregors von Tours Nachricht vom Ausbruche der Variola.
572		Elephantenkrieg in Arabien.
590	Pabst Gregor I.	Rückkehr der Pest nach Rom.
610	Kaiser Heraklius.	
	Theophilus Protospatharius oder Philotheus auch Philaretus, med. Compilator.	
	Aharun Bischof zu Alexandrien.	
622	Hbareth Ebn Kadath pers. Arzt.	Muhameds Flucht.
634	Palladius, Jatrosophist.	
636	Kalif Omar.	
	Stephanus von Athen.	
	Paul von Aegina lebte zu Rom und in Egypten, der letzte römische med. Schriftsteller.	Allgemeine Barbarei und Finsternifs im Occident.
	Isidor Bischof zu Sevilla stirbt.	Die Krankheiten, welche die genannten Nachfolger des Galen (Soranus, Oribasius, Aetius, Alexander, Trallianus und Paul von Aegina) entweder als neu beschrieben oder näher kennen lehrten, sind nach Ackermann Instit. Histor. Med. p. 231. die Alopecia, die Bleikolik, der Dracunculus, die Elephantiasis, Erysipelas des Gehirns, der Wasserkopf, die verschiedenen Arten des Aussatzes, die Lycanthropie, das Mentagra und mehrere andere Hautkrankheiten und Augenkrankheiten, das Podagra, Krankheiten der Zeugungstheile, die Siriasis, die scabies vesicae. — In der Chirurgie erwähnen sie der Catheter, Pessaria, Cauteria, verschiedener zur Geburtshülfe gehöriger Instrumente und des Geburtsstuhls (vid. Küster de akologia diss. cit. p. 29.)
	Johann von Alexandrien.	
640		Aegypten in den Händen der Saracenen.
669	Constantin IV. Pogonatus griechischer Kaiser.	
671	Apsyrtus aus Prusa, Hippiater.	Feldzug der Ost-Römer gegen die Bulgaren am Ister.

Merkwürdige Schriften.

Alexandri Tralliani libri medicinales XII. ed princ. Paris ap Stephanum 1548. fol. gr. lat. Basil 1556. 8. lat. per Torinum Basil. 1533. 1541. Argentorat. 1549. Ej. de lumbricis ed Mercurialis Venet. 1570.

Ueber die Geschichte der ersten Pockenverbreitung s. auch. Joh. v. Müller Gesch. schweizerischer Eidgenossenschaft. 1 Thl. 2te Aufl. Leipz. 1806. S. 134.

Theophili de corporis humani fabrica L. V. ed graec. Paris 1554. 8. griechisch lat. in Fabric. Bibl. graec. T. XII. p. 783. sq. lat. Paris 1556. 8. desgl. in Celsi Crassi Sammlung. Ej. de urinis lat. und griech. Lugd. Bat. 1703. 8. lat. in der stephanischen Sammlung. Lutet. ed Morelli 1603 ex versione Guidotii. Lugd, Bat. 1703. 8.

Von Aharuns med. Pandecten ist nur nur noch ein Fragment in Rhazes Cont. lib. XVIII. c. 8. p. 382. d. 384. c. ed Locatell. fol. Venet. 1529.

Palladii synopsis de febribus, griechisch und lat. von Chartier. Paris 1646. 8. ven Bernard. Lugd. Bat. 1745. 8. Commentare über einige hippocratische Schriften, aufgenommen in Celsi Crassi Collect. med. antiq. graec. Basil. 1581. 4.

Stephani Atheniensis in priorem Galeni libri methodi curativae ad Glauconem explicatio in der Sammlung des Celsus Crassus.

Pauli Aeginetae de re medica Libri VII. ed. princ. graec. Venet. ap Aldum 1528. fol. Basil 1538. fol. lat. per Guinter Andernac. Colon. 1534. fol. Venet. 1591. 8. Argent. 1542. fol. per. Alban Torin. Basil 1551. 8. per Jan Cornar. Basil. 1556. fol. Lugd. 1598. 8. und in der Sammlung des H. Stephanus v. Rud. Aug. Vogel de Pauli Aeginetae meritis in medicinam, inprimisque chirurgiam Prol. I. II. Götting. 1768.

Von Isidori Etymol. Lib. XXIV. ist das vierte medicinischen Inhalts v. Fabric. Bibl. graec. p. 257. Vol. IX.

Apsyrtus de febre equi, de hordeatione u. s. w. aufgenommen in der Sammlung der Hippiatricorum II. Vol. Basil. 1537. 4.

Jahr n. Christi.	Für die Geschichte der A. W. wichtige Namen.	Wichtige Begebenheiten und Schicksale der Medicin.
680	Maserdschawaih Uebersetzer griechischer Aerzte.	Verbreitung medicinischer Kenntnisse unter den Saracenen durch geflüchtete griechische Aerzte.
	Sergius aus Ras-ain Commentator der medicin. Pandecten des Aharun.	
690	Theodokus und Theodunus griechische Aerzte und Lehrer in Irak.	Errichtung mehrerer von Mönchen verwalteter Krankenhäuser für die Pilger zu Jerusalem.
702	Dschafar der Chemist wird gebohren.	
711		Spanien kommt unter die Herrschaft der Saracenen.
716	Leo III. der Isaurier, griechischer Kaiser.	Tirannei des Isauriers gegen die Gelehrten.
746	Pabst Zacharias. — Beda der Ehrwürdige.	
	Abdallah ben Hadschab, arabischer Despot in Afrika.	Alexandrinische Schule unter den Arabern.
746	Saffahi der erste Abbasside.	
754	Khalif Almansor Beförderer der med. Wissenschaften.	Krankenhäuser zu Bagdad.
765	König Dschafar (gewöhnlich Geber genannt) stirbt.	
762	Georg Bakhtischwah berühmter persischer Arzt zu Bagdad.	Die Familie der Baktischwah (Knechte Christi) aus Elymais macht sich an den Höfen der Khalifen zu Bagdad sehr berühmt.
774	Karl der Grofse.	
775	Khalif Almohdi.	
	Isa Abu Koreisch, Urinbeschauer.	Wahrsagerei aus dem Urin unter den Arabern sehr gebräuchlich.
786	Khalif Harun Arraschid.	
	Bakhtischwah II.	
791	Hhonain ben Ishak fleifsiger Uebersetzer.	Stiftung der Schule zu Paris, die in der Folge um 12 0 eine ordentliche akademische Einrichtung erhielt.
800	Gabr. Bakhtischwah III.	
804	Alcuin Philosoph und Lehrer Karl d. Gr. stirbt.	
805	Wintarus, Leibarzt Karl d. Gr.	Karl der Grofse publicirt das Capitulare zu Thionville.
812	Khalif Almanum.	
814	Tod Karl des Grofsen.	

Merkwürdige Schriften.

Ueber die Verdienste der Araber s. Freind l. c. Sprengel l. c. II. Jo. Leonis Africani vitae medicorum et philosophorum quorundam Arabum latine factae per J. A. Hottingerum in Fabricii Bibl. graec. Vol. XIII. p. 259-298. Mich. Casiri Bibliotheca arabico — hispana Escurialensis. Matriti 1760 fol. maj. Cardonne Geschichte von Africa und Spanien unter der Herrschaft der Araber übers. von Fäsi S. 71. 8. (Zürich 1770.) Essai historique et litteraire de la Medecine des Arabes par Amoureux. Montpellier 1805. 8. Henrici Middeldorpf Comm. de Institutis literariis in Hispania, quae Arabes auctores habuerunt. In certamine literario civium Acad. Georg Aug. ab. Ill. Phil. ord. praemio ornato. Götting. 1810. 68 pgg. 4. Quid Arabibus in arte medica et conservanda et excolenda debeatur. Diss. auct. Sim. Aronstein. Berol. 1824. 28 pagg. 4.

Geber (s. Dschafar) de alchimia libri III.; ejd. liber investigationis perfecti magisterii artis alchemicae, iis additus liber trium verborum epistola. Argentorat. 1531. c. fig. 4. ib. 1598. 8. Geberi Arabis Chimia a Casp. Hornio edita. Lugd 1668. 12. Geberis summa perfectionis magisterii in sua natura ex Bibl. Vaticani exemplari it. Avicennae mineralia. Roma per Mercellum Silber; sine anno 8.

Johannitii (s. Hhonain Ebn Isbak) isagoge in tegni Galeni primus liber medicinae. Impressa Lyptzk per Bacalaureum Monacensem 1497.

Primus inter Germanos artis salutaris peritia celebris Wintarus Caroli M. Francorum regis medicus illustratus auct. Jo. Tob. Koeler. Progr. Götting. 1757.

Jahr n. Christi.	Für die Geschichte der A. W. wichtige Namen.	Wichtige Begebenheiten und Schicksale der Medicin.
820	Jahiah ben Batrik Uebersetzer.	
	Serapion der ältere (Janus Damascenus.)	
820	Masawaih der ältere (oder Mesue) Lehrer und Uebersetzer zu Bagdad.	
821	Abdorrahman Khalif in Cordova.	Aufnahme der Wissenschaften unter den Edrisiten zu Fes und Marokos und unter den Abdorrahmans in Spanien.
842	Michael III. griechischer Kaiser.	
	Bardas, Oheim und Vormund Michaels.	Wiederherstellung der Wissenschaften und des Bilderdienstes unter dem Bardas zu Constantinopel.
	Leo der Philosoph zu Constantinopel.	
847	Khalif Motawakkel.	
	Bakhtischwah IV.	
872	Sabor ben Sahel Vorsteher der Schule Dschondisabur, Verf. eines Dispensatoriums, stirbt.	Bibliothek zu Firuzabad.
873	Hhonain ben Ishak (Abulfed) stirbt.	
876		Influenza unter dem Namen des italienischen Fiebers, zugleich mit Thierseuchen (s. Schnurrer's Gesch. der Seuchen.)
880	Jacob der Khendier stirbt.	
	David ben Hhonain des Ishak Sohn.	
900	Aben Guefith.	Schule, nachmals Akademie zu Oxfort.
908	Jahiah, der letzte Edrisite stirbt.	
911	Constantin der VII. Porphyrogenneta, griechischer Kaiser.	
	Ishak ben Honain stirbt.	
917	Theophanes oder Nonus, eigentlich Psellus.	Die Hippiatrica werden gesammelt. Die einzelnen Verfasser derselben sind Eumelus von Theben, Apsyrtus aus Prusa, Anatolius, Aemilius Hispanus, Afrikanus, Archedemus, Didymus, Diophanes, Hierokles, Himerius, Hippocrates, Litorius, Beneventanus, Magon von Karthago, Pamphilus, Pelagonius, Theomnestus und Tiberius. Die Krankheiten, welche sie abhandeln, sind vorzüglich der Rotz, die Druse, die Haarschlächtigkeit, der Strengel, die Buglähme, Stollenschwamm, Mauke u. s. w.
923	Muhamed Arrasi (Rhazes) stirbt.	
	Nadhif Onnafs, Uebersetzer.	
936	Otto I. deutscher Kaiser.	
940	Ishak ben Soleiman stirbt.	
953	Senan Ebn Tabeth, Vorsteher des medicinischen Coll. zu Bagdad stirbt.	

Merkwürdige Schriften.

Johannis fil. Serapionis opera Venet. 1497. fol. besser 1569 fol. Ej. breviarium s. therapeutica methodus et Torini et Gerardi Cremonens. Basel 1543. fol. Das Original ist syrisch geschrieben. Vom ältern Mesue sind nur noch Fragmente in Rhazes Schriften aufbehalten. s. Hensler vom Abendländischen Aussatze, S. 3. Anm. 1. und J. G. Hahn de veris Mesue scriptis, als Anhang zu seiner Schrift variolarum antiquitatt.

Alchindi de medicinarum compositarum gradibus ad calcem Operum Mesue ed. Marini fol. Venet. 1562. — J. G. Lakemacher de Alkindi Arabum philosophorum celeberrimo Helmst. 1719. 4.

Abhenguefith de simplic. medic. virtut. ad calc. op Mesue f. 467. d.

Theophanis Noni Epitome praeceptorum artis medicae vel de omnium particularium morborum curatione. Griechisch und lateinisch. Argent. 1568. 8. desgl. griechisch und lat. von Bernhold. Amstel. et Goth. 1794. II. Tomi. 8.

Mich. Pselli de victus ratione interp. Valla. Basil. 1529. Ej. de operatione daemonum dial. gr. et lat. Gilb. Gaulmini. Paris 1615. Ej. de lapidum virtutibus ed. Bernard. Lugd. B. 1745. 8.

Veterinariae medicinae libri duo (lateinisch) Jo. Ruellio interprete. Paris. 1530. fol. griechisch u. lat. ed. Sim. Grynaei a Basil. 1537. deutsch Eger 1571 fol. — v. Fabric. Bibl. gr. T. VII. p. 494 — 500.

Rhazis Elchavi s. Continens Libri LXX. von denen wir aber nur noch 27 haben. ed. princeps Brixiae 1486. fol. lateinisch ibid. 1509. fol. Almansor d. h. an den König Mansor von Corassan Libri X. lat. mit andern Werken des Rhazes und Constantini viatico. Lugd. 1510. II. Vol. 8. und in Rhazis Opp. Venet. 1500. fol. und Venet. 1544. fol. Das neunte Buch besonders. Joh. de Tornamira (Prof. monspel.) Practica Clarificatorium valde singulare supra nonum Rhazis. Lyon 1501. und Vesalii in eundem paraphrasis. — Rhazis opusc. de pestilentia d. h. de variolis et morbillis ex versione G. Vallae. Paris. 1528. 4. lat. cur. Rich. Mead. Lond. 1747, und in Mead Opusc. Götting. 1748. 8. arabisch und lat. von Channing Lond. 1766. in Haller Principp. und cur. Ringebroig. Götting. 1781. Rhazis Leben aus den Abu Oseiba in Gruner Almanach. f. 1784.

Jahr n. Christi.	Für die Geschichte der A. W. wichtige Namen.	Wichtige Begebenheiten und Schicksale der Medicin.
959		Graf Burcard v. Linzgau, von seiner todten Mutter durch den Kaiserschnitt genommen.
960		Arnold der Alte, Graf von Flandern läfst Versuche mit dem Steinschnitt machen.
970	Adad-eddaulah, Emir von Irak Beförderer der Wissenschaften.	
978	Ebn Sina (Avicenna) wird gebohren.	
980	Mostanser Khalif von Bagdad.	
984	Johannes Smer, Arzt des Grofsfür- Wladimir I., erster bekannter Arzt in Rufsland.	Almansur legt die Akademie zu Kordova an. Gallensteine in Thieren beobachtet von Rhazes. Adalberon Erzbischof von Verdun reist nach Salerno, um sich dort kuriren zu lassen (erste Nachricht von der salernitanischen Schule).
994	Ali, Abbas Sohn, stirbt.	
996	Ebn Sina geht nach Dschordschan.	Einführung der peripatetisch-scholastischen vier Ursachen, der materiellen, der wirkenden, der formellen und der Endursach in die medicinische Theorie.
1002	Gerbert v. Auvergne stirbt als Pabst Sylvester II.	Errichtung der Schule zu Rheims. Ursprung des magischen Aberglaubens im mittlern und abendlichen Europa.
1002	Serapion der Jüngere.	Erste Spuren des Scharbocks in des Normannen Thorsteins Reise nach Winland.
1010	Abu Nasor Alfarabi Lehrer der Philosophie zu Bagdad stirbt.	
1014	Harun Ishaks Sohn aus Cordova.	Kaiser Heinrich begiebt sich zur Kur nach Monte Cassino.
1028	Mesue der Jüngere stirbt (auch Johannes Damascenus genannt). Fulbert von Chartres, Schüler des Gerbert. Gosselin von Bourges.	Schädlicher Einflufs der scholastischen Philosophie und sophistischen Dialektik auf alle Wissenschaften. Erste Erwähnung der Krankenstuben in den Russischen Klöstern unter Wladimir I. (Richter's Gesch. der Med. in Rufsland S. 163.).
1034	Michael IV. Paphlagon griechischer Kaiser. Symeon Seth.	
1036	Ebn Sina stirbt.	
1040	Bertharius, Abt des Klosters zu Monte Cassino.	Bertharius verlohren gegangenes Kompendium, mehrere hundert Jahre lang der Leitfaden der medicinischen Mönche.

Merkwürdige Schriften.

Isaaaci fil Salomonis lib. de diaetis universalibus et particularibus ed Posthii 8. Basil. 1570.

Ant. Mazza urbis Salernitanae historia et antiquitates. Neap. 1681. 4.

Haly Abbas Almaleki s. liber totius medicinae necessarius. Venet. 1492. fol. etc. Lugd. 1523. 4. Begreift 20 Bücher in sich, wovon 10 theoretischen und 10 praktischen Inhalts sind.

Avicennae Canon. s. Encyclopaedia medica arab. Rom. 1593. fol. Lateinisch Patav. 1479. 1483. Venet. 1507. cum variorum commentariis Venet. 1523. V. Voll. fol. ib. 1555. fol. Basil. 1556. fol. Venet. ap Vinc. Valgrisium 1564 II Vol. fol. 1584. fol. ib. 1595 fol. ib. 1608. II. Vol. fol. — Der erste Fen des ersten Canons sind die ehemals für classisch angenommenen Institutiones medicae, einzeln übersetzt und commentirt in Sanctorii Sanctorini Comment. in primam Fen primi Libri canonis Venet. 1646. 4. Das zweite Buch des Canons enthält die Materia medica und allg. Therapie und ist einzeln arabisch und latein. studio Petr. Kirstenii. Vratislav. 1609 fol. herausgekommen. — Avicenna von den Nerven in Sprengels Beitr. 1 Bd. 3 St. — Gruner praefat. ad Fabri et Reiskii opusc. de variol. Hal 1776 p. 11. sq. Hensler über den Aussatz S. 16. u. a. C. Patini Orat. de Avicenna. 1678. 4. Interpretatio loci Arabici ex opere Avicennae de superfoetatione auct. Jo. Sigism. Wittich. Wittenb. 1804. 30 pgg. 8.

Serapions des Jüngern Buch de simplicibus (eine vollständige Sammlung der gesammten arabisirten griechischen Kenntnisse in der Arzneimittellehre) findet man dem practischen Werke des ältern Serapions beigefügt unter dem Titel: Opera, Venet. 1530. fol. 1569. fol.

Ueber die ersten Spuren des Scharbocks s. Lange Epist. medic. Lib. II. 14 p. 615. Lescarbot Histoire de la nouvelle France lib. IV. c. 6. p. 179. 8. Paris. 1611. Sennert (pract. lib. III. pars V. sect. II. cap. 1. p. 543. s.). Gruner Antiquitt. morb. p. 140. Suhms Samlinger til danske Historie B. 1. Heft 2. S. 108. Forster Gesch. der Entdeckungen und Schifffarthen im Norden S. 113.

Mesuae opera, quae extant, omnia ex duplici translatione: altera quidem antiqua altera nova Sylvii ed Marini fol. Venet. ap Vincent. Valgrisium 1562. fol. c. fig. Jo Gottfr. Hahn de veris Mesue scriptis non deperditis sed sub Jani Damasceni nomine conservatis, ad calcem Ej. antiq. variolar. Brigae 1733. 4.

Symeon Seth de cibariorum facultate Syntagma gr. lat. Basil. 1538. 8. ex ed. Mart. Bogdan. Paris. 1658.

Jahr n. Christi.	Für die Geschichte der A. W. wichtige Namen.	Wichtige Begebenheiten und Schicksale der Medicin.
1057	Isaacius I. griech. Kaiser.	
	Niketas, Urheber der chirurgischen Sammlung.	
	Gariopontus, salernitanischer Arzt.	
1065	Bischof Agabard, Feind des Aberglaubens.	Ausübung der Arzneikunst durch die Mönche. Abergläubische Mittel. Anwendung des Weihwassers, der Reliquien, der Rosenkränze u. s. w.
	Kophon Arzt u. Lehrer in Salerno.	
	Rudolph, ein Mönch, Lehrer der A. W. zu Salerno.	
	Thieddog, Erzbischof zu Prag, im Ruf eines grofsen Arztes.	
1070		Ordensverbindung der Hospitalarii sancti spiritus zu Montpellier zur Verpflegung der Kranken.
1071	Michael VII. Ducas, griechischer Kaiser.	
1080	Alexius I. griechisches Kaiser.	
	Abu Dschafar.	
	Hermann Graf von Möhringen, Uebersetzer griech. und arabischer Schriftsteller.	
1087	Constantin von Afrika stirbt zu Salerno.	
		Antonius und Alympius im ältesten russischen Kloster zu Kiew beschäftigen sich mit der Heilkunst. — Erste Krankenhäuser in Rufsland (Richter S. 171.).
1092		Brüderschaften zur Verpflegung der Kranken in Palaestina. Zuerst die Lazarusritter, späterhin die Johanniter, der Orden der Maria od. schwarzen Schwestern, die Beguinen u. a.
1095	Jahiah Dschasla's Sohn stirbt.	
1096	Erser Kreuzzug unter dem Herzog von Bouillon.	
1100	Johann von Mailand, Lehrer zu Salerno.	Das regimen sanitatis wird zu Salerno geschrieben.
		Nattams Collegium medicum zu Bagdad.
1110	Robert von Arbrissel, Stifter des Ordens zu Fontevraud.	
	Nikolaus Praepositus in Salerno.	Requies Nicolai zuerst beschrieben.
		Einfluſs der Kreuzzuge auf die Arzneikunde. Entstehung mehrerer Aerzte, die keine Mönche waren. Ausbreitung des Aberglaubens. Vermehrung der Krankenanstalten. Ueberhandnehmen des Aussatzes und unreiner Krankheiten anderer Art durch den Männermangel, die einreifsende Unzucht und die öffentlichen Mädchenhäuser begünstigt, die nähere Kenntnifs ausländ. Arzneimittel.
14	Gerard von Cremona, Uebersetzer vieler arab. Schriftsteller und des Galens geb.	
1122	Khalaf Abul Kasem stirbt zu Cordova.	

Merkwürdige Schriften.

Graecorum chirurgici libri e collectione Nicetae ed. Anton Cocchius. Florent. 1754. fol. s. Eyring. synops. cit. a. 10 5. p. 174.
Garioponti passionarius Galeni, aegritudines a capite ad pedes complect. L. VIII. ed. Basil 1736. de Febribus L. II. Basil 1531. 4. Lugd. 1526. 4. Basil. 1534. 4.

Von Kophons Schriften ist die neueste Ausgabe in Bernholdi initia doctrinae de ossibus et ligamentis etc. Accedunt opuscula rarissima Cophonis ars nempe medendi et anatome porci. Norimb. 1794. 8. Cophonis de medicina practica introductio. Argent 1534. 8.

Gaultier abregé de l'histoire de freres hospitalites de l'ordre du St. Esprit. 8. Paris. 1653.

Constantini Africani Opera omnia Basil 1536. fol. — Constantini Africani de humana natura lib. I, de Elephantia lib. 1. de remediorum ex animalibus materia cum Albucase. Basil. 1541. fol.

(Jahiah ben Dschesla) Tacuini aegritudinum et morborum fere omnium C. H. cum curis eorundem Buhahylyha Byngezla auctore. Argent. 1532.
Ueber jene Orden s. Baudouin hist. des chevaliers de l'ordre de S. Jean. Paris. fol. 1659. Möhsen de medicis equestri dignitate ornatis. Bern. Mosheim de Beghardis et Beguinabus comment. ed. Martini Lips. 1780. 8.
Regimen sanitatis Salerni sive scholae Salernitanae de conservanda bona valetudine praecepta. Colon 1494. 4. — c. exegesi Arn. Villanovani et aliis per Jo. Curionem. Frcf. 1582. 8. per Ren Moreau. Paris. 1625. 8. — cum Sanctorii aphorismis, Baconis hist. vitae et mortis etc. per Henninger Lips. 1726. 8. und überhaupt eine grofse Menge von Ausgaben. Die beste mit einer trefflichen Untersuchung über den Ursprung und die Schicksale der salernitanischen Schule und dieses Gedichts, ist von Ackermann. Stendal. 1790. 8. Hierüber s. ferner Hensler Gesch. der Lustseuche. Altona 1783. 8. P. 1. und Ant. Mazza urbis Salernitanae historia et antiquitates. Neap. 1681. 4.
Nicolai Praepositi Dispensarium. Lugd. 1538. 4.
Ueber den Einflufs der Kreuzzeuge auf Cultur und Wissenschaften s. Mohsens Geschichte der Wissenschaften in der Mark S. 21 — 24. Meiners historische Vergleichung. Abschnitt II. im 3ten Thl. S. 190 flg. Heeren's Versuch einer Entwickelung der Folgen der Kreuzzüge für Europa. Göttingen 1808. 439 S. 8.
Vom Gerard s. Saxii Onomast. T. II. p. 267.
Albucasis de chirurgia L. lat. c. Octav. Horatiano. Argent. 1532. fol. — desgl. cum Opusc. Ro

Jahr n. Christi.	Für die Geschichte der A. W. wichtige Namen.	Wichtige Begebenheiten und Schicksale der Medicin.
	Synesius übersetzt den Abu Dschafar ins Griechische.	
1131	Romuald Bischof zu Salerno.	Kirchenversammlung in Reims untersagt den Mönchen die Ausübung der Chirurgie.
1139	Eros o. Trotula zu Salerno.	Zweites Lateranisches Concilium.
1140	Matthaeus Platearius Lehrer zu Salerno.	Rogers Medicinalgesetze für das Concilium und Privilegien der Schule zu Salerno.
1150	Abul Hassan Hebatollah Ebn Talmid, Leibarzt des Kalifen in Bagdad.	Medicinische Schule zu Montpellier.
		Patriarch Lucas in Constantinopel verbietet den Geistlichen die Ausübung der Medicin.
1160		Man fängt an in Paris neben der Theologie auch die Jurisprudenz und Medicin zu lehren.
	Moses Maimonides, Leibarzt des Sultan Saladin, geb. 1135, gest. 1205.	
1162		Aelteste engl. Verordnung wegen der Mädchenhäuser. —
1163		Den Mönchen wird die Ausübung der Chirurgie auf den Concilien zu Montpellier und Tours untersagt.
1179	Ebn Zohr, der beste unter den arabischen Schriftstellern.	
	Aegidius von Corbeille, Leibarzt des	
1180	Philipp August König in Frankr.	
1185	Isaacius II. griechischer Kaiser.	
1187	Gerard von Cremona stirbt.	Große Seuche in Rußland.
1193	Albert von Bollstädt (Alb. Magnus) Bischof von Regensburg.	
1199	Hugo, Physicus, Lehrer der Medicin in Paris.	Die Feuersbrünste in Constantinopel beim vierten Kreuzzuge 1203 und 1204 vernichten die meisten literar. Schätze.
1206	Theophail arabischer Philosoph.	
		Bulle des Pabstes Innozenz III. für die Universität Paris.
	Roger von Parma, Chir. zu Salerno.	
1209	Kaiser Friedrich II. u. sein Kanzler Peter de Vineis, Beförderer der Wissenschaften.	Verbot der Bücher des Aristoteles auf dem Concilio zu Paris.
1212		Zweites Concil zu Paris. — Wiederholung des Verbots für die Mönche, die Chirurgie auszuüben.

Merkwürdige Schriften.

landi et Rogerii chirurgorum et Constantino Afric. per Hier. Gemusaeum. Basil. 1541. fol. arab. et lat. cura Jo. Channing. Oxon. 1778. II. Vol. 4.
Synesius de febribus ed Bernard. 8. Amst. 1749.

Eros de morb. mulierum ed. Wolf. 4. Basil 1586. und in der aldinischen Sammlung. Venet. 1547. p. 71. Trotulae curandarum aegritudinum muliebrium ante, in et post partum libellus. Lips. 1778. 8. v. Gruner progr. neque Eros, neque Trotula sed medicus Salernitanus auctor est libri qui de morbis mulierum inscribitur. Jen. 1772.
(v. J. Astruc memoires pour servir a l'histoire de la faculté de Medicine de Montpellier, à Paris 1766. 4. Ackermann hist. stud. salernitan vor seiner Ausgabe des Regim sanitatis. p. 52.

Mosis Maimonidis Commentarii in Aphorismos Hippocratis secundum doctrinam Galeni. Bonon. 1489 4. Basil. 1579. Ej. de tuenda valetudine s. tractatus de regimine sanitatis ad Saldanum regem ed. lat. Flor. (sine anno). Aug. Vind. 1518. 4. Venet. 1514. fol. — Metzger Progr. de Mose Maimonide. Regiom. 1793. De Maimonidis medici, qui seculo florebat duodecimo, specimine diaetetico. Diss. auct. Elies. Laz. Kirschbaum. Berol. 1822. 24 pagg. 8.

Avenzoar Theisir. i. e. rectificatio medicationis et regiminis lat. Venet. 1490. fol. Lugd. 1531. 8. (die beste Ausg.) — Venet. 1553. fol.
Aegidii poema de Urinis Venet. 1494. 4. cum Gentilis commentario. Ej. de pulsibus cum priori Venet. 1494. Ej. poema de re medica in Leyser. hist. poet. et poem. med. aevi.

Opera Alberti ex edit. Pet. Jammy. Lugd. 1651. X. Vol. fol.
Das dem Alberto zugeschriebene Liber physionomiae c. multis secretis mulierum, wovon eine Menge Ausgaben existiren, hat seinen Schüler Scott zum Verfasser.

Gabr. Naudaei de antiquitate et dignitate scholae medicae Parisiensis panegyris. Paris 1628. 8.

Rogerii Parmensis practica medicinae. Venet. 1490. fol. cum Guidone de Cauliaco et al. Venet. 1499. Id. de phlebotomia cum Albucasi Basil. 1541.
Jordani Ruffi Calabriensis Hippiatria. Nunc primum edente Hieronymo Molin. Padua 1821. 83 et 121 pag. 8. Erschien zuerst in ital. Uebersetzung. Venedig 1492.

Jahr n. Christi.	Für die Geschichte der A. W. wichtige Namen.	Wichtige Begebenheiten und Schicksale der Medicin.
	Jordanus Ruffus, Hippiater am Hofe Friedr. II.	
	Gilbert von England.	
1215	Hugo von Lucca, berühmter Chirurg zu Bologna.	Medicinische Facultät zu Paris. Viertes Lateranisches Concilium. Die medic. Schulen zu Paris, Montpellier und Bologna verdunkeln die zu Salerno.
1216	Roger Baco wird gebohren.	
1217	Ebn Roschd (Averrhoes Span.) stirbt	
	Roland von Parma, berühmter Chirurg. zu Bologna.	
1221	Pabst Honorius III.	Med. Schule zu Padua.
1225	Ludwig IX. König von Frankreich.	Stiftung der Universität Neapel.
	Thomas von Aquino wird gebohr.	
1227	Pabst Gregor IX.	
	Nicolaus von Alexandrien (Mirepsicus.).	
1235	Bela IV. König von Ungarn.	Gründung der Akademie zu Wien.
1237	Raim Lull wird gebohren.	Erfindung des Weingeistes.
		Friedrichs II. Medicinal-Gesetze für Salerno und Neapel.
1243	Pabst Innocenz IV.	Akademie zu Salamanka.
		Medicinische Schule zu Damaskus.
1248	Ebn Beithar stirbt.	
1250	Kaiser Friedrich II. stirbt. Konrad IV. sein Nachfolger.	Ludwigs IX. Armee in Aegypten, leidet am Scorbut.
	Peter von Abano wird gebohren, nachmals Professor zu Padua, gelehrter Arabist u. Scholastiker.	Erwähnung des Ansprungs beim Guido von Saliceto.
1252		Kaiser Konrad sucht der saleritanischen Schule wieder aufzuhelfen.
	Brunus von Calabrien, Chirurg. zu Salerno.	Der rogerischen Verfahrungsart entgegengesetzte Behandlungsart der Geschwüre und Wunden mit hitzigen austrocknenden Sachen.
	Johann von St. Amand.	Collegium der Chirurgie zu Paris.
1260		Der Patriarch Leo verbietet den Geistlichen im Orient die Ausübung der Arzneikunst.
1263	Michael VIII. griechischer Kaiser.	Das grosse Interregnum.
	Demetrius Pepagomenus, dessen Leibarzt.	
1264	Vincent, Abt von Beauvais stirbt.	
		1270 — 1295. Marco Polo's Aufenthalt im Morgenlande.
1271	Jean Pitard.	Collegium der Wundärzte in Paris von der Facultät getrennt. — Die Facultät zu Paris untersagt den Apothekern das Kuriren.
	Rudolph von Habsburg.	

Merkwürdige Schriften.

Gilberti Angli Lanrea ánglica s. Compendium medicinae universae morborum universalium et pa ticularium. Venet. 1510.

Averrhoes Colliget s. Compendium medicinae universae L. VII. lat. Venet. 1490. fol. Ej. Comm. in Avicennae cantica et de theriaca c. Avenzoare. Venet. 1553. fol. Ej. collectaneorum de re medica sectiones III. per Jo. Brugerinum. Lugd. 1537.

Gabr. Naudaeus de antiquitate et dignitate scholae medicae Parisinae panegyris Paris 1628. 8. J. Alb. Hazon notice des hommes les plus celebres de la fac. de med. en l'univ. de Paris. 1750. Desselben Eloge historique de la fac. de Med. de Paris. 1770. 1773. 4. Hyacinthe Theod. Baron ritus, usus et laudabiles facultatis medicae Parisiensis consuetudines. Paris. 1751. 12.

Nicolai Myrepsi Alexandrini antidotarius s. medicamentorum opus s. dispensatorium lat. Ingolst. 1541. 4. ex edit. Leon Fuchsii Basil. 1549. fol. desgl. unter dem Titel: Theatrum medico-practicum c. praef. Jo. Hartm. Beyeri. Norimb. 1658. 8. und in der stephanischen Sammlung. Ej. lib. de compositione medicamentorum secundum loca lat. Nic Rhegino interpr. c. annott. Ammonii. Ingolst. 1541. 4.

Von des Ebn Beithar historia generalis simplicium vel plantarum secundum ordinem alphabeticum s. Ackermann in Fabric. Bibl. graec. ed. Harles lib. IV. cap, III. T. IV. p. 691.

P. de Apono Conciliator differentiarum Venet. 1471. fol. (Sein Leben s. in Gruner Almanach. Jahr 1790.) Untergeschoben sind die ihm zugeschriebenen Elementa magica.

Joh. St. Amandi Expositio super antidotarium Nicolai. Venet. 1495. fol. 1602. fol.

Demetrii Pepagomeni rei accipitrariae scriptores. accessit L. de cura canum ex ed. Nic. Rigaltii. Paris. 1612. 4. griechisch und lat. — Ej. de Podagra Lib. gr. lat. ed. Jo. Steph. Bernard. Lugd. 1743. 8.

Vincentii Belvacensis opus speculorum viz. spec. doctrinale, morale, historicum, et naturale. Argent. 1473. X Vol. fol.

Jahr n. Christi. Geburt.	Für die Geschichte der A. W. wichtige Namen.	Wichtige Begebenheiten und Schicksale der Medicin.
1274	Thomas von Aquino der gröfste Scholastiker stirbt.	Behauptete Unabhängigkeit der Kräfte des Körpers von der Organisation desselben.
1275	Wilhelm von Saliceto.	
1277	Pabst Johann XXI. (Peter der Spanier) stirbt.	
1281		Concilium zu Salzburg, in welchem der Aberglaube von den Krankheiten als göttlichen Schickungen befestigt wird.
1282	Albertus Magnus stirbt.	
1283	Andronikus II. griech. Kaiser.	
	Johannes Actuarius.	
1285	Philipp der Schöne, König von Frankreich.	
	Bernard Gordon Prof. in Montpellier.	Salvino degli Armati erfindet die Brillen.
	Arnold von Villanova Prof. zu Barcellona.	
1287	Johannes von Procida Arzt zu Salerno.	Dritte Invasion der Mongolen in Pohlen. Erste Spur des Weichselzopfs.
		Akademie zu Lissabon.
1295	Thaddäus von Florenz stirbt als Lehrer der Medicin zu Bologna.	Die medicinische Schule zu Bologna.
	Roger Baco der grofse englische Philosoph stirbt.	
	Lanfranchi kommt nach Paris.	
	Simeon de Cordo.	
1298	Theodorich Bischof von Cervia stirbt.	
		Concilium zu Würzburg. Verbot der chirurgischen Praxis für die Archidiakonen, Prälaten und Pfarrer.
1300	Simon von Cordo (de Janua) aus Genua.	Entstehung der Akademie zu Leiden.
1302	Wilhelm von Varignana Prof. in Bologna.	
	Torrigiano (Turrisanus) aus Florenz Plusquam Commentator.	
	Peter von Crescenzia Naturforscher.	
1304	Petrarka der aufgeklärteste Mann seines Zeitalters wird gebohren.	Fernere Ausübung der Kunst durch die Geistlichen, Wunderkuren und Canonisationen der Aerzte. Allgemein angenommene Autorität der griechischen und arabischen Schriftsteller.
	Wilhelm Baufet Bischof von Paris und Leibarzt des Königs von Frankreich.	
1306	Peter von Aichspalt Kurfürst von Mainz.	
	Heinrich VII. deutscher Kaiser.	

Merkwürdige Schriften.

Thomae Aquinensis summa totius theologiae ed. Hunnaei fol. Colon. Agripp. 1604.

Guilelmi de Saliceto Chirurgiae Libri V. Venet. 1546. fol.
Petri Hispani summa experimentorum s. thesaurus pauperum s. de medendis C. H. morbis per euporista. Antw. 1497. Lugd. 1525. etc. — Ej. Comm. in Isaacum de diaetis universalibus et particularibus Lion 1515. fol.
Ueber den Pabst Johann XXI. s. Meiners historische Vergleichung II. 707. J. Tob. Köhler vollständige Nachricht von Pabst Johann XXI. welcher unter dem Namen Petrus Hispanus als ein Arzt und Weltweiser berühmt ist. Götting. 1760. 4.
Joannis Actuarii methodus medendi Libri VI. lat. Venet. 1554. 4. it. de urinis libri VII. Ambr. Nolano interpr. Paris. 1522. Opp. lat. Paris 1556. 8. Lugd. 1556. III. Vol. 16. und in der stephanischen Sammlung.
Bernardi de Gordonio lilium Medicinae. Venet. 1494. fol.

Maur. Fattorini (abbas Camaldulens.) de claris archigymnasii Bononiensis Professoribus a Sec. XI. usq. ad. sec. XIV. Tom. I. P. I. Bonon 1769. fol.
Rogeri Baconis Opus majus de utilitate scientiarum ex codice Dublinensi nunc primum edidit Sam. Jebb. Lond. 1733. s. Freind hist. med. 537. sq. Meiners historische Vergleichung 2 B. S. 710. 3 Bd. S. 232. Gmelin Gesch. der Chemie 1 Bd. 92. flg. S.

Lanfranci Chirurgia magna et parva. Venet. 1490.

Theodorici Chirurgia secundum medicationem Hugonis de Luca. Venet. 1490.

Simon a Janua clavis sanationis simplicia medicinalia latina, graeca et arabica ordine alphabetico mirifice elucidans. Venet. 1510. fol. und öfter.
Varignanae ad omnium partium morbos remediorum praesidia et ratio utendi eis, pro circumstantiarum varietate. 8. Basil. 1531.
Turrisani plusquam commentum in Galeni artem parvam. Basil 1504. fol. Venet. 1512. fol. ib. 1526. fol.
Petri de Crescentia Ruralium commodorum Libri XII. Aug. Vind. 1471. c. Fig. Basil. 1538.
Memoires sur la vie de Petrarque par l'Abbé de Sade Amst. 1764 — 67. 3. Vol. 4. Deutsch Lemgo 1774 — 77. 8. Meiners historische Vergleichung 10ter Abschn. des dritten Theils 95. flg. S.

Jahr n. Christi Geburt.	Für die Geschichte der A. W. wichtige Namen.	Wichtige Begebenheiten und Schicksale der Medicin.
	Duns Scotus, Antischolastiker stirbt.	
1312	Arnald von Villanova stirbt als Märtyrer der Alchemie.	Die Astrologie wird allgemein als Theil der Medicin betrachtet.
	Vitalis du Four Kardinal.	Concilium zu Wien. Wegen der Betrügereien der Mönche wird auch den Layen erlaubt, Lazarethe zu dirigiren.
1314	Kaiser Ludwig der Baier.	
	Johann von Gaddesden, engl. Arabist.	
1315	Raim. Lull. stirbt.	Mondini's erste öffentliche Zergliederung zu Bologna. Wiederherstellung der Anatomie auf Kaiser Friedrich II. Veranstaltung.
	Barlaam aufgeklärter Gelehrter im Orient.	Bonifacius VIII Verbot Skelette zu verfertigen.
1316	Johann Sanguinacius, angeblich Hexenmeister.	Pabst Johann's XXII. Bulle gegen die alchemischen Beschäftigungen vorzüglich geistlicher Personen.
1317	Matth. Sylvaticus schreibt seine medic. Pandekten.	
1320	Peter von Abbano stirbt.	
1322		Stiftung der Universität Dublin.
		General-Kapitel der Minoriten zu Perugia.
1323	Durandus a S. Porciano aufgeklärter Philosoph.	Vergebliche Bemühungen aufgeklärter Männer gegen Hierarchie und Aberglauben.
1325	Mondini stirbt.	
1327	Dinus de Garbo subtiler Scholastiker aus Florenz stirbt.	
	St. Roch canonisirter Arzt zu Montpellier stirbt.	
1328	Philipp von Valois König von Frankreich.	
1337	Franz von Piemont Prof. in Neapel.	Coursus de Gangeland, ester Hofapotheker in London.
1340	Gentilis da Foligno aus Perugia spitzfindiger Scholastiker.	Die Königin Elisabeth von Ungarn erfindet die Aqua Reginae Hungariae. (Walasky consp. reip. lit. p. 91.).
		Das Schiefspulver wird behannt.
1342	Cecco von Asculo Physiker, vermeintlicher Hexenmeister.	
1342	Nikol. Bertrucci Arabist und Anatom stirbt.	
1343	Ockam erster Nominalist stirbt.	

Merkwürdige Schriften.

Liber phisionomie magistri Michaelis Scoti cum multis secretis mulierum ohne Druckort — 4. Michael. Scoti mensa philosophica. Fft. 602. 12.
Arnaldi de Villanova Tractatus de esu carpium pro sustentatione ordinis Cartusiensis contra Jacobitas — Ej. Breviarium practicae a capite usque ad plantam pedis — Ej. Comm. in scholam Salernitanam in Opp. ed. princ. Venet. 1504. fol. it. c. annotat. Nicol. Taurelli (ex ed. Joach. Baudisii) Basil. 1585. fol v. Meiners histor. Vergleichung 3 Th. S. 243 flg. Gmelin Gesch. der Chemie 1 Theil S. 83 flg.
Vitalis de Furno selectiorum remediorum pro conservanda sanitate ad totius C. H. morbos liber utilissimus. Mogunt. 1531. fol.

Johannis de Gaddesden Rosa anglica, quatuor libris distincta, de morbis particularibus, de chirurgia et pharmacopaea Venet. 1492. fol.
Raymundus Lullus Experimenta, in quibus vera philosophiae chymicae ars traditur; privatim in quorundam principum virorum gratiam Toxitae sumptibus tipis data (ohne Jahreszahl u. Druckort —) 4. — Sacri doctoris Raym Lulli de secretis naturae s. de quinta essentia libellus Aug. Vind. 518 Col. 1567. — Ej. Opp. quibus acc. Valerii de Valeriis aureum in artem Lullii opus. Argent. 1617.

Matthaei Sylvatici liber pandectarum medicinae ad Robertum Siciliae regem. Bonon 1474. fol. Taurini 1526.

Mundini anatomia partium corporis humani ed. princ. Bonon 1482. fol. ed. Dryandri Marpurg. 1541. 4. cum comment Matth. Curtii Lugd. 1551. 16. und öfter.
Dinus de Garbo Expositio super capitulum de generatione, fol. Venet. 1518. Ej. Chirurgia Ferrariı 1485. fol Ej super quarto fen. primi Avicennae praeclarissima Commentaria, quae dilucidatorium totius practicae generalis medicinalis scientiae nuncupantur. Venet. 1514. fol.

Franscisci de Pedemontio Complementum Mesues de remediis approbatis ad opera Mesues. Venet. 541 fol.
Gentilis Fulginatis expositiones cum Textu Avicennae. Venet. 1484. und öfter fol. Ej. Consilia peregregia ad quaevis morborum totius corporis genera. Venet. 1503. Ej. Quaestiones et tractatus extravagantes. Venet 1520. fol.

Nicolai Bertruccii Collectorium artis medicae tam practicae quam speculativae. Colon. 1537. 4. Ej. methodi cognoscendorum particularium et universalium morborum. Mog. 1534. 4.

Jahr n. Christi Geburt.	Für die Geschichte der A. W. wichtige Namen.	Wichtige Begebenheiten und Schicksale der Medicin.
	Robert von Anjou König von Neapel stirbt.	
1346		Gebrauch der Feuergewehre und Kanonen in der Schlacht bei Crecy. Universität zu Heidelberg. König Johann von Böhmen stirbt.
1347		Verordnung der Königinn Johanne wegen der Mädchenhäuser zu Avignon zur Beschränkung der Lepra.
		Universität Prag.
1348	Gentilis da Foligno stirbt.	Grofse Pest in ganz Europa von 1347-50. unter dem Namen des schwarzen Todes.
1357	Jak de Dondis, Prof. zu Padua.	Päbstliche Verordnung, dafs kein Arzt einen Kranken zweimal besuchen solle ohne einen Geistlichen zu Rathe zu ziehn.
1360	Barth. Glanville engl. Mönch.	Der schwarze Tod wüthet in Rufsland in den Jahren 1350, 1351, 1360, 1363, 1386. In Smolensk blieben 1368 nur 10 Menschen am Leben.
1363	Guy von Chauliac Leibarzt des Pabst Clemens VI. zu Avignon.	
1365		Die Königinn Johanne von Neapel bestätigt die salernitanischen Medicinalgesetze.
1370	Thomas de Garbo Sohn des Dinus stirbt.	Magdeburger Synode, auf der den Bettelmönchen das Kuriren verboten ward.
	Johann Ardern, erfahrner Wundarzt, Wiederhersteller der Chirurgie in England.	
1373		Bestimmung der Wunderkuren und des Processes der Kanonisation.
1374	Petrarka stirbt.	Epidemischer Veitstanz in Deutschland, abergläubische Mittel dagegen.
	Die heilige Katharina von Siena.	
1376		Montpellier erhält päbstliche Erlaubnifs zu Leichenzergliederungen.
1378	Wenceslaus deutscher Kaiser.	Geifselfahrten in Spanien, Portugall und Frankreich am Ende des 14ten und im Anfange des 15ten Jahrh. (E. G. Förstemann Gesch. der christl. Geifslergesellschaften in Stäudlin's Archiv für Kirchengesch. III. Bd. 3 St. 1817.).
1380	Peter de la Cerlata Professor zu Bologna.	
1384		Universität Wien.
1385		Universität Heidelberg.
1388		Universität Kölln.
1392	Christoph de Honestis arabisirender Schriftsteller stirbt.	Universität Erfurt.
1393	Manuel Chrysoloras Abgesandter des griechischen Kaisers kommt nach Italien.	
1395	Johann de Dondis, Jacobs Sohn stirbt.	Joh. Gerson Kanzler der Univers. zu Paris bewegt die Sorbonne, sich dem

Merkwürdige Schriften.

Ueber diese Pest s. Gruner Nosologia historica. Jen. 1794. Sprengel Beiträge zur Gesch. der A. W. 1 Bd. 1 St. 36 flg. S. J. Chr. Hahn Gottes Hand und Geifsel, oder Beschr. der meist. denkw. Pestseuchen u. gift. Krankh. Leipz. 1681. 12. Dale Ingram hist. account on the plagues that have appeared in the world since the year 1346. Lond. 1755.

Jacobi de Dondis promptuarium medicinae. Venet. 1481. fol. Enumeratio medicamentorum ad affectus chirurgicos, in Uffenbach thesaur. Chirurgiae. Fft. 1610.

Barthol. Glannovillani de proprietatibus rerum libri XIX.

Guidonis de Cauliaco Chirurgiae tractatus VII. Venet. 1490. fol. Ed. Laur. Joubert. Lugd. 1588. 4. eod. editore Rotomagi 1615. 8. in einer Sammlung alter Chirurgen mit dem Rogerius, Lanfranchi u. a. Venet. 1500. fol. und in Conr. Gesners Sammlung alter Chirurgen. Tigur 1555. fol.

Thom de Garbo summa medicinalium quaestionum Lugd. 1529. fol.

P. de Argelata Chirurgiae libri VI. Venet. 1480. fol.

Christophori de Honestis expositio super antidotario Mesues. Ferrar. 1488. fol.

Jo. de Dondis herbolario volgare, nel quale si dimostra a conoscer le erbe e le sue virtu. Venet. 1536. 8.

Jahr n. Christi Geburt.	Für die Geschichte der A. W. wichtige Namen.	Wichtige Begebenheiten und Schicksale der Medicin.
		überhandnehmenden Hang zur Magie zu widersetzen, richtet aber dadurch nichts gegen den im höchsten Grade herrschenden Aberglauben und die allgemeine Finsterniſs aus.
	Bessarion wird gebohren.	
1401		Universität Krakau.
1406	Galeazzo de S. Sophia Arabist.	Kaiser Wenzel ertheilt den Badern ein Privilegium.
		Universität Würzburg.
1409		Universität Leipzig.
1410	Peter von Tussignana.	
1412	Nicolaus de Falconis berühmter Arabist stirbt.	Das Studium der Griechen kommt vorzüglich in Italien in Aufnahme.
1413	Jacob aus Forli Arabist u. Scholastiker stirbt.	
1414	Chrysoloras Beförderer griechischer Wissenschaften in Italien und Ladislaus von Anjou König von Neapel — sterben.	Concilium zu Kostnitz.
1414	Poggio von Florenz.	
1414		J. Huſs wird zu Kostnitz verbrannt.
1418	Valeskus von Taranta Leibarzt Königs Karl VI. von Frankreich.	
1425	Jacobus Ganivet Prof. Theologiae zu Vienne Liebhaber der Astrologie.	
1428	Nicolaus Leonicenus nachmals Professor zu Ferrara wird gebohren.	
		Kläglicher Zustand der Chirurgie.
1429	Leonard Bertapaglia (Prädapalia) Prof. zu Padua.	
1430	Saute Arduino aus Pisara Arzt zu Venedig.	Ludwig IX. giebt ein hartes Edikt gegen die Nominalisten.
1431		Peter Quirino schifft ins Nordmeer. Seine Mannsch. leidet am Scorbut.
1433	Marsilius Ficinus wird gebohren.	Universität Rostock.
1436		Joh. Guttenberg erfindet die Buchdrukkerkunst.
1438	Joh. Concoreggio aus Mailand, arabisirender Compendienschreiber, Profess. zu Pisa.	
	Gemisthus Pletho gelehrter Platoniker zu Florenz.	Pletho lehrt die platonische Philosophie zur Zeit der florentinischen Kirchenversammlung.
1439	Hugo Benthius Profess. zu Ferrara stirbt.	
1440	Anton Guainerius aus Pavia stirbt.	

Merkwürdige Schriften.

Galeatii de Sancta Sophia opus medicinae practicae saluberrimum in nonum tractatum libri Rhasis ad regem Almansorem, de curatione morborum particularium. Hay. 1533. fol.

Nicolai de Falconis Sermones medicinales VII. Venet. 1533. Vol. IV. fol.

Jacobi foroliviensis Expositio in primum Avicennae canonem. Papiae 1512. fol. In Hippocratis aphorismos et Galeni super eosdem commentarios expositio et quaestiones. Venet. 1547. fol.

Valesci de Taranta Practica vulgo dicta Philonium de curatione morborum. Venet. 1502. fol.

Ganivet amicus medicorum ed. cum Abenesra de diebus criticis 1496. 4. Lion 1508. 4. u. s. w.

Leon. Bertapaglia Chirurgia s. Commentarius super quartum Avicennae. Venet. 1490. fol. et al.

Sante de Arduino Opus de venenis. Venet. 1492. fol.

Joh. Concoreggio practica lucidarium, et flos florum medicinae et Ej. de curis febrium. Papiae 1485. Venet. 1501. 4. u. öfter.

Hugo Bentii Comm. in libros Microtechni Galeni, in aphor. Hippocratis, in Avicennam etc. in Ej. Opp. Venet. 1518. fol. II. Vol.
Antonii Guainerii Opera. Venet. 1497. fol.

Jahr n. Christi Geburt.	Für die Geschichte der A. W. wichtige Namen.	Wichtige Begebenheiten und Schicksale der Medicin.
1441	Ant. Cermisone Prof. zu Padua stirbt Mengo Bianchelli von Faenza Astrolog und Arzt des Visconti.	
1442		Alfons V. von Arragonien vereinigt Neapel und Sicilien.
1444	Leon. Bruno von Arezzo, Schüler des Chrysoloros stirbt.	
1447	Fürst Maria Visconti großer Beförderer d. Wissenschaften stirbt. Saladin von Asculo.	
1450		Erfindung der Schriftgießerei.
1453		Eroberung von Konstantinopel durch die Türken. Flucht der griechischen Gelehrten nach Italien. Beförderung der Wissenschaften durch dieselben.
1454		Universität Trier.
1455	Pabst Nicolaus V. stirbt. Peter Martyr von Anghiera wird gebohren.	
1456		Universität Greifswalde.
1459		Universität Basel.
1460	Barthol. Montagnana Professor zu Padua stirbt. Franz Giorgio Dardi gebohren.	Abnahme der allgemeinen aussätzigen Constitution.
1461	Marcus Gatinaria zu Pavia.	Erste stählerne Bruchbänder von Gatinaria beschrieben.
	Thom. Linacer wird gebohren.	
1462	Mich. Savonarola stirbt als Leibarzt des Herzogs von Ferrara.	Erscheinung und allgemeine Ausbreitung des Aussatzes in Rußland.
1464	Cosmus Medices, Kardinal Cusonus und Gennadius sterben.	1438 — 1464. Ficin und seine Freunde gründen die platonische Akademie in Florenz.
1465	Jac. Despars (de Partibus) pariser Arzt.	Erste Spur der Peteschen bei Despars.
1467	Typhernas, gelehrter Schüler des Chrysoloras stirbt. Erasmus von Rotterdam gebohren.	
1470	Joh. Platearius Professor zu Pisa. Joh. Pico von Mirandola gebohren.	Erfindung der tagliacozzischen Methode, die Nasen und Ohren wieder anzusetzen von Vincenz Vianeo.
1472	Matth. Ferrari de Gradi Professor zu Pavia und Bessarion gelehrter Platoniker in Rom sterben. Symph. Champier gebohren. George Valla Uebersetzer versch. griechischer Aerzte.	Universität Ingolstadt.

Merkwürdige Schriften.

Ant. Cermisoni Consilia medica 153 contra omnes fere aegritudines Venet. 1503. fol. Normb. 1652. fol.
Menghi Faventini de omni genere febrium et aegritudinum. fol. Venet. 1536.

Saladini ab Asculo Compendium aromatariorum ed. Venet. 1562.

Von den Verdiensten der nach Italien geflüchteten griechischen Gelehrten um das Wiederaufleben der Wissenschaften s. A. H. L. Heeren's Gesch. des Stud. der klass. Litteratur seit dem Wiederaufleben der Wissenschaften. 2 Bde. Götting. 1801. — Vom Einflusse der Heilkunde auf die Wiederbelebung der Wissenschaften s. Prunelle de l'influence exercée par la Medecine sur la renaissance de lettres. Montpellier. 1809. 110 S. 4. L. Choulant Rede über den Einfluſs der Medizin auf die Cultur des Menschengeschlechts. Leipzig 1813. 8.

Bartholomaei Montagnanae Consilia CCCV. cum al. Venet. 1497. fol. Ej. selecta opera per Uffenbachum. Frft. 604.

Marcus Gatinaria de curis aegritudinum totius corporis cum Almansoris practica Lion 1506. 4. 1525. 8. Paris. 1690. 8. etc. auch unter dem Titel: de medendis H. C. malis practica, auch Praxis medica Venet. 1599. 8. Ej. de remediis morborum particularibus. Venet. 1660. 8.

Joh. Mich. Savonaralae Practica de aegritudinibus a capite usque ad pedes. Venet. 1498. fol. Practica canonica de febribus. Venet. 1498. fol. mehrere Ausgaben.
Von der platonischen Akademie zu Florenz s. Ludw. Dankegott Cramer de causis instauratae saeculo XV. in Italia philosophiae Platonicae Comm. historica. Wittenb. 1812. 28 pgg. 4. Die Geschichte der platonischen Akademie zu Florenz, von Karl Sieveking. Göttingen 1812. 60 S. 8.
Jac. de Partibus Commentarius in Avicennam. Lion 1498. Vol. III. fol.

Jo. Platearii practica. Lugd. 1525. 4.

J. Matthiae de Ferrariis practicae pars I et II. vel commentarius textualis cum ampliationibus in nonum Rhazis ad Almanforem cum textu. Papiae 1497. fol. Lion 1527. plur. Ej. expositiones super vigesimum secundum Fen tertii canonis Avicennae. Mediol. 1494. Ej. Consil. Papiae 1671, Venet. 1514. Ej. de urinis Mediol. 1494. 4.

Jahr n. Christi Geburt.	Für die Geschichte der A. W. wichtige Namen.	Wichtige Begebenheiten und Schicksale der Medicin.
1473	Siegm. Polcastro Prof. zu Padua.	
1474	Matth. Curtius gebohren.	Germain Colot operirt mit Erlaubnifs Ludwig XI. einen zum Tode verurtheilten Missethäter zu Paris, am Steine.
1475	Gaurico u. Mich. Angelo gebohren.	Universität Tübingen.
1477	Barthol. Maggi gebohren.	1464 — 1478. Blüthe der platonischen Akademie zu Florenz unter Lorenzo Medici bis zur Verschwörung der Pazzi 1478.
1478	Peter Brissot gebohren. Theodor Gaza, gelehrter Grieche, stirbt.	
1478	Oviedo spanischer Geschichtschreiber wird gebohren.	
	Bapt. Fulgosi Doge von Genua.	Universität Upsala und Koppenhagen.
1481	Bened. Vettori gebohren.	
1482		Tübingen erhält päbstliche Erlaubnifs zur Leichenzergliederung.
1483	Hier. Fracastori gebohren.	Inquisition gegen die Marranen in Spanien.
1484	Johann Arculanus und Georg von Trapezunt, gelehrter Grieche, sterben.	Universität Mainz. Pariser Apothekerordnung von Karl VIII. Scorbut.
1485	Joh. Lange u. Jason von Pratis gebohren.	Englischer Schweifs in England.
1486	Heinrich VII. König v. England. Argyropulus gel. Grieche stirbt. Henr. Corn. Agrippa ab Nettesheim gebohren.	
1487	Winter von Andernach gebohren.	Marranen in Rom.
1488	Ulrich von Hutten gebohren.	Pacificus Maximus giebt seine Gedichte heraus.
1489	Johann Bapt. Montanus gebohren.	
1490		Oviedo kommt an den spanischen Hof.
1491	Victor Trincavella gebohren.	Johann von Cube und Burgem. Arndes besorgen Holzschnitte von Pflanzen; u. Ketham die ersten anatomisch. Holzschnitte. — Rother Quecksilberpräcipitat erfunden.
1492	Lorenz Medices stirbt. Jacob Sylvius gebohren.	
März.		Bekanntmachung des Edikts gegen die Marranen in Spanien.
Dec. 6.		Columbus landet auf Espannola.
1493. März.	Kaiser Maximilian I.	Columbus kommt aus Westindien zurück.
	Philipp Paracelsus gebohren.	Erste Erscheinung der Lustseuche in Italien, Deutschland und Frankreich zugleich.
Jun.	Franz de Arce gebohren.	
		Marranen in Rom.
1494	Pico von Mirandola und Angelus Politianus gelehrte Akademisten zu Rom sterben.	
Sept. 23.	Magnus Hundt.	Karl VIII. König von Frankreich kommt nach Italien.

Merkwürdige Schriften.

Sigm. de Porchastris Quaestiones medicae. Venet. 1506 4.

Joh. Arculani exposit. in lib. IV. Almansoris ed. Alb. Torino fol. Basil. 1540.

Von der ersten Periode der englischen Schweifssucht 1485. s. Gruner in Salzb. med. chirurg. Zeitung 1802. No. 89. Ej. scriptorum de sudore anglico superstitum editio hactenus desiderata et adornata. Jen. 1804. 8. Ej. itinerarium sudoris anglici ex actis designatum. Jena 1805. 8.

Die ersten botanischen Abbildungen enthält der Ortus sanitatis s. de herbis ac plantis ed. princ. 4. ohne Jahreszahl und Druckort wahrscheinlich bei Schöffer de Gernzheim in Mainz. Die folgenden, deren Herausgabe dem Cuba zugeschrieben werden, führen den Titel: Dat boek der eddelen stene unde der watere, der Mynschen ghenomet de ghenochlike gharde der Suntheyt. gr. 4. Lübeck. 1492.

Jo. de Ketham fasciculus Medicinae. Venet. 1491. fol.

Ueber die Geschichte der Lustseuche s. Astruc de morbis venereis L. VI ed. 2. Paris 1140. II. V. 4. Sanchez sur l'origine de la maladie venerienne suivie de l'examen historique sur l'apparition de la maladie venerienne en Europe et sur la nature de cette epidemie Leid. 1777. 8. Gruner morborum antiquitates: Vratisl. 1774. 8. Ej. morbi gallici origines Marranicae. Jena 1793. 4. Hensler Geschichte der Lustseuche. Altona 1783. 8. Derselbe Ueber den westind. Ursprung der Lustseuche. Hamburg 1789. 8. Sprengel pragmat. Gesch. II. Dess. Beitr. Car. Sam. Törnberg Diss. sist. sententiarum de vera morbi gallici origine Synopsin historicam. Jena 1807. 29 pagg. 8. Geschichte der vener. Krankheit überhaupt und ihrer Verbreitung im Elsafs, von Koch in Memoires de l' Institut national des sciences et arts. Tom. IV. Paris. an XI. Gust. Ad. Werner Diss. de origine et progressu luis venereae. Lips. 1819. 4.

M. Hundt anthropologium, de hominis dignitate natura et proprietatibus. 4. Lips. 1501. mit schlechten Holzschnitten s. J. Z. Platner de Magno Hundt tabularum anatomicarum, ut videtur auctore. Lips. 1734. 4.

Jahr n. Christi Geburt.	Für die Geschichte der A. W. wichtige Namen.	Wichtige Begebenheiten und Schicksale der Medicin.
Dec. 31.	Marcell Cumanus, Conr. Schellig, Wimpheling und Widmann, die ersten Schriftsteller über die Lustseuche.	Einzug Karl VIII. in Rom.
21. Febr.		Einzug Karl VIII. in Neapel.
1495.		Cordova landet in Messina um die Marranen in Neapel auszurotten.
Mai 14.		
	Constantin Lascaris stirbt.	Wilh. Koch wird Doctor der Facultät in Paris. — Deutscher Landfrieden.
October	Rud. Agricola stirbt.	Karl VIII. verläſst Italien.
1496	Seb. Brant.	Columbus kommt von der zweiten Reise zurück.
		Erstes Arret des französischen Parlaments zur Beschränkung des vener. Uebels, vom 6. März 1496. (s. Französ. Miscellen XIII. Bd. 3 St. Tübing. 1806.)
	Grünspeck.	
1497	Hieronymus Brunschwig, erster chirurgischer Schriftsteller in deutscher Sprache.	Auſser der Lustseuche und dem Scorbut, an dem die Mannschaft des Vasco de Gama litt, erschienen nm diese Zeit der Keichhusten, die epidemische Lungenentzündung, die ungarische Krankheit, die epidemische Kriebelkrankheit, epidemische Fleckfieber, häufige Pestepidemien u. a. entweder zum ersten male oder wenigstens häufiger als vorher.
	Philipp Melanchton geboren.	
	Conr. Gilinus.	
	Casp. Torella.	
	Montagnana der Jüngere.	
	Montetesauro.	
1498	Seb. Aquilanus, physikalischer und ärztlicher Schriftsteller.	
1498		Vasco de Gamas Schiffarth nach Ostindien.
		Sim. Pistori's und Mart. Pollichs in Leipzig Streitigkeiten wegen des Ursprungs der Lustseuche.
		Amer. Vespucci segelt nach Westindien.
1499	Marsilius Ficinus stirbt.	Auflösung des platonischen Vereins mit Ficin's Tode.
	Nizzoli gebohren.	Lustseuche in Ruſsland.
	Andr. Laguna gebohren.	Nufer's Kaiserschnitt an einer Lebenden.
	Cario gebohren.	
1500	Peter Pinctor.	
	Hoh. Haynpol (Cornarus).	
1501	Leonh. Fuchs und Hieron. Cardanus gebohren.	
1502	Benivieni berühmter Arzt zu Florenz stirbt.	Universität Wittenberg von Pollich gestiftet.
1503	Pabst Julius II.	
	Mich. Nostradamus gebohren.	
1504	Jac. Cataneus.	
	Jerem. Drivere u. Jac. Milich geb.	
1506	Gabr. Zerbi Professor in Padua.	Die Aerzte in Paris verbinden sich unter Helin mit den Barbirern gegen die Wundärzte.
	Joh. Gorraeus, Lev Lemnius.	Fleckfieber in Italien.

Merkwürdige Schriften.

Marcell. Cumani Obss. med. ed. Hieron. Welsch.
Conr. Schelling Consil. ad pustulas malas, morbum quem malum de Francia vulgus appellat. Heidelb. 4. s. a. (Spirae 1502.)
Joh. Widmann de pustulis, quae vulgato nomine dicuntur mal die Franzos Tübing. 1497. 4.
Seb. Brand Eulogium de scorra pestilentiali sive malo die Franzos. 1496.

Joh. Grünspeck Tr. de pestilentiali scorra s. malo die Franzos. 1496. 4. Venet. 1503. 4.
Dies ist das Buch der Chirurgie, Hantwirkung der Wundarznei von Hieron. Brunschwig. Strasb. 1497. fol.

Coradini Gilini opusc. de morbo gallico in Aloys. Luisini Aphrodisiaco. Venet. 1566. II. Vol.
Casp. Torella consilia contra pudendagram s. morbum gallicum. Rom. 1497. 4.
Montagnanae Consil. pro reverendissimo Episcopo Hungariae Vicerege morbo gallico laborante in Luisini's Sammlung.
Natalis Montesauri lib. de epidemia, quam vulgares mal Franzoso appellant. 1498.
Seb. Aquilani interpretatio et cura morbi gallici. 1498. Lion 1506. 4. etc.
Eine kritische Geschichte des Scorbuts liefert Jo. Lind on the scurvy Part. 1. cap. 1. Die ersten Schriftsteller über diese Krankheit sind: Echtius de scorbuto (1541 nach Haller) u. Bald. Ronsseus de magnis Hippocratis lienibus Pliniique stomacace s. de vulgo dicto Scorbuto, Antw. 1564. 8.
Die ältesten anatomischen Holzschnitte in einer Schrift mit ausgedrückter Jahreszahl: Philosophiae naturalis compendium, libris physicorum de generatione et corruptione atque de anima Aristotelis correspondens etc. Lipsiae 1499. In der Vorrede nennt sich der Verf. Joh. Peyligk. Am Schlusse eine Abh.: Compendiosa capitis physici declaratio: principalium h. c. membrorum figuras liquido ostendens, worin 11 anat. Holzschnitte. Die älteren Schriften mit nicht ausgedrückter Jahreszahl, und anat. Holzschnitten s. in Baldinger's Magaz. 3 Bd. S. 135 — 140. 20 Bd. S. 334 — 340.

Peter Pintor Aggregator sententiarum de curatione et praeservatione pestilentiae. Rom. 1499. fol.
Ej. de morbo fardo his temporibus affligente. Rom. 1500. 4.

Ant. Benivenii de abditis morborum caussis. L. Florent. 1507. 4.
Von der Universität Wittenberg: Chr. Wilh. Overkamp Narratio de consilio condendae universitatis studiorum Vitebergensis a dissidio duumvirorum medicorum vel profecto vel certe tamen adjuto. Greifsw. 1802. 8 B. 4.
Jac. Catanei Fr. de morbo gallico in Luisinis Sammlung.

Gabr. de Zerbi Liber Anathomiae corporis humani et singulorum membrorum illius. Venet. 1502. fol. Marpurg 1537. 4. 1545. 4. mit des Mundini Anat.

Jahr n. Christi Geburt.	Für die Geschichte d. A. W. wichtige Namen.	Wichtige Begebenheiten und Schicksale der Medicin.
	Achill. Gassarus gebohren.	
1506	Alex. Benedetti Prof. in Padua.	Universität Frankfurt a. d. O. durch Pistorius gestiftet.
	Jul. Alexandrinus v. Neustein geb.	
	Joh. Fernelius gebohren.	
1507	Wilh. Rondelet gebohren.	Zweite Epidemie der engl. Schweifssucht.
1509	Mich. Serveto gebohren.	
1510	Joh. Kaye (Cajus).	
	Ambr. Pare, Volcher Koyter, Bernh. Dessenius und Jos. Struthius gebohren.	Keichhusten in Frankreich.
1512	Marc. Ant. de la Torre Wiederhersteller der Anatomie, stirbt.	Ponce de Leon entdeckt Florida.
1513	Joh. Argentier und Wilhelm Arragos gebohren.	Oviedo wird Adelantado in Darien.
	Pabst Leo X.	
	Eucharius Röfslin in Frankfnrt.	
1514	Brissot zuerst Lehrer in Paris, nachher in Portugall.	Die Wundärzte zu Paris werden wieder für Scholastici erklärt und in die Facultät aufgenommen.
		Brissots neue Methode der Aderlässe. — Die ersten Vertheidiger der griechischen Methode des Brissot per Derivationem waren Villemore, Helin, Luceus aus Ebora, Matth. Curtius, Joh. Manardus, Leon Fuchs und Hier. Cardanus. Seine Gegner und Vertheidiger der Methode der Araber per revulsionem waren: Dionysius, Thurinus, Panizza, Caes. Optatus, Bened. Victorius, Mariano Sancto Barolitano, Dorat. Ant. ab Altomare, Nicol Monardes, Joh. Argentier, Horaz Augenius, Guintherus Andernacensis, Thom Erastus, Victor Trincavellus, J. B. Sylvaticus. — Gegner des Brissot ohne den Arabern anzuhängen, waren Jeremias Drivicre und Thadd. Dunus.
1515	Andr. Vesalius, Peter Ramus und Joh. Wyerus gebohren.	
1516	Franz I. König von Frankreich.	
	Konr. Gefsner gebohren.	

Merkwürdige Schriften.

Alex. Benedicti de omnium a vertice ad plantam morborum signis, causis, differentiis, indicationibus et remediis L. XXX. Ej. anat. s. historiae C. H. Lib. V. Venet. 1493. 8. ib. 1502. 4. Colon. 1527. 8. Opp. Venet. 1533. fol. Basil. 1549. fol.

Ueber den M. Ant. de la Torre s. Möhsen Beschr. einer Berl. Medaillensamml. Vol. I. p. 129. Ueber seinen Maler Leon. da Vinci s. Vasari vite de pittori Vol. II. p. 8. edit Rom. 1759. 4. Ueber die von beiden entworfenen anat. Tafeln deren sich einige in der Bibliothek des Königs von England befinden, s. Guil. Hunter two introductory Lectures. Lond. 1784. pag. 37.

Eucharius Röfslin (Rhodion) der schwangern Frawen und Hebammen Rosengarte. Worms 1513. Strasb. 1522. 4. Augsb. 1529. 4.

Petr. Brissot Apologia de incisione venae in pleuritide. Paris. 1525. ex edit. Ren. Moreau cum proprio ejusd. argumenti scripto et vita Brissoti. Paris. 1622. 8. Ueber den Streit, Brissots Methode des Aderlasses betreffend s. Maschke diss. qua historia litis de loco venaesectionis in pleuritide ventilatur. 8. Hal. 1793.

Matth. Curtius de venaesectione cum in aliis affectibus, tum vel maxime in pleuritide. Lugd. 1532. 4. — Thurini Opera. Rom. 1545. fol. L. Panizza de Venaesectione in Inflammationibus quibuscunque fluxione genitis. Venet. fol. 1544. Caes. Optatus de hectica febre. Basil. fol. 1536. Bened. Victorius de pleuritide lib. ad. Hippocratis et Galeni sensum. 4. 1536. Mariani Sancti Barolitani Comment. in Avicennam. Venet. 1543. 4. Dorat. Anton ab Altomare de medendis H. C. malis. Lugd. 1563. 8. Nicol. Monardes de vena secanda in pleuritide. 8. Antw. 1564. Hor. Augenius de ratione curandi per sanguinis missionem. Frkf. 1598. fol. Guinter Andernacensis. de Medicina veteri et nova comment. Basil. 1571. II. Vol. fol. Vict. Trincavelli de Venaesect. in Ejusd. Consil. med. fol. Basil. 1588. Thriverii Brachelii de missione sang. in pleuritide ac al. phegmonis tam externis quam internis omnibus, cum Brissoto et Fuchsio disceptatio. 4. Lovan, 1532. Thadd. Dunus nova constitutio artis revellendi. Basil. 1592. 8.

Vierte Periode.

Von der Reformation der Medicin durch Paracelsus bis auf Harveys grofse Entdeckung und Helmonts Reformation 1517 — 1628.

Jahr n. Christi Geburt.	Für die Geschichte der A. W. wichtige Namen.	Wichtige Begebenheiten und Schicksale der Medicin.
1517	Remb. Dodonaeus gebohren.	Luthers Reformation.
1518	Heinrich II. König von Navarra.	Englischer Schweifs.
		Innerer Gebrauch des Quecksilbers.
		Universität zu Alcala de Henares und zu Toledo.
1519	Kaiser Karl V.	Paracelsus bringt die wirksamen mineralischen Mittel in Ansehn, stellt sein auf Mysticismus und den gröbsten Aberglauben gegründetes System auf und greift das galenische mit Heftigkeit an, wodurch er indirekte zur Beförderung der Denkfreiheit und Aufklärung in der Medicin beiträgt.
	Andr. Caesalpini gebohren.	
	Crato von Kraftheim gebohren.	Erste Nachricht vom Guajak.
1520	Peter Brissot stirbt.	Erscheinung des Trippers als Zufall der Lustseuche.
1521	Reuchlin Vater der neuen Aufklärung stirbt.	Das zunehmende Studium der hippocratischen Schriften verdrängt die Methode der Araber und den scholastischen Unsinn aus den medicinischen Schulen.
1522	Pabst Adrian VI.	
	Peter Forest gebohren.	
1523	Ulrich von Hutten stirbt.	
	Gabr. Fallopia und Thom. Erastus gebohren.	
	Pabst Clemens VII.	Der Kalmars'che Verein.
	Gustav Wasa König von Schweden.	

Merkwürdige Schriften.

Georg Detharding de meritis Lutheri in artem medicam. Rostock. 1717.

Des Paracelsus Werke erschienen gesammelt von Johann Huser deutsch in zehn Bänden 4. Basil. 1589. 1590. lateinisch in zehn Bänden Frankf. 1603. 4. Als Commentar seiner Schriften dienen Mich. Toxitis onomasticum medicum et explicatio verborum Paracelsi. Argent. 1574. 8. Gerh. Dorn dictionarium Theophrasti Paracelsi. Frft. 1583. 8. s. Smetii miscellan. med. p. 683. Conring de hermetica medicina. Helmst. 1669. L. II. Petr. Severinus nova medicina Paracelsi P. I — IV. Basil. 1572. sq. etc. Ej. Idea Medicinae philosophicae. Erlang. 1616. 8. — Schilderung des Theophr. Paracelsus von Loos in der Zeitschrift: Studien herausgegeben von Creuzer und Daub. Erster Band. Frankf. 1805. — Ferner s. Erinnerung an die Naturphilosophie einiger Aerzte, Kabbalisten und Rosenkreuzer aus den vorigen Jahrhunderten im Neuen Museum der Philosophie und Literatur von Fr. Bouterweck. III. Bd. 1. H. Leipz. 1805.

Ulr. de Hutten de Guajaci medicina et morbo gallico liber. Mogunt. 1519. 4.

Jac. Burckard comment. de fatis ac meritis Hutteni. Wolfenb. 1717 — 1723. III. Voll. 8. Herder's Denkmal Ulrichs von Hutten in Göthens Schriften. Berol. 1779. 8. Vol. IV. p. 53. sq.

Jahr n. Christi Geburt.	Für die Geschichte der A. W. wichtige Namen.	Wichtige Begebenheiten und Schicksale der Medicin.
1524	Nikolaus Leonicenus Prof. zu Ferrara und Thom. Linaer, grofser englischer Gelehrter sterben.	Stöflers Prophezeihung einer allgemeinen Sündfluth.
1525	Alex. Achillini, Anatom, stirbt.	Oviedo schreibt seine Relacion sumaria.
		Erfindung der grofsen Geräthschaft beim Steinschnitt durch Jo. de Romani.
	Andr. Thurinus arger Polemiker.	Chinawurzel wird bekannt.
	Ulisses Aldrovandus gebohren.	
1526	Heinrich von Ranzau gebohren.	Paracelsus besteigt d. Lehrstuhl zu Basel.
1527	Ludwig Duret, Horazius Augenius und Moibanus gebohren.	Universität Marburg. Fleckfieber in Italien. Jason a Pratis Hebammenbuch.
1528	Anut. Foesius gebohren.	Venerische Seuche in Neapel. Englischer Schweifs in Holland und Deutschland.
1529	Laurent. Joubert gebohren.	Reichstag zu Speier.
1530	Hieron. Mercurialis und Joh. Schenck von Graffenberg geb.	Augsburger Confession. Sassaparille gebraucht.
1531	Henr. Brucaeus gebohren.	
1532	Wilhelm Koch (Copus), Uebersezzer, stirbt.	Karl Etienne (Stephanus) entdeckt zuerst Klappen an den Lebervenen.
	Martin Ruland gebohren.	Nicol. Massa entdeckt lymphatische Gefäfse an den Nieren, das septum scroti und die tubulos urinarios.
1533	Joh. Franz Pico von Mirandola stirbt.	Andr. Laguna kennt schon, obgleich dunkel, die Klappe des Grimmdarms.
	Theod. Zwinger gebohren. Balth. Brunner gebohren. Claude Dariot. gebohren.	Kaiser Carls V. peinliche Gerichtsordnung für das römische Reich und Ursprung der gerichtl. Arzneiwissenschaft.
	Dudith von Horekovicz gebohren.	Erster akademischer Garten zu Padua.
1534	Otto Brunfels aus Mainz.	Jac. Sylvius und Vesal entdecken Klappen in den Venen.
1535	Symphor. Champier Arabist.	Cartiers Beschreibung des Scorbuts. Bösartige Pleuresie in Venedig.
	Agrippa von Nettesheim Gelehrter aus Kölln und Euricius Cordus der erste medic. Professor zu Marburg sterben.	
1536	Erasmus von Rotterdam und Joh. Manardus sterben.	Universität zu Cusco in Peru. Universität zu Lausanne.
	Ingolstetter gebohren.	
1537	Lud. Vives spanischer Antischolastiker stirbt.	Rohe Pockenimpfung in Cephalonien.
	Jean de la Ruelle französischer Botaniker stirbt.	
	Hieron. Fabricius ab Acquapendente.	

Merkwürdige Schriften.

Nicol. Leonicenus de Plinii et plurium aliorum medicorum erroribus in medicina. Ferrar. 1509. Ej. de epidemia quam Itali morborum gallicum vocant, Galli vero Neapolit. Venet. 1497. Ej. de serpentibus. Bonon. 1518. 4.

Jason a Pratis de parienti et partu, obstetricibus, puerperis, nutricibusque utilissimus liber. Amst. 1657. 12.

Caroli Stephani de dissectione partium C. H. libri III. Paris. 1545. fol. c. tab.

Nic. Massa de morbo gallico Lib. Venet. 1563. 4. Jo. de febre pestilentiali, pestichiis, morbillis Venet. 1556. 4. Ej. introductorius anatomiae. Venet. 1559. 4. Ej. epistolae medicinales. Venet. 1558. II. Vol. 4.

Andr. Lagunae anatomica methodus. 8. Paris. 1535.

J. Fr. Malblanck Geschichte der peinlichen Gerichtsordnung Kaiser Karl des Fünften. Nürnberg. 1784. 4.

Jac. Sylvii Opera vita ejusdem praefixa edit. Renato Moreau. Genev. 1630. fol.

Vesalii de C. H. Fabrica libri VI. Basil. 1555. fol. Ej. Opera ed Boerhave et Albino, Lugd. B. 1725.

Otho Brunsfels Contrafayt Kreuterbuch vormals in deutscher Sprache dermafsen nie gesehen noch im Druck ausgegangen. Strasburg 1532. II. vol. fol. lateinisch. Argent. 1537. III. vol. fol. Ej. Catalogus illustrium medicorum s. de primis medicinae scriptoribus. Argent. 1530. 4.

Henr Cornel. Agrippae ab Nettesheim philosophia occulta lib. 12. Antwerp: 1531. 8. Colon. 1533. 8. Ej. de incertitudine et vanitate scientiar. Opp. Lugd. 1580. II. vol. 8.

Euricii Cordi Botanologicon s. colloquium de herbis. Colon. 1534. etc. Vita Euricii von Meibom in den Ausgaben der lat. Gedichte desselb. Helmst. 1614. und von Wigand Kahler. Rintel. 1744. 4.

Manardi Epistolae medicinales. Lutet. 1528. 8. cum al. Basil. 1540. fol.

Ruellii de natura stirpium libri III.

Jahr n. Christi. Geburt.	Für die Geschichte der A. W. wichtige Namen.	Wichtige Begebenheiten und Schicksale der Medicin.
	Henr. Smetius, Felix Plater, Joh. Posthius, Jac. Horst werden gebohren.	
1538	August Nifo astrologischer Arzt u. Aloys Mundelle aus Brescia sterben.	Es erscheint die (wahrscheinlich erste) Apothekertaxe.
	Jak. Grevin u. W. Ballonius geb.	
1539	Mariano Santo von Barletta beruhmter Steinoperateur stirbt.	Laur. Colot übt den Steinschnitt mit dem grand Appareil aus.
	Thom. Jordan gebohren.	
1540	Franz Giorgio stirbt. Peter Severin gebohren.	
1541	Phil. Paracelsus stirbt.	Amatus Lusitanus macht die Anwendung der Bougien bei Verengerungen der Harnröhre bekannt.
1543	Constant. Varoli gebohren.	
1544	Matth. Curtius stirbt.	Universität Königsberg. Botanischer Garten in Pisa.
1545	Jul. Casserius gebohren.	Wilhelm Vavasseur Leibchirurgus Franz I. bewirkt die völlige Trennnng d. Wundärzte von den Barbierern. — Das College des chirurgiens zu Paris erhält alle Vorrechte einer Universität. Epidemische Kopfentzundung in Frankreich.
1546	Tagliacozzi gebohren. Luther stirbt.	Joh. Phil. Ingrassias entdeckt den Steigbugel im Gehororgan.
1547		Joh. Bapt. Cannani entdeckt die Klappen in der ungepaarten Vene. Universität zu Rheims. — Schlacht bei Mühlberg.
1548	Konig Heinrich II. von Frankreich. Scipio Mercurius gebohren.	Universität Jena. Aranzi entdeckt die Muskeln des obern Augenliedes.
1549	Francis. Vallesius spanischer Arzt.	Matth. Cornax nimmt einen beruhmten Kaiserschnitt in Wien vor.
1550	Jac. Guillemeau gebohren. Casp. Bauhin gebohren. Aemilius Campolongus gebohren. Pabst Julius III. Jac. Berengarius Professor zu Pavia stirbt.	Universität zu Dillingen.
1551	Johann Bapt Montanus stirbt. Hercules Sassonia gebohren.	Epidemische Pleuresie in der Schweitz. Cieça de Leon schreibt seine Geschichte von Peru. — Fünfte Epidemie der Schweiſssucht in England.
1552		Eustachi läſst seine anat. Taf. verfertigen.

Merkwürdige Schriften.

Mundelli Dialogi medicinales. Ej. epistolae medicinales. Basil. 1543. 4.
Des Apotegkers Tax zu Lyndaw jnen von eynen Ersamen Rath daselbst geben. Ao. 1538.

Mariani Sancti Barolitani de lapide ex vesica per incisionem extrahenda. Venet. 1535.

Ueber die Geschichte der Bougies s. Haeger Dissert. de Cereolis. Hal. 1795. p. 9.
Musculorum humani corporis picturata dissectio per Bapt. Cannanum Ferrariensem Medicum ohne Jahrszahl und Druckort, soll nur dreimal existiren.

Joh. Phil. Ingrassias Profess. Neapolitan. in Galenum de ossibus Comm. Panormi. 1604. fol. Ej. informatione del pestifero morbo in Palermo nell anno 1575. Panormi. 1576. De tumorib. praeter naturam. Neap. 1553. fol.

Franc. Vallesii Controversiarum medicarum et philosophicarum libri X. Complut. 1556. al.

Jac. Berengarii a Carpi Commentaria supra anatomen Mundini. Bonon 1521. Isagoge in anat. C. H. Bonon 1523. 4. de fractura calvariae. Bonon 1518.
Joh. Bapt. Montani Consultatt. medicae de variorum morborum curationibus ed Cratonis Basil 1583. fol.

Jahr n. Christi Geburt.	Für die Geschichte der A. W. wichtige Namen.	Wichtige Begebenheiten und Schicksale der Medicin.
	Benedetti Vottori aus Faenza und Barth. Maggi berühmter Chirurg. aus Bologna sterben.	Anatomisches Theater in Pisa.
		Passauer Vertrag.
	Paul Sarpi u. Ludw. Settala geb.	
1553	Karl VII. Herzog von Savojen und	Lopez de Gomara giebt seine Chronik heraus.
		Serveto trägt schon den kleinen Kreislauf des Bluts durch die Lungen vor, und wird zu Geneve verbrannt.
	Hieron. Fracastori sterben.	
	Prosp. Alpin gebohren.	
1554	Jerem. Drivere und Johann Echt sterben.	Fallopia sieht die Klappe des Grimmdarms in Affen.
		Erster Gebrauch des Koffee's in Constantinopel.
	Hier. Bock (Tragus) und	
		Rueffs geburtshelferisches Werk erscheint.
1555	Jakob dü Bois (Sylvius) Prof. zu Paris.	Diaz de Ifla schreibt über die Bubas.
	Georg Agricola u. Ant. Musa Brasavola sterben.	Augsburger Religionsfriede. Conrad Gesner's chirurg. Sammlung.
	Henr. a Bra gebohren.	
1556	König Philipp II. von Spanien.	Sogenannte scorbutische Epidemie in Brabant, vielleicht die Kriebelkrankheit. —
	Archib. Piccolhuomini gebohren.	
	Kaiser Ferdinand I.	Anatomisches Theater in Montpellier.
1557	Peter de la Ramée (Ramus) heftiger Widersacher der Scholastiker.	Keichhusten in Frankreich und Deutschland.
		Berühmtes Fleckfieber in Poitou.
1558	Fernelius Leibarzt des Königs von Frankreich, Reformator in der Medicin,	Kaiser Karl V. stirbt. Königin Elisabeth von England gelangt zum Thron. Universität Jena.
	Cornarus Prof. zu Jena kritischer Uebersetzer griechischer Aerzte,	
	Gaurico Astronom und Semiotiker,	
	Jul. Caesar Scaliger Humanist,	
	Jason von Patris und	
	Peter Bairo Leibarzt der Herzöge von Savojen sterben.	

Merkwürdige Schriften.

Bened. Vettori Practica magna de morbis curandis ad tyrones. Venet. 1562. fol. — Ej. Consilia medicinalia ad varia morborum genera. Venet. 1551. 4. auct. ib. 1557. 8.
Barthol. Maggi de sclopetorum et bombardarum vulnerum curatione. Bonon. 1552. 4. auch in Gesner Collect. Scriptor Chirurgic. p. 243. sq.

Serveti Christianismi restitutio. Vienn. Allobrog 1553. 8. Ej. Syruporum ratio Paris. 1537. 8. Mosheim neue Nachrichten von Mich. Serveto. Helmst. 1750. 4.

Hieron. Fracastori Opera omnia philosophica et medica. Venet. 1555. 4. Lugd. 1591. II. Vol. 8. Genev. 1671. 8. Fr. Otto Menke de vita, moribus, scriptis meritisque in omne litterarum genus Hieronymi Fracastori. Lips. 1731. 4.
Fallopii Observationes anatomicae. Venet. 1561. 8. Ej. Expositiones in Galeni l. de ossibus. Venet. 1570. 8. Ej. Comment. in Hippocratem de capitis vulneribus ib. 1566. 4. Ej. de ulcerihus et tumorib. L. ib. eod. 4. Ej. de vulneribus ib. 1571. 4. Ej. de morbo gallico tract. Patav. 1564. 4. Opera Venet. 1606. fol.
Hier. Tragi newes Kreuterbuch. Strasburg 1546. fol. lat. 1552. 4. mit Gefsners Vorrede.
Jacob Rueff de conceptu et generatione hominis. Tigur. 1554. 4. Ein schön lustig Trostbüchlein von den Empfängnissen und Geburten der Menschen und ihren vielfältigen Zufällen, erst neuerlich zusammengeläsen durch Jac. Rueff. Zurch. 1553. 4. Später unter dem Titel: Hebammenbuch, daraus man alle Heimlichkeiten des weiblichen Geschlechts etc. Frankf. a. M. 1600. 4.
Conr. Gesner de Chirurgia scriptores optimi. Tiguri. 1555. fol.
Georgius Agricola de re metallica L. XII. Basil. 1546. fol. et al. verdeutscht durch Phil. Bechius Prof. zu Basel. Basel 1557. fol. Ej. de ortu et causis subterraneorum L. V. de natura eorum, quae effluunt ex terra L. IV. Bermannus s. de re metallica L. 1., de natura fossilium L. X. de veteribus et novis metallis L. II. kamen alle einzeln heraus. Basel 1657. fol. Ej. de mensuris et ponderibus Romanorum atque Graecorum L. V. de externis mensuris et ponderibus L. II. de precio metallorum et monetis. L. III. erschienen Basel 1550. fol.
Antonii Musae Brasavolae examen Medicamentorum simplicium. Rom. 1536. De medicamentis catharticis. Tigur 1555. 8. Examen omnium syruporum. Venet. 1545. Exam. omnium Loch. Venet. 1553. Exam. omnium Electuariorum Venet. 1548. omnium Catapotiorum Basil 1543. omnium Trochiscorum Venet. 1551. Ej. de morbo gallico in Luisini's Samml. v. Girol. Baruffaldi commentario all' inscrizione eretta in Ferrara a 1704. in memoria del famoso Ant. Musa Brasavoli. Ferrara 1704. 4.
Jo. Fernelii de naturali parte medicinae. L. VII. Paris. 1542. fol. Venet. 1555. 8. Ej. Universa Medicina, L. XXIII. studio Guil. Plantii Cenomani. Frft. 1574. II. Vol. 8. Ej. consiliorum medicinalium L. Paris. 1582. 8. Ej. de luis venereae curatione perfectissima L. Antwerp. 1579. 8. Opera ex edit. Plantii. Genev. 1679. fol. et al. Fernels Leben beschrieb Plantius in der Vorrede zu dieser Ausgabe und Goulin in Mem. litteraires pour servir a l'hist. de la Med. ann. 1775.
Baldinger Programmata III. vitam Cornari exhib. in Gruner selectus Dissertatt. Jenensium V. 1.

Lucas Gaurico super diebus decretoriis axiomata. fol. Rom. 1546.

Jason a Pratis de cerebri morbis. 8. Basil. 1549.
Bairo de medendis hum. corp. malis enchiridion, quod vulgo Veni mecum vocant. 8. Basil. 1560.

Jahr n. Christi Geburt.	Für die Geschichte der A. W. wichtige Namen.	Wichtige Begebenheiten und Schicksale der Medicin.
	Johann a Colle gebohren.	
1559	Oddus de Oddis stirbt.	
	Anton Herrera wird gebohren.	
1560	König Karl IX von Frankreich.	Peter Franco nimmt den Steinschnitt mit dem Haut appareil vor.
	Philipp Melanchton stirbt.	Posthius sieht in Montpellier Klappen in den Schenkelvenen und die Klappe im Grimmdarm.
	Juan Rodriguez de Castello Blanco (Amatus Lusitanus) stirbt.	Keichhusten in Zürch.
		Lommius schreibt seine wichtige semiotische Schriften.
	Johann Dryander Anatom stirbt.	
	Andr. Laguna stirbt.	
	Fabriz von Hilden und Franz Baco von Verulam gebohren.	
1561	Sanctorius Sanctorinus gebohren.	
1562	König Heinrich III. von Navarra.	Eustachi entdeckt den Hauptstamm der Milchgefäfse in einem Pferde.
	Jacques Houlier (Hollerius) vorzüglicher Hippokratiker und Moibanus, Bearbeiter des Dioscorides sterben.	Hugenottenkriege.
1563	Gabr. Fallopia Prof. zu Ferrara, Pisa und Padua,	Sal. Alberti sieht die Klappe des Grimmdarms.
	Victor Trincavella Prof. zu Padua und	
	Nicol. Rorarius einer von den Conciliatoren sterben.	
1564	Galileo Galilei und Peter Paaw gebohren.	Epidemische Lungen-Entzündung in der Schweiz.
	Karl Etienne.	
	Andr. Vesalius.	Universität zu Besancon.
	Nicol. Massa und	Weichselzopf in Deutschland bemerkt
	Mich. Angelo sterben.	(nach Herc. Saxonia und Schenk).
	Kaiser Maximilian II.	
1565	Donat. Anton von Altomari Leibarzt zu Neapel.	Gallensteine im Menschen beobachtet von Kentman s. Gesner de omni fossilium genere Tigur. 1565. 8.
	Joh. Lange Leibarzt des Kurfürsten von der Pfalz und	
	Conrad Gesner sterben.	
1566	Leon. Fuchs Prof. zu Tübingen,	Die ungarische Krankheit im kaiserlichen Lager in Ungarn.
	Wilhelm Rondelet Ichthyolog und	Universität Strasburg.

Merkwürdige Schriften.

Oddus de Oddis de pestis ac pestiferorum omnium affectuum natura, caussis etc. Venet 1570. 4.

Pierre Franco traité des hernies, de la pierre, de la cataracte des yeux et autres maladies. Lyon 1561. 8.

Amati Lusitani Curationes medicinales centur VII. Venet. 1566. 8.

Jodoci Lommii Observationum medicinalium libri III. Antwerp. 1560. al. Opera Amst. 1745. II. Voll. 12.

Jac. Hollerii Coaca praesagia magni Hippocratis. Ej. Comm. in Aphor. Hippocr. Ej. Opera practica c. Lud. Durcti enarrationibus Paris 1664. fol.

Trincavelli Opera omnia in tres tomos digesta. Venet. 1598. fol.

Nic. Rorarii Contradictiones dubia et paradoxa in libros Hippocratis, Celsi, Galeni, Aetii, Avicenne cum eorundem conciliationibus. Venet. 1572. 8.

Caroli Stephani de dissectione partium C. H. libri III. Paris 1545. fol. c. Tabb.

Jo. Lange Epistolae medicinales, Basil 1554. 4. Francof. 1589. 8. Hanov. 1605. fol.

Conr. Gesneri historia animalium L. V. ed princ. Basil 1551. V. voll. fol. Ej. icones animalium et nomenclator ed 2. Tigur 1560. fol. Ej catal. plantarum. Tig. 1542. 4. Ej. de herbis quae lunariae vocantur. Tig. 1555. 4. Ej. de rerum fossilium lapidum et gemmarum maxime figuris et similitudinibus. Tig. 1565. 8. Id. de lacte et operibus lactariis. Tig. 1541. 8. Ej. epistolae medicinales L. III. Tig. 1577. L. IV. Viteberg 1584. 4.

Leon Fuchs de historia stirpium commentarii insignes Basil. 1542. fol. Ej. paradoxorum medicinae L. III. Basil. 1555. fol. G. Hizler orat. de vita Leon. Fuchsii, Tübing. 1566. 4.

W. Rondelet de piscibus marinis lib. XVIII. Lugd. 1545.

Jahr n. Christi Geburt.	Für die Geschichte der A. W. wichtige Namen.	Wichtige Begebenheiten und Schicksale der Medicin.
	Mich. Nostradamus, Astrolog sterben.	Das Pariser Parlament verbietet den Gebrauch der Spiesglasmittel.
1567	Thom. Fyens gebohren.	Gesner's Gynaecia.
1568	Thom. Campanella und Joh. Hartmann gebohren.	Anlegung des botanischen Gartens in Bologna.
	Joh. Struthius und Levinus Lemnius sterben.	
1569	Guido Guidi Prof. zu Pisa stirbt.	
1570	Jac. Zwinger gebohren.	
	Grevin Arzt zu Paris stirbt.	Friede zu S. Germain en Laye.
1571	Joh. Keppler gebohren.	Cesalpini trägt den kleinen und (?) den grofsen Kreislauf vor.
	Kurfürst Johann Georg von Brandenburg.	
1572	Pabst Gregor XIII.	Pariser Bluthochzeit.
	Peter Ramus und Joh. Argentier Reformator in der Medicin sterben.	Pest in Pohlen, die der Mastication einer Todten zugeschrieben ward (Hercules Saxonia cap. XI.).
	Dan. Sennert, Casp. Hoffmann und Rudolph Goclenius gebohren.	
1573	Johann Cajus guter Uebersetzer u. Christoph de Vega Profess. zu Alcala sterben.	Heinrich v. Valois wird König v. Pohlen.
	Joachim Strüppe, wahrscheinlich der erste Schriftsteller über med. Polizei.	Ambr. Paré (de la generation de l'homme et maniere d'extraire les enfans. Paris. 1573.) verwirft den Kaiserschnitt bei Lebenden.
1574	Winter von Andernach Profess. zu Paris, um die Kenntnifs d. griech. Aerzte sehr verdient,	Sarpi und Fabricius von Aquapendente finden Klappen in den Venen.
	Bernhard Dessenius Cronenburgius aus Amsterdam heftiger Gegner des Paracelsus und Bartholom. Eustachi sterben.	J. B. Carcanus (anatomici libri duo. Ticini 1574. 12.) beschreibt schon den Ductus Botalli und das eirunde Loch im Herzen.
	Rob. Fludd gebohren.	
1575	Constantin Varoli Prof. zu Bologna stirbt.	Universität Leyden.
1576	Kaiser Rudolph II. und König Heinrich III. von Frankreich Regierungsantritt.	Pest zu Palermo. Universität zu Helmstädt.
	Hieron. Cardanus.	
	Volcher Koyter aus Gröningen und Jac. Gohory, (Leo Suavius) Prof. Mathes. zu Paris sterben.	Streitigkeiten der Pariser Aerzte über die spagyrische Medicin und die Antimonialmittel.

Merkwürdige Schriften.

Conr. Gesner Volumen Gynaeciorum ed. Casp. Wolf. Basil. 1566. 4.

Jos. Struthii libri V. de arte sphygmica seu pulsum doctrina supra MCC. annos perdita et desiderata. Basil. 1555.

Levini Lemnii Explicatio similitudinum, quae in bibliis ex herbis atque arboribus desumuntur. Antw. 1569. 8. etc.

Vidi Vidii opera omnia medica, chirurgica et anatomica. Francof. 1608. fol.

Grevin de venenis L. II. versio lat. Jeremiae Martii, Antwep. 1572. Ej. partium corporis humani tum simplicium tum compositarum brevis elucidatio Antw. 1572. fol.

Joh. Argenterii Opera, Venet. 1592. III. Vol. fol. ib. 1606. II. Vol. fol. Hanov. 1610. fol.

Christophori de Vega Opera. Lugdun. 1576. 1586. fol.

Jacob. Strüppe Nützliche Reformation zu guter Gesundheit und christlicher Ordnung, Frankfurt. 1573. 4.

Guintheri Andernacensis de veteri, et nova medicina L. Basil. 1571. II. Vol. fol. Ej. institutionum anatomicarum L. IV. Basil. 1536. 8. ex edit. Andr. Vesalii Patav. 1558. 8. v. L. Ant. Prosp. Herissant Eloge de Gouthier d'Andernac. Paris 1765. 12.

Bernh. Dessenii Defensio medicinae veteris et rationalis adversus Phaedronem et sectam Paracelsi Colon. 1573. 4.

Barthol. Eustachi Opuscula anatomica Venet. 1564. 4. Icones anatomicae ed. princ. c. praefat. et notis Lancisii Rom. 1714. fol. cum Explicatione Bern. Sigfr. Albini Lugd. Bat. 1761. fol.

Const. Varoli de nervis opticis epist. Patav. 1573. 8. Ej. anatomiae s. de resolutione corporis humani. L. IV. Patav. 1573. 8. Opera. Frcf. 1591. 8.

Ingrassias informazione del' pestifero e contagioso morbo, il quale affligga ed ha afflitto questa citta di Palermo negli anni 1575 e 1576. 4. Palermo 1576.

Hieron. Cardani Opera edit. C. Spon. Lugd. 1663. X Voll. fol.

Volch. Coiteri externarum et internarum H. C. partium tabulae, atque anatomicae exercitationes observationesque. Norimb. 1573. Ej. diversorum animalium sceletorum explicationes cum lectionibus Gabr. Fallopii de partibus similaribus hum. corporis Norimb. 1575. fol.

Leonis Suavii Compendium philosophiae et medicinae universae Theophrasti Paracelsi cum Vita Paracelsi, etc. Basil. 1568. 8.

Jahr n. Christi Geburt.	Für die Geschichte der A. W. wichtige Namen.	Wichtige Begebenheiten und Schicksale der Medicin.
1577	Joh. Bapt. von Helmont, Johann Riolan und Fortunatus Licetus gebohren.	Sonderbare venerische Krankheit zu Brünn in Mähren. Grofse Pest in der Lombardei.
	Joh. Gorraeus grofser Beförderer des Studiums der griech. Aerzte.	Anlegung des botan. Gartens in Leyden.
	Realdus Columbus Prof. zu Padua. Peter Andreas Matteolo Arzt des Erzherzog Ferdinand. Adam von Bodenstein Paracelsist und Achill. Gassarus Arzt zu Augsburg sterben.	Universität Tübingen.
1578	Adrian Spiegel geb.	
	Nicol. Monardes Arzt zu Sevilla u. Anton Mizauld Arzt zu Paris sterben.	Universität Altdorf.
	Wilhelm Harvey gebohren.	Bauhin sieht die Klappe des Grimmdarms.
	Franc de Arce (Arcaeus) spanischer Arzt stirbt.	Die pariser Wundärzte erhalten, gleich der Universität, ein Indult vom Pabste.
		Der Cortex Winteranus entdeckt.
1580		Keichhusten in Rom.
	Franz Valleriola Prof. zu Turin u. Joh. Phil. Ingrassias sicilian: Arzt, sterben.	Das lignum Sassafras wird bekannt.
	Marc. Aurel. Severinus und Claude Nicol. Fabre de Peiresc gebohren.	Universität zu Edimburg.
1581		Kriebelkrankheit im Lüneburgischen.
	Ellinger Vertheidiger der feinen Pulslehre.	Fr. Rousset (Tr. de l'hysteromokie ou enfantement cesarien. Paris 1581.) widerlegt Paré durch Mittheilung aller Fälle des glücklich gemachten Kaiserschnitts.
	Nicol. Piso Leibarzt des Herzogs von Lothringen und Leonh. Botalli Leibarzt Carl IX.	Botalli's Empfehlung des Blutlassens in allen Krankheiten.
1582	Laur. Joubert Prof. zu Montpellier und Thom. Erastus Prof. zu Basel, sterben.	Verbesserter gregorianischer Kalender.
1584	Simon Piétre, Feind der Antimonialmittel stirbt.	Joh. Theod. von Bergzabern (Tabernämontanus) liefert in seinem Arzneischatz die erste allgemeine Brunnenschrift.
	Salius Diversus Arzt zu Faenza.	
1585	Rembert Dodoens Prof. zu Leiden.	
	Crato von Krafthein kaiserl. Leibarzt. Thom. Jordan und Johannes Fyens Arzt zu Antwerpen sterben.	Universität zu Bamberg u. Franecker.

Merkwürdige Schriften.

Thomae Jordani Brunno Gallicas s. luis novae in Moravia exortae descriptio. Francof. 1580.
Jo. Gorraei definitionum medicarum L. XXIV. Paris. 1564. fol.

Realdi Columbi de re anatomica L. XV. Venet. 1559. ed. Francof. 1593. 8. mit Poscii Obs. anat.
Peter Andr. Matthioli Comm. in Dioscoridem s. oben. Ej. Opera ex edit. Casp. Bauhini Frcf. 1598.

Achill. Pirminii Gassari Aphorismorum Hippocratis methodus nova ed. Wolfii, Tigur. 1584. 4. Ej. Curatt. et Obs. med. ed. Velschio. Augsb. 1668. 4.

Monardes vena secanda s. oben. Ej. de ferro et ejus facultatibus, de nive et ejus commodis, und de simplicibus medicamentis ex India allatis in Clusii Exoticis aufgenommen.
Antonii Mizaldi Dendr-Anatome et Secreta hortorum Paris 1575. 8. etc.

Francisci Arcaei de febrium curandarum ratione et de recta vulnerum curandorum ratione. Antwerp. 1574. 8. Amstel. 1558. 12.

Francisci Valeriolae Loci medicinae communes III. libri etc. Venet. 1562. Enarrationum libri VI. responsionum I. Lugd. 1564. fol. Observationum medicinalium libri IV. Lugd. 1573. fol.

Andr. Ellinger Paraphrasis poetica Aphorismorum et Prognosticorum Hippocratis. Francof. 1579. 8.

Nicol. Piso de cognoscendis et curandis praecipue internis C. H. morbis libri III. Frcf. 1581. fol. ed. c. praefat. Boerhavii, Lugd. Bat. 1736 Vol. II. 4.
Leonh. Botalli de curatione per sanguinis missionem. Lugd. 1588. 8. Ej. de curandis sclopetorum vulneribus. ib. 1560. 8. Ej. Opera omnia c. animadv. ed Jo. van Horne L. B. 1660. 8.
Laur. Joberti Opera latina, Tom. I et II. Lion. 1582. Francof. 1599. fol.
Thom. Erasti Varia opuscula medica. Francof. 1790. fol. Ej. Dissertationes et Epistolae medicinales, Tigur 1595. 4.

Petri Salii Diversi de febre pestilentiali et curationes quorundam particularium morborum Bonon 1584. 4. Ej. Opuscula medica Amst. 1681. 8.
Remberti Dodonaei Stirpium historicae pemptades VI. Antw. 1616. fol. Ej. Observationes medicinales Colon. 1581. 8.
Joh. Cratonis a Kraftheim Consiliorum et Epistolarum medicinalium Libri VII. ed. Scholzio. Francof. 1671. 8.

Johannis Fieni Comm. de flatibus humanum corpus molestantibus Antwerp. 1582. 8.

Jahr n. Christi Geburt.	Für die Geschichte der A. W. wichtige Namen.	Wichtige Begebenheiten und Schicksale der Medicin.
1586	Nizzoli, Humanist.	
	Ludwig Duret, Leibarzt des Königs von Frankreich.	
	Jacob Aubert Arzt zu Lausanne sterben.	
1587		Fleckfieber in der Lombardei.
1588	Olaus Worm gebohren.	Kriebelkrankheit in Schlesien.
	Theodor Zwinger Prof. zu Basel.	
	Johann Wyer Leibarzt des Herzogs von Cleve.	
	Valentin Weigel Urheber einer schwärmerischen Secte.	
	Ludwig Lemosius Profess. in Salamanka und	
	Leonh. Fioravanti Chirurg zu Bologna sterben.	
1589	Capivacci Prof. zu Padua.	
	Jul. Caesar Aranzi Profess. zu Bologna.	
	Dudith von Horekovicz Polyhistor und	
	Melchior Wieland Prof. zu Padua sterben.	
	Peträi und	
	Lac. Riverius geboren.	
1590	Jul. Alexandrinus von Neustain kaiserlicher Leibarzt und	Regierungsantritt Heinrichs IV. in Frankreich.
	Ambrosius Paraeus Leibchirurg Karls IX. sterben.	
		Berühmtes Fleckfieber zu Trident.
		Kriebelkrankheit in Schlesien.
1591		Erster Gebrauch der Valeriana.
1593	Henr. Brucaeus Prof. zu Rostock stirbt.	Jul. Casserius Entdeckungen im Gehörorgan.
1594	Claude Dariot französischer Paracelsist und Astrolog stirbt.	Anatomisches Theater in Paris.
		Der goldne Zahn eines Knaben bei Schweidnitz.
1595	Anutius Foesius, der beste Commentator des Hippocrates, stirbt.	Cornel. Houtmann führt zuerst dis holländischen Schiffe nach Ostindien.
	Friedr. Spee geb.	Kriebelkrankheit in Hessen beschrieben von Greg. Horst.
1596	Renatus Cartesius gebohren.	
	Thurneyser zum Thurn Alchimist und Leibarzt des Kurfürsten von Brandenburg,	

Merkwürdige Schriften.

Ludov. Dureti Interpretationes et enarrationes in coacas praenotiones magni Hippocratis, Paris 1588. Ej. Comm. in Hippocratis Lib. de humoribus purgandis Paris 1631. 8.
Jacobi Alberti Σημειωτικη s. ratio dignoscendarum sedium male affectarum et affectionum Genev. 1586. 8.

Theod. Zwingeri Hippocratis Coi XXII. commentarii tabulis illustrati. Basil 1579. fol. Ej. Tabulae et Commentarii in artem medicinalem Galeni Basil 1561.
Joh. Wieri medicarum observationum liber Basil. 1567. 4. Ej. de praestigiis Daemonum et incantationibus ac veneficiis libri V. Basil. 1564. 8. Ej. Opera omnia Amstel. 1664. De scorbuto epistolae in Sennerts Tractat de Scorbuto aufgenommen.

Ludov. Lemosii Comm. in Galenum de facultatibus naturalibus. Salmanticae 1580. Ej. Com. in Libros XII Galeni de methodo medendi. ibid. 1582. Ej. de optima praedicendi ratione. Salmant. 1588. fol.
Leon. Fioravanti Tesoro della vita umana. Venet. 1570. 8. Ej. Chirurgia Venet. 1582. 8.

Hier. Capivacci Opera omnia quinque sectionibus comprehensa edit. a Joh. Hartm. Beyero. Francof. 1603.
Jul. Caes. Arantii de humano foetu liber. Rom 1564. 8. acc. Ej. observationes anatomicae Venet. 1587. 4. Opera omnia ed. Laur. Schulze. Basil. 1579.

Melch. Guilandini de stirpium aliquot nominibus vetustis ac novis epistola. Patav. 1558. 4. c. add. Gesneri. Basil. 1557. 4.

Jul. Alexandrini Annotationes in praecipua Scripta Galeni. Basil. 1581. fol. Ant. Argenterica pro Galeno. Venet. 1552. Ej. Ant-Argentericorum defensio adversus Galeni calumniatores. Venet. 1564. 4. Ej. de Sanitate tuenda Libri XXXIII. Colon. 1575. fol.
Ambr. Paraei Opera lat. per Jo. Guillemeau. Paris. 1582. fol.

v. Octaviani Roboreti de peticulari febre Tridenti a 1591 vagante, deque vesicatoriorum in ea potissimum usu. 4. Trident. 1592.
Julii Casserii Placentini de vocis anditusque organis historia anatomica. Ferrar. 1600. fol. Ej. Penthaesteseion h. e. de quinque sensibus Venet. 1609. Frft. fol.
Henrici Brucaei Propositiones de Scorbuto. Rost. 1589. Ej. Epistolae medicae Frft. 1611. 8.

Foesii Oeconomia librorum Hippocratis. Frft. 1588. fol.
Mart. Rulandi historia nova et inaudita de aureo dente pueri Silesii. Frft. 1595. 4.
De convulsione cereali epidemica, novo morbi genere, facultatis medicae marburgensis responsum: libellum primum rarum et argumento gravem recudi curavit, notulisque auxit D. Christ. Gottf. Gruner. 4. Jen. 1793.
Leon. Thurneysseri von kalten mineralischen und warmen Wasssern L. X. Frft. 1572. fol. Argent. 1612. fol. Id. von der Magia 1591. 4. Ej. Quinta Essentia höchste Subtilität der Medicina

Jahr n. Christi Geburt.	Für die Geschichte d. A. W. wichtige Namen.	Wichtige Begebenheiten und Schicksale der Medicin.
	Johann Bodin Vertheidiger der Daemonologie, Reinerus Solenander Leibarzt des Herzogs von Cleve und Leon. Rauwolf sterben.	
1597	Peter Forest holländischer Arzt und Posthius Leibarzt des Kurfürsten von der Pfalz sterben.	
1598	Athan. Kircher, Pet. Gassendi, Joh. Vesling, und Henr. Regius gebohren. Schenk von Graffenberg Arzt zu Freiburg im Breisgau. Alexander Massaria Prof. zu Padua. Ludwig de Mercado spanischer Arzt und Joach. Camerarius Arzt in Nürnberg sterben.	Die ungarische Krankheit Tschömör, von Cober zuerst beschrieben. Harvey geht nach Padua. Magnetkuren von Paracelsus und Weker. Edict von Nantes. Jac. Guillemeau (de la grossesse etc. Paris 1598) giebt einen Doppelhaken zur Perforation an.
1599	Tagliacozzi Prof. zu Bologna und Henr. von Ranzau sterben. Wern. Rolfink gebohren.	Der Weichselzopf in Pohlen als eine sehr gemeine Krankheit angesehen.
1600	Sal. Alberti Professor zu Nürnberg stirbt. Joh. Christ. Schröder gebohren.	Kolik von Poitou beschrieben von Citesius. Krystalline in der Lustseuche von Ebendemselben.
1601	Joh. Heurnius Professor zu Leiden stirbt. Vopisc. Fortun Plempius und Guy Patin gebohren.	
1602	Martin Ruland Leibarzt Kaiser Rudolfs II. Peter Severin Prof. zu Kopenhagen und Joh. Baptista Codronchi Arzt zu Imola sterben.	Holländisch ostindische Handlungs-Gesellschaft.
1603	Kenelm Digby und Sim. Pauli gebohren. Horaz Augenius Professor zu Padua und Andr. Caesalpini Prof. zu Pisa sterb.	Königin Elisabeth von England stirbt. Ihr Nachfolger Jacob I. — Fürst Cesi stiftet die Academie de' Lincei in Rom.

Merkwürdige Schriften.

und Alchimia. Monast. 1570. 4. etc. — v. Möhsen Beiträge zur Gesch. der Wissensch. in der Mark Brandenb. Berol. 1783. 4. Helvetischer Calender a. 1784. p. 67. sq.
Bodin de magorum daemonomania. Basil. 1581. 4.

Reineri Solenandri Consilior. medicinalium libri V. Frft. 1596. Hannov. 1609.

Leon. Rauwolf eigentliche Beschreibung der Raifs gegen Aufgang. etc. Laugingae 1583. IV Theile. 4. Rauwolfi flora orientalis ed. Gronovio Lugd. Bat. 1755. 8.
Foresti Observationum et curationum medicinalium ac chirurgicarum Libri 28. Francof. 1602. fol. opera omnia Frft. 1623. fol. Rothomag 1654. fol. Frft. 1660. fol. Ej. de urinarum incerto judicio Antw. 1583. 8. Lugd. Bat. 1589. 8.

Tob. Cober obs. castrensis med. Frcf. 1606. Helmst. 1685.
Gabelchover curatt. et observatt. med. Cent. V. 8. Tübing. 1629. Mart. Ruland de perniciossae luis ungaricae tecmarsi et curatione 8. Frft. 1600. Oberndorfer Bericht von der Natur und Ursache der ungarischen Krankheit 4. Frft. 1607. Jo. Jac. Federer brevis febris ungaricae curandae, cognoscendae et ab aliis febribus discernendae methodus. 8. Friburg 1624. Jo. Christ. Ayrer συζητησις medica de morbo ungarico. 4. Basil 1621.
Schenkii a Graffenberg Observationum medicarum rararum. Vol. Frft. 1600. ib. 1609. ib. 1665

Al. Massariae Opera. Lugdun 1634. 1654. 1671. fol.
Ludov. Mercati de febrium differentiis earumq. caussis, signis et medela. Granada 1583. 4. 1592. 4. Ej. opera ed. Hartmann Beyer. Francof. 1608. fol.

Casp. Taliacotii de Curtorum chirurgia per insitionem Libri II. Venet. 1597. fol.

Sal. Alberti Diss. de lachrymis in Haller collect. Dissertatt. anatom. Vol. 4. p. 53. Ej. Historia plerarumque C. H. partium. Viteb. 1601. 8.
Citesii de novo et populari apud Pictones dolore colico bilioso in Ej. Opusc. med. Paris 1639. 4.

Joh. Heurnii Opera Antw. 1608. 4. Lugd. Bat. fol.

Mart. Ruland Problemata physico medica. Frft. 1608. etc.

Petr. Severini Idea medicinae philosophicae fundamenta totius doctrinae Paracelsicae, Hippocraticae et Galenicae continens. Basil. 1551. etc.
Codrouchi de morbis, qui Imoli et alibi 1602 grassati sunt; acced. tract. de morbo novo sc. prolapsu mucronatae cartilaginis. Basil. 1683.

Hor. Augenius de curandi ratione per missionem sanguinis lib. XVII. Frft. 1598. fol. Ej. Opera omnia Venet. 1597. 1607. fol.
Andr. Caesalpini de plantis L. XVI. Florent. 1583. 4. Ej. de metallicis L. III. Rom. 1596. 4.

Jahr n. Christi Geburt.	Für die Geschichte der A. W. wichtige Namen.	Wichtige Begebenheiten und Schicksale der Medicin.
1604	Joh. Waläus und Georg Ent gebohren.	
	Balth. Brunner Arzt zu Halle und Aemil Campolongus Prof. zu Padua sterben.	
1605	Paul M. Slegel gebohren.	
	Ulysses Aldrovandi Prof. in Bologna. Jahann Riolan der Vater Prof. zu Paris und Roch. le Baillif de la Riviere, Paracelcist, sterben.	
1606	Herm. Conring gebohreu.	
	Hieron. Mercurialis Prof. in Padua stirbt.	Pulververschwörung in London.
1607	Herc. Sassonia Profess. zu Padua stirbt.	Universität zu Giefsen.
1608	Joh. Alf. Borelli und Evang. Toricelli gebohren.	Universität zu Pampelona.
	Louise Bourgeois königl. Hebamme zu Paris.	
1609	Isbr. Diemerbroek gebohren.	Die Niederländer werden für eine freie Nation erklärt.
	Jacob Duchesne (Quercetanus) königl. französis. Leibarzt, Andr. du Laurens Canzler zu Montpellier. Jac. Guillemau Prof. Chir. zu Paris und Charles l'Eclüse (Clusius) sterben.	
1610	Ludwig XIII. König von Frankreich.	Epidemie einer brandigen Bräune in Neapel.
	Thomas Wharton, Peter Michon und Bourdelot gebohren.	Bildung des Rosenkreuzerordens.
	Marsil Cagnati Prof. zu Rom.	
	Jac. Zwinger Prof. zu Basel und	

Merkwürdige Schriften.

Ej. Quaestionum peripateticarum L. V. Venet. 1571. 4. et Quaestionum medicarum lib. II. auctae Venet. 1593. Ej. Praxis universae artis medicae; auch unter dem Titel: Speculum artis medicae Hippocraticae. Rom. 1601. 8. Tarvisii 1606. 8. — Andr. Caesalpinus. De cujus viri ingenio, doctrina et virtute pauca delibat Carol. Fuchs. Marburg. 1798. 25 pagg. 4.

Balth. Brunner Consilia medica. Hal. 1617. 4. Ej. Tract de Scorbuto in Eugaleni lib. de Scorbuto. Ej. Bericht von der Pest. Leipz. 1581. 4.
Aemil. Compolongi Semiotice seu nova cognoscendi morbos methodus ed. Jessenio. Viteb. 1601. 8. Ej. method. medicinalis Frft. 1595. 8. Ej. de vermibus, de uteri affectibus etc.

Ulyss. Aldrovandi de quadrupedibus digitatis viviparis L. III. Bonon. 1637. fol. Id. de quadrupedib. solidipedib. ib. 1616. fol. Id. de quadrupedib. bisulcis 1613. fol. Ej. Ornithologia 1599. III. vol. fol. Ej. de quadrupedib. oviparis. Ej. histor. serpentum et draconum L. II. ib. 1640. fol. Ej. de piscib. L. V. et de cetis L. I. 1613. fol. de animalibus insectis L. VII. ib. 1602. Ej. de reliquis animalibus exsang. L. IV. ib. 1606. fol. Ej. Dendrologia naturalis L. II. ib. 1668. fol. Ej. Musaeum metallicum ib. 1648. fol.
Joh. Riolani Opp. omnia. Paris. 1610. fol.

Hier. Mercurialis Censura et dispositio operum Hippocratis. Venet. 1583. 4. Seine Ausgabe des Hippocrates erschien Venet. 1580. II. Vol. fol. Ej. de arte gymnastica lib. VI. Venet. 1565. 4.
Herc. Sassonia Tractatus triplex de febrium putridarum signis et symptomatibus, de pulsibus et de urinis. Frft. 1600. — de pulsibus Patav. 1603. Ej. opera practica. Patav. 1639. fol.

Observations sur la sterilité, perte de fruit, accouchemens; et maladies des femmes et enfans nouveaux nès par Louise Bourgeois Paris. 1608.

Jos. Quercetani Opera medica. Lugdun. 1602. 8. Lips. 1614. 8.

Andr. Laurentii Historia anatomica H. C. Paris. 1600. fol. Ej. Opera Frft. 1621. Tom. II. fol.

Guillemeau's Uebersetzung des Paraeus s. ob.

Caroli Clusii Exoticarum lib. X. Antwerp. 1605. Ej. historia rariorum per Hispaniam et Panoniam stirpium lib. VI. Antwerp. 1601. fol.

Von den Rosenkreuzern s. Buhle de vera origine adhuc latente ordinis fratrum de rosea cruce, inprimis vero ordinis Francomurariorum in Göttinger Anz. 1803.

Mars. Cagnati Observationum rariorum lib. II. Rom 1581. ib. lib. IV. 1587. — Ej. Opuscula varia. Rom. 1603. 4.
Jac. Zwinger Principiorum chimicorum examen ad generalem Hippocratis et Galeni consensum institutum. Basil. 1606. 4.

Jahr n. Christi Geburt.	Für die Geschichte der A. W. wichtige Namen.	Wichtige Begebenheiten und Schicksale der Medicin.
	Wilhelm Arragos französ. Paracelsist sterben.	
1611		Regierungsantritt Gustav Adolphs in Schweden.
1612	Ant. Deusing gebohren.	Universität zu Gröningen.
1613	Claude Perault und Seb. Wirdig gebohren.	Die Rhachitis in England.
	Paul Sarpi in Rom und	
	Joh. Bauhin herzogl. würtemb. Leibarzt sterben.	
1614	Franc Sylvius.	
	Nath. Highmore und	
	Konr. Victor Schneider gebohren.	
	Henr. Smetius Profess. zu Heidelberg und	
	Felix Plater Professor zu Basel sterben.	
1615	Joh. Bonet gebohren.	Streit des Goclenius mit Roberti über die Waffensalbe.
	Scipio Mercurii Arzt zu Rom und	
	Joh. Bapt. Porta Magiker zu Neapel sterben.	Zaar Michael Feodorowitsch stellt zuerst eigne Feldärzte in Rufsland an.
1616	Jul. Casserius stirbt.	Richelieu wird französ. Staatssekretair.
	Thom. Bartholinus gebohren.	Erste Medicinalordnung Hessens, von Landgraf Moritz selbst entworfen (und 1750 wieder aufgelegt).
	Prosp. Alpini Prof. zu Padua und	
	Ant. Libavius, Paracelsist, sterben.	
		Hebammenbücher der Louise Bourgeois (genannt Bourcier) Hebamme der Gemahlin Heinrich IV.
1617	Peter Paaw Prof. zu Leiden stirbt.	
1618		Anfang des 30jährigen Krieges.
		Keppler entdeckt die Gesetze der Planetenbewegung.
1619	Walth. Charleton gebohren.	Dortrechter Synode. — Harvey fängt an den grofsen Kreislauf zu lehren.
	Julian Guidi.	
	Fabricius ab Aquapendente Prof. zu Padua.	
	Ingolstetter, Arzt zu Amberg und	Regierungsantritt Kaiser Ferdinand II.
	Severin Pineau, ber. französ. Lithothomist sterben.	Marcus Cornachin macht das, von Rob. Dudley ihm gelehrte Mittel, Cerberus triplex, bekannt.
1620	Joh. Jac. Wepfer und	Erster Religionskrieg in Frankreich. —
	Theoph. Bonet gebohren.	Corn. Drebbel und Zach. Jansen verfertigen die ersten zusammengesetzten
	Henr. Petraeus Prof. zu Marburg stirbt.	Mikroscope. — Einrichtung der Apothekerbehörde in Rufsland.
1621	Joh. van Hoorne gebohren.	Brandbräune von Sgambati beschrieben.

Merkwürdige Schriften.

Griselini memorie anecdote, spettanti alla virtu ed agli studii del summo filosofo F. Paoli Sarpi. Laus. 1760. 8.
Joh. Bauhini Historia plantarum op. posth. ed Chabreus. Ebrodun 1650. III. vol. fol. etc.

Smetii Miscellanea medica L. XII. Frft. 1611. 8.

Fel. Plater Observationum in hominis affectibus L. III. Basil. 1614. 8. 1691. 8. Praxis medica Tomi III. Basil. 1602. ib. 1656.

La commare o raccoglitrice del Scipion Mercurio — Deutsch von G. Welsch. Wittenb. 1671.
Jo. Bapt. Porta Magia naturalis libri IV. Antw. 1560. 8. de humana physiognomia libri IV. Viciaquens. 1586. fol.
Prosp. Alpini de praesagienda vita et morte aegrotantium libri VII. Patav. 1601. 4. c. praef. Boerhavii et Gaubii Lugd. 1735. 4. Ej. de medicina methodica libri XIII. Patav. 1611. fol. Ej. Historia naturalis Aegyptiorum lib. IV. Lugd. Batav. 1735. 4.

Andr. Libavii Opera chimica VII. vol. fol. Frft. 1606.
Instructions à ma fille par Louise Bourgeois. Paris 1616. Observations sur la sterilité, perte de fruits, fecondité, accouchemens et maladies des femmes et enfans nouveaux nès. à Paris 1644.

Petri Pavii Primitiae anat. de H. C. ossibus L. B. 1615. Ej. Hort. publ. Acad. L. Batavae. L. B. 1629. 8. — de peste, de valvula intest, obs. anat. select. u. s. w.

Hier. Fabricii ab Aquapendente Opera omnia anatomica et physiologica edit. Joh. Bohnii Lips. 1687. ed Albin Lugd. Bat. 1738. fol. Ej. Opp. chirurgica Venet. 1619. fol. Lugd. Bat. 1723. fol.
M. Cornachini Methodus, qua omnes h. c. affectiones ab humoribus copia aut qualitate peccantibus genitae tuto, cito et jucunde curantur. Florenz. 1619. 4.
Pineau Opusculum physiol. tractans analytice notas integritatis et corruptionis virginum etc. Paris 1597. 8.

Henr. Petraei Nosologia harmonica dogmatica et hermetica. Marpurg 1614. 4. Tom. II. ibid. 1616. 4. Ej. Agonismata medica marpurgensia dogmatica juxta et hermetica ib. 1618. 4.
J. Andr. Sgambati de pestilenti faucium adfectu Neapoli saeviente opusculum. Neapol. 1620. 4.

Jahr n. Christi Geburt.	Für die Geschichte der A. W. wichtige Namen.	Wichtige Begebenheiten und Schicksale der Medicin.
	Joh. Bapt. Sylvaticus Prof. zu Paris und Rud. Goclenius Prof. zu Marburg.	Regierungsantritt König Philipp IV. von Spanien. Universität zu Rinteln.
1622	Thom. Willis. Franz Bayle und Moritz Hoffmann gebohren. Rod. Fonseca Professor zu Padua stirbt.	Kasp. Aselli entdeckt die Milchgefäſse.
1623		Universität zu Salzburg.
1624	Caspar Bauhin Professor zu Basel stirbt. Jacob Böhm stirbt. Thom. Sydenham gebohren.	Joh. Faber widerlegt den Uebergang der Luft ins Herz.
1625	Anton Herrera stirbt. Karl I. König von England. Adrian Spiegel Professor zu Padua stirbt.	Christ. Scheiner entdeckt die wahre Verrichtung der Netzhaut.
1626	Rob. Boyles, Franz Redi, Ol. Borrich und Domin. de Marchettis gebohren. Kasp. Aselli Prof. zu Pavia und Franz Baco von Verulam Kanzler von England sterben.	Der wahre Aussatz verschwindet allmählig aus den Abendländern, nachdem die Aerzte Juste Laigneau und David auf Befehl Ludwigs XIII. die Aussatzhäuser untersuchen, und man wahre u. künstliche Lepra unterscheiden lernt.
1627	Sachs von Lewenheimb gebohren.	Kasp. Aselli's Beschreib. der vasa lactea.

Merkwürdige Schriften.

Jo. Bapt. Sylvatici Controversiae medicae Fcf. 1601. fol. Ej. de secanda in putridis febribus salvatella. Mediol. 1584. Ej. de materia turgente et anevrysmate. Vicent. 1595. 4. m. a.
Rudolphi Goclenii Loimographia Frft. 1613. 8. Ej. De Sanorum Diaeta ib. 1621. de magnetica curatione vulnerum ib. 1613. 12.

Rod. a Fonseca de venenis eorumque curatione Rom. 1587. 8. Ej. de tuenda valetudine. Florent 1602. 4. Ej. de calculorum remediis Rom 1586. 2. Ej. Consultationes medicae. Die beste Ausgabe Venet. 1628. fol.

Casp. Bauhini Phytopinax Basil. 1596. 4. Ej. Pinax theatri botanici. Opus XI. annorum Basil 1623. 4. Ej. Theatri botanici P. I. ib. 1658. fol. Ej. Catal. plantar. circa Basileam sponte nascentium ib. 1622. 8. Ej. Institt. anatom. Bern. 1604. 8. Ej. Theatrum anatomicum. Frankft. 1605. 8.
Jacob Böhm, ein biographischer Versuch. Pirna. 1801. 254 S. 8. Eine Biographie J. Böhm's im ersten Stücke der Zeitschrift: Der Biograph. Halle. 1802.

Adr. Spigelii Opera omnia ed. J. A. v. d. Linden. Amst. 1645. fol. II. Tom.

Casp. Asellii de lactibus s. lacteis venis Dissertat. opus posth. Mediol. 1627. 4.
Francisci Baconis a Verulamio sylva sylvarum s. historia naturalis centur X. Lond. 1738. fol. Ej. de augmentis scientiarum L. B. 1652. Ej. historia vitae et mortis. Ej. Opera omnia ed. Th. Birch. Lond. 1740. IV. Vol. fol.

Fünfte Periode.

Von Harvey's wichtiger Entdeckung bis auf die neusten Zeiten.

Jahr n. Christi Geburt.	Für die Geschichte der A. W. wichtige Namen.	Wichtige Begebenheiten und Schicksale der Medicin.
1628	Marc. Malpighi gebohren.	Wilh. Harvey's exerc. de motu cordis erscheint.
		Joh. a Colle beschreibt die Methode der Infusion.
1629	Karl Barbeyrac gebohren.	Joh. Jac. Mentel, Prof. in Paris sieht den gemeinschaftlichen Stamm der Saugadern.
	Casp. Bartholin Prof. zu Kopenhagen stirbt.	
1630		Die harveyische Lehre vom Kreislauf des Bluts wird von Werner Rolfink zuerst vertheidigt. Primirose schreibt gegen Harvey.
	Ol. Rudbeck gebohren.	Rosenkreuzer.
	Joh. Kepler berühmter Mathematiker und	Das Colleginm Rosianum in Frankreich.
	Fortunatus Fidelis sicilianischer Arzt sterben.	Erste Erwähnung der Rickets in den englischen Sterbelisten.
1631	Thomas Fyens Prof. zu Löwen.	Pest in Florenz, durch die trefflichen Anstalten Herzogs Ferdinand III. beschränkt und schnell gehoben.
	Joh. a Colle Prof. zu Padua und Joh. Hartmann der erste Prof. Chemiae, in Marburg, sterben.	-
1632	Ant. van Leeuwenhoek gebohren. Joh. Locke gebohren.	Gustav Adolph bleibt bei Lützen. Ihm folgt Königin Christine.
	Franc. Sanches Prof. zu Toulouse stirbt.	
1633	Bern. Ramazzini, Karl Drelincourt und	Der Gebrauch der Serpentaria wird bekannt.

Merkwürdige Schriften.

Guil. Harvaei Exercitatio anatomica de motu cordis et sanguinis circulatione in animalibus. Frft. 1623. 4. — Spätere Ausgaben erschienen in London, Leyden u. s. w. s. auch die historisch-physiologischen Untersuchungen über den Blutumlauf von Chr. Fr. Harlefs in Dessen Jahrb. der teutschen Med. und Chir. VII. Bd. 2. St. Elberfeld. 1825.

Joh. v. Colle Method. parandi medicamenta jucunda. Patav. 1628. cap. 7. pag. 170.

Casp. Bartholini Controversiae anatt. Goslar 1631. 8. Ej. Institt. anat. Viteb. 1611.

Guern. Rolfink dissertatt. anatom. Norimb. 1666. 4.

Jac. Primirosii exercitationes et animadversiones in librum Harvei de motu cordis et circulatione sanguinis. Lond. 4.

Fortunati Fidelis de relationibus medicorum libri IV. Panorm. 1598. ed Amman. Lips. 1674.

v. Arcana naturae totius secretissima a Collegio Rosiano in lucem prodeunt cura Petri Morn Lugd. Bat. 1630. 24.

Thom. Fieni de Cauteriis lib. V. Lovan 1598. 8. de formatione foetus ubi ostenditur animum rationalem tertio die infundi. Lovan 1598. 8. Semiotice s. de signis medicis Lugd. 1664. Ej. libri chirurgici ed Herm. Conring Frft. 1649. 4.

Joh. Hartmanni Opera omnia medica chymica ed. Conr. Johrenio Frft. 1690. fol.

Francisci Sanches Opera medica. Tolos. 1636. 4.

Jahr n. Christi Geburt.	Für die Geschichte der A. W. wichtige Namen.	Wichtige Begebenheiten und Schicksale der Medicin.
	Gabr. Claudes gebohren. Ludw. Settala Protophysicus in Mayland stirbt. Carl Piso der Sohn, Arzt zu Paris, stirbt.	
1634	Henricus Reinerus der erste Apostel der cartesischen Philosophie in Utrecht. Denys Dodart und Joh. Dan. Major gebohren. Wilhelm Fabri aus Hilden Arzt zu Bern.	
1635	Rob. Hook und Karl Musitanus gebohren. Friedr. Spee stirbt.	Des Sanctori merkwürdige Versuche über die Perspiration.
1636	Henr. Meibomius gebohren. Sanctorius Sanctorius Prof. zu Padua stirbt.	
1637	Joh. Swammerdamm und Alex. Maurocordatus gebohren. Claud. Nicol. Fabr. de Peiresc, Senator zu Aix. Daniel Sennert, Prof. zu Wittenberg der erste Conciliator. Angelus Sala, Paracelsist und Rob Fludd, das Orakel der Rosenkreuzer, stirbt.	Cartesius vertheidigt den Kreislauf des Bluts.
1638	Friedr. Ruysch, Nic. Malelebranche, Nic. Stenonis und Joh. Dolaeus gebohren.	Schottischer Covenant u. innerliche Kriege in Grofsbritannien.
1639	Thom. Campanella Erz-Schwärmer stirbt.	
1640	Friedr. Wilh. Kurfürst von Brandenburg. — Joh. Bohn und Luc. Tozzi gebohren. Peter Kirsten in Breslau stirbt.	Franz Sylvius zeigt den wahren Lauf der Milchgefäfse. Universität zu Aboe. Die Chinarinde wird in Europa bekannt. — Aug. ab Hortis bereitet das Krumbholzöl (Bals. polychrestus) aus Pinus Cembra.
1641	Galilei berühmter Physiker stirbt. Raim Vieussens, Regner de Graaf nnd Joh. Hier. Sbaraglio gebohren.	Moritz Hoffmann Prof. zu Padua und Joh. Georg Wirsung, sein Schüler finden zu Padua den ductus pancreaticus.
1642	Isaac Newton, R. Tabor und Wilh. Briggs gebohren. Kardinal Richelieu stirbt.	Die Infusion wird in der Lausitz angestellt.

Merkwürdige Schriften.

Ludov. Septalii animadversionum et cautionum medicarum lib. VII. Mediol. 1614. 8. u. s. w.

Caroli Pisonis selectae observationes de praetervisis hactenus morbis a serosa colluvie ortis. Pont a Mousson 1618. 4. cum praef. Boerhavii. Lugd. Bat. 1714. 4.

Fabricii Hildani Observationum et curationum chirurgicarum Centuriae VI. Deutsch von F. A. Weiz. Leipzig 1794. Opera omnia Frft. 1646. fol.

Spee cautio criminalis de processibus contra sagas 4. Rintel. 1631.

Sanctorii Sanctorii Ars de medicina statica. Venet. 1614. 12. Ej. de methodo vitandorum errorum omnium, qui in arte medica contingunt Libri XV. Venet. 1603. Ej. Opera omnia. Vol. IV. Venet. 1660.

v. Gassendi vita Peirescii.

Sennerti Opera Lugd. Bat. 1676. Vol. fol.

Angeli Salae Opera medico-chimica. Frft. 1640. 4.
Rob. Fludd Medicina catholica Vol. I. Frft. 1629. Vol. II. ib. 1631 fol.

Peter Kirsten tr. de vero usu et abusu Medicinae, Berl. 1610. 8.
Avicennae liber secundus Canonis arabice cum versione latina et notis ed P. Kirsten. Fcft. 1610. fol.

Jahr n. Christi Geburt.	Für die Geschichte der A. W. wichtige Namen.	Wichtige Begebenheiten und Schicksale der Medicin.
1642	Kasp. Hoffmann Profess. zu Altorf stirbt.	
1643	Lor. Bellini gebohren. Joh. Wirsung stirbt.	Regierung Ludwigs XIV. und seines Premierministers Mazarin.
1644	Joh. Bapt. von Helmont stirbt. Mich. Ettmüller, Joh. Jak. Waldschmidt und Noel Falconet gebohren.	Caelius Folius entdeckt einige Theile des Gehörorgans. — Toricelli erfindet das Thermometer.
1645	Joh. Majow und C. G. Wedel gebohren. Joh. Schulze (Scultetus) Arzt zu Ulm stirbt.	Joh. Riolans Streit mit Harvey. Henr. Regius widerruft die vorher angenommenen Grundsätze des Cartesius. — Stiftung der königl. Gesellschaft der Wissenschaften durch Theodor Haak aus der Pfalz.
1646	G. W. von Leibnitz und Joh. Nicol. Pechlin gebohren.	Nic. Stenson beschreibt die Structur der Ovarien richtiger.
1647	Kornelius von Bontekoe gebohren. J. Spon gebohren. Evang. Torricelli und Caesar Magatus Prof. zu Ferrara sterben.	Pecquet entdeckt den Sammelplatz des Chylus und den Brustkanal.
1648	Joh. Guich. du Verney Phil. Verheyen und Phil. Jac. Hartmann gebohren. Wilhelm Piso Arzt zu Leyden stirbt.	Westphälischer Friede. Frieselausschlag zuerst beschrieben von Neucranz.
1649	Gottfr. Bidloo, Joh. Floyer, G. C. Schellhammer und Dan. Duncan gebohren. Joh. Wesling Arzt zu Minden und Joh. Walaeus Profess. zu Leyden sterben.	Enthauptung Königs Karl I. von England. Einführung der Chinarinde in Europa durch die Jesuiten.
1650	Fab. Columna Botaniker zu Neapel und René de Cartes sterben.	Das cartesianische System voll phantastischer Hypothesen wird fast allgemein angenommen. Ol. Rudbeck entdeckt die Saugadern. Frieselfieber in Leipzig. Descartes Corpuscularphilosophie.
1651	F. Kämpfer gebohren.	Harvey's wichtige Entdeckungen über Zeugung, Schwangerschaft und Geburt.

Merkwürdige Schriften.

Casp Hoffmanni variarum lectionum Libri VI. Lips. 1619. 8. Ej. commentarius in Galenum de usu partium. Frft. 1630. — 26 Bände eines Mspts. von Casp. Hoffmann über den Galen sind verlohren gegangen. v. Baier vitae Professorum medicinae Altorfiensium pag. 36. Gruner Progr. Natales et vita Casp. Hofmanni. Jena. 1780. 18 S. 4.

Joh. Baptistae Helmontii Opera omnia edidit filius Franc. Merc. ab Helmont. Amst. 1648. 4. Frft. 1682. II. Vol. 4. al. Ueber Helmont und sein System: F. O. Grembs Arbor integra et ruinosa hominis. Monach. 1657. 4. — Johannes Baptista van Helmont. Von J. J. Loos. Heidelberg. 1807: 79 S. 8.

Joh. Sculteti Armamentarium chirurgicum. Ulm 1655. fol. u. s. w. Die beste Ausgabe ist Amsterdam 1771. 8. cum obss. Lamzwerdenii Verduyni aliorumque.

Pecquetti Experimenta nova anatomica, quibus incognitum chyli receptaculum et ab eo per thoracem in ramos usque subclavios vasa lactea deteguntur acc. Diss. de circulatione sanguinis et chyli motu. Paris. 1651. 4.

Caes. Magati de rara medicatione vulnerum. L. II. Venet. 1616. fol. Desselben (unter dem angenommenen Namen seines Bruders Jo. Baptista Magati) defensio rarae medicationis contra Sennertum. Bonon. 1637. 4. Beides zusammen Norimb. 1733. II. Vol. 4.

Pauli Neucranz de purpura liber singularis Lübeck 1648. 4.

Guilielmi Pisonis historiae naturalis Brasiliae L. IV. Amst. 1648. fol. u. d. Tit. Guil. Pisonis de utriusque Indiae historia naturali et medica Amst. 1658. fol. — zugleich mit beiden Editionen Georg Marcgraf historiae naturalis Brasil L. IV. und mit der letztern Ausg. Jac. Bontii de medicina Indorum Lib.

Joh. Veslingii Syntagma anat. Patav. 1641. 4. c. notis Blasii Amst. 1616. 4. Ej. obss. anatt. 1664. Ej. de plantis Aegypti. Patav. 1638. 4. Ej Opobalsami veteribus cogniti vindiciae. Pat. 1644.

Jo. Wasaei Epistolae duae de motu chyli et sanguinis ad Th. Bartholinum bei dessen Ausgabe der institt anat. Casparis Bauhini. Lugd. 1641.

Fab. Columna Phytobasanos. Neap. 1592. 4. ed. Planci. Flor. 1744. 4. Ecphrasis stirpium. Rom. 1616. II. Voll. 4.

Renati Cartesii Opera. 1692 — 1701. IX, Voll. 4. Ant. Mohrmann (K. Sprengel) de Cartesianae Philosophiae efficacia in mutanda artis medicae indole. Halae. 1797. 8.

Guil. Harvei Exercitationes de generatione animalium, quibus accedunt quaedam de partu, de membranis ac humoribus uteri et de Conceptione. Lond. 1651. 4.

Jahr n. Christi Geburt.	Für die Geschichte der A. W. wichtige Namen.	Wichtige Begebenheiten und Schicksale der Medicin.
1652	Wilh. Homberg, Joh. Munniks, Nic. de Blegny und Aug. Quirin Rivinus gebohren.	Bourdelot stiftet die cartesische Akademie. Ol. Rudbeck demonstrirt die Saugadern öffentlich zuerst. Hierauf beschreibt sie Bartholin. Vopisc. Fort. Plempius bekennt sich zu Harwey's Lehre. — Georg Jolyff zeigt dem Franz Glisson die Saugadern.
	Franz Citois (Citesius) aus Poitou stirbt.	Stiftung der Akademie der Naturforscher durch Joh. Lor. Bausch.
1653	Joh. Conr. Brunner und Pet. Silvan Regis gebohren.	Streit zwischen Thom. Bartholinus und Ol. Rudbeck über die Entdeckung der Saugadern.
	Pet. Gassendi und Gabr. Naudé Professoren zu Paris sterben.	
1654	Joh. Mar. Lancisi und Caspar Bartholin gebohren.	Königin Christine legt die Krone von Schweden nieder. Henshaw u. Bathurst entdecken den Sauerstoff.
	Ol. Worm Profess. zu Kopenhagen stirbt. Oliv. Cromwell Protector von England.	Einführung der Chinarinde in England. — Streit über die China in Belgien. — Pest in Moskau von 1654 — 1665. — Einführung der Quarantaine und strenger Sicherungsanstalten daselbst.
1655	Christ. Thomasius, Domin. Guilielmini und Christ. Joh. Lange gebohren.	Universität zu Haarderwyk. Universität zu Duisburg. Walth. Needham entdeckt den Ausführungsgang der Parotiden.
	Laz. Riverius Profess. zu Montpellier. Joh. Heinrich Meibom Profess. zu Helmstädt und Christoph Bennet Arzt zu London sterben.	Frieselepidemie unter den Wöchnerinnen zu Leipzig. Die sylvius-bontekoische Theorie vom Sitz der Krankheitsursachen im Blute von vielen Aerzten angenommen.
1656	Nic. Hartsoeker gebohren.	
	Fortunius Licetus Prof. zu Padua. Marcus Aurelius Severinus Profess. zu Neapel und Renatus Moreau von Montrail Bellay (Moraeus) Profess. zu Paris sterben.	Thom. Whartons Adenographie u. Beobachtungen über den schwangern Uterus. Verwüstende Pest in Neapel.

Merkwürdige Schriften.

Ol. Rudbeck disp. de circulatione sanguinis. Arosiae. 1652. 4.

Th. Bartholinus de lacteis thoracicis in homine et brutis nuper observatis. Hafn. 1652. 4.
Plempii fundamenta medicinae fol. Lovan. 1652.

Die Schriften der Akademie der Naturforscher sind: Miscellanea s. Ephemerides medico-phys. Dec. I - III. 26 Bände 4. Norimb. 1670 — 1706. — Ephemeridum s. Observationum med-phys. Cent. I — X. Nor. 1712 — 1722 V. Tom. 4. Index super Decur. et Centur. ed. Kellner. Norib. 1739. 4. Acta phys. med. Vol. I. Norimb. 1757. 4. 8 Bände.
Th. Bartholini vasa lymphatica nuper Hafniae in animantibus inventa et Hepatis exsequiae Hafn. 1653. 4. Ol. Rudbeck nova exercitatio anatom. exhib. ductus hepatis aquosos et vasa glandularum serosa. Arosiae 1653. 4. Insidiae structae Bartholini vasis lymphaticis ab Ol. Rudbekio et detectae a Bogdano Hafn. 4. 1654. Insidiae structae aquosis ductibus Ol. Rudbekii a Thom. Bartholino 8. Leid. 1654. Apologia pro vasis lymphaticis T. Bartholini a M. Bogdano contra insidias secundas scriptas ab Ol. Rudbekio. 12. Hafn. 1654.
Opera Gassendii Lugd. 1658. VI. Voll. fol.

Naudaei Quaestionum iatro-philologicarum Pentas. Genev. 1647. 8.

s. Life and literary remains of Rad. Bathurst by Thom. Warton. 8. Lond. 1761.
Henshaws aerochalinos or a register for the air. Lond. 1677. 12.

Laz Riverii Observationes medicae et curationes insignes Cent. III. Paris. 1646. 4. c. centuria IV. posth. Hag. Com. 1659. 8. Opera Lugd. 1663. fol. Venet. 1733. fol.
Hippocratis Jusjurandum gr. lat. c. comment. Jo. H Meibom L. B. 1643. 4. etc.

Bennet Theatrum tabidorum sive phtiseos, atrophiae et hecticae Xenodochium Lond. 1654. 8. Francof. 1665. 12. etc.
Welsch resp. Sulzberger historia medica novum istum puerperarum morborum continens, qui ipsis der Friesel dicitur. Lips. 1655. 4.

Fortunius Licetus de monstrorum causis, natura et differentiis lib. II. Pad. 1616. 4. ib. 1634. ed. plenius. a G. Blasio Amst. 1665. 4. Ej. de spontaneo viventium ortu lib. IV. Vicent. 1618. Ej. de his quae diu vivunt sine alimento Patav. 16.2. fol.
Thom. Wharton Adenographia. Lond. 1656. 8. Amstel. 1659. 12.
Marci Aurelii Severini de efficaci medicina libri III. Frft. 1646. fol. Ej. de recondita abscessuum natura lib. VIII. Nap. 1632. L. B. 1724. 4.
Schola salernitana c. comment. Moraei Paris 1625. 8. Ej. de missione sanguinis v. supra.

Jahr n. Christi Geburt.	Für die Geschichte der A. W. wichtige Namen.	Wichtige Begebenheiten und Schicksale der Medicin.
1657	Rosin Lentilius gebohren. Johann Riolan Prof. zu Paris. Wilhelm Harvey und Joach. Junge berühmter Botaniker zu Lübeck sterben.	Christ. Wren schlägt die Chirurgia infusoria vor. Fontane's Vertheidigung Galen's gegen Helmont. Glaubers Wundersalz.
1658	Olivier Cromwel Protector von England stirbt. Alex. Littre und Nic. Andry gebohren.	Christ. Wren stiftet die nachmals Königl. Societät der Wissenschaften zu London. Ausbreitung des Sylvischen Systems.
1659	Joh. Gottfr. von Berger gebohren. Paul. Zacchias päbstl. Leibarzt und Joh. Rhode Arzt zu Kopenhagen stirbt.	Der pyrenaeische Friede zwischen Spanien und Frankreich. Vertheidigung der paracelsischen Medicin und Chemie durch Glauber. Einführung des Kaffee's nach Marseille.
1660	Friedr. Hoffmann gebohren. Karl II. König von England. G. E. Stahl gebohren.	Schneiders Widerlegung der alten Theorie des Katarrhs. Stenonis entdeckt den Ausführungsgang der Parotiden. Ludw. de Bils Hypothese von der Funktion des Saugadern u. vorgebliche Einbalsamirungsmethode.
1661	Anton Vallisnieri und Phil. Hecquet gebohren. Cardinal Mazarin stirbt. J. A. Helvetius gebohren.	Rob. Boyle greift das chemiatrische System an u. gründet eine rationelle Chemie. Malpighi macht durch mikroskopische Untersuchungen den Kreislauf des Bluts anschaulich und entdeckt den wahren Bau der Lungen. Elsholz Versuch mit der Infusion.
1662		Erster Versuch die Mortalitätstabellen für die Medicin zu benutzen.
1663	Heinrich van Roonhuysen zu Amsterdam Erfinder des Hebels.	Päbstliches Interdict gegen die cartesische Philosophie. Nic. Stenonis zeigt die wahre Structur des Herzens.
1664	Franz Pourfour du Petit und Anton Pacchioni gebohren. Joh. Christ. Schröder Stadtphys. zu Frankf. a. M. und J. Antonid. van der Linden Prof. zu Leiden sterben.	Colbert errichtet die Akademie der Wissenschaften zu Paris. Thom. Willis Anatomie des Gehirns. Rob. Hooke's Versuche die Respiration betreffend — Thom. Cornelius von Cosenza widerlegt die pulsirende Kraft der Arterien. Hugo Chamberlaine's Entbindungswerkzeuge. Anfang der philosophical Transactions.
1665	Joh. Woodward gebohren. Kenelm Digby Kanzler zu London stirbt.	Merkwürdige Pest in England. Klappen der lymphat. Gefäſse von Ruysch entdeckt.

Merkwürdige Schriften.

Joh. Riolani Anthropographia. Paris. 1649. fol. Ej. Opera anatomica recognita et auctiora. Paris 16 0. fol.
Joach. Junge Opuscula botanico-physica Coburg 1747. 4. Historia vermium. Hamb. 1691. 4.
G Fontani Medicina Antihermetica, in qua dogmata medica contra Paracelsi et Hermeticorum placita promulgantur, non rejectis penitus Chemicorum inventis. Lugd. 1657. 4.

Pauli Zacchiae quaestiones medico-legales. Rom. 1621. sq. IX. Voll. 4. Frft. 1688. III. Vol. fol.
Joh. Rud. Glauberi Opera germanica Frft. 1658. sq. II. vol. 4.
Joh. Rhodii Observationum medicinalium. Centuriae III. Patav. 1657. 8. etc.

Conr. Victor Schneider de osse cribriformi et sensu ac organo odoratus. Viteb. 1655. 12. Ej. de catarrhis L. V. Witteb. 1660 — 64. V. vol. 4.
Nic. Stenonis Observationes anatomicae, quibus varia oris vasa describuntur, novique salivae fontes deteguntur. Lugd. Bat. edente Buenio. 4. Amst. 1692.
Bilsii inventa anatomica antiquo-nova edente Buenio. 4. Amst. 16692.

Rob. Boyle Opera curante Th. Birch. Lond. 1744. Vol. V. fol.

Marcelli Malpighii de pulmonibus epistolae II. Bonon. 1661. fol. Ej. tetras epistolarum anatomicarum. Bonon. 1665. 12. Amst. 1669. 12. Ej. opera posthuma Lond. 1697. fol. etc.

Joh. Siegm. Elsholz clysmatica nova 8. Berol. 1665.

Van. Roonhuysen heelkonstige Anmerkingen. Amst. 1663. II. Vol. 8.
Joh. Graunt natural and political observations made upon the bills of mortality. Lond. 1662. 4. etc.
Histoire de l'academie des sciences depuis son etablissement jusqu'a 1698 a Paris 1733. XI. Vol. 4.— Memoires de l'academie des sciences, contenant les ouvrages adoptés par cette Academie avant son renouvellement en 1699. Amst. 1736. VI. Vol. 4. Memoires de Mathematique et de Physique presentés a l'academie des sc. Paris. 4. 1750 — 1789.
Willisii cerebri anatome et nervorum descriptio Lond. 1664.
Schröder Pharmacopoeia medico-chymica s. thesaurus pharmacologicus. Ulm. 1641. 4. Ej. Arzneischatz. Frankf. 1718. III. Vol. fol. mit Commentar von Fr. Hoffmann, Ettmüller u. a. m.

Van der Linden de scriptis medicis lib. II. Amst. 1637. etc.

Digby Medicina experimentalis Frft. 1681. Orat. de pulvere sympathetico etc.
Hugo Chamberlain Midwifes practice. London. 1665. 8.

Jahr n. Christi Geburt.	Für die Geschichte der A. W. wichtige Namen.	Wichtige Begebenheiten und Schicksale der Medicin.
		Rich. Lowers erste Versuche mit der Transfusion.
1666		Die Pariser Facultät erklärt sich zu Gunsten des Spiesglanzes.
	Anton Deusing Prof. zu Gröningen stirbt.	Denys u. Emmerez Versuch mit der Transfusion.
		Einführung des Thees.
		Valentin Greatrake's Wunderkuren.
1667	Joh. Bernoulli,	Lowers u. Kings Versuche mit der Transfusion an Menschen.
	Karl St. Yves und	Die Naturforscher bedienen sich der Mikroskope.
	Jac. Drake gebohren.	Die Kunst Gefäfse mit Wachs zu injiciren von Horne erfunden.
	Thomas Reinesius stirbt.	
1668	Herm. Boerhaave, Georg Baglivi und Joh. Ludw. Apinus geb.	Mariotte's berühmter optischer Versuch.
		Joh. Majow's Theorie des Athemholens.
		Anfang des Journal des Scavans.
	Joh. Zwelfer Pract. zu Wien stirbt.	Injectionen mit Quecksilber erfunden.
1669	Jak. Beuign. Winslow gebohren.	Rich. Lowers Entdeckungen im Bau des Herzens.
		Brand's Entdeck. des Phosphors im Urin.
		Einführung des Coffee's.
1670	Joh. van Hoorne Prof. zu Leiden und	Regn. de Graaf's Entdeckungen im Bau der Zeugungstheile.
	Otto Tachenius Arzt zu Venedig sterben.	Sogenannte Pathologia salsa von Tachenius zuerst aufgestellt.
		Anfang der Miscellanea und Ephemerides Naturae Curiosorum.
		Newtons Theorie der Schwere.
	Paul Amman ber. Schriftsteller in der gerichtl. A. K.	Brunner und Pechlin widerlegen die saure Natur des pancreatischen Saftes.
1671	Vopiscus Fortunatus Plempius Prof. zu Löwen.	Collegium obstetricium in Amsterdam.
	Sachs v. Löwenheimb Arzt zu Breslau und	R. Tabor lehrt den bessern Gebrauch der China.
	Joh. Jak. Mentel zu Paris sterben.	Newtons Theorie des Lichts.
1672	Franz Sylvius Prof. zu Leiden und	Stiftung der academia del cimento auf Malpighi's Betrieb.
	Guy Patin Arzt zu Paris sterben.	Allgemeine Annahme der Theorie des Sylvius.
	Joh. Corn. Dippel gebohren.	Die Bereitung des Sal Seignette wird erfunden.
1673	Jak. Keill, Rich. Mead,	
	El. Camerarius und	Universität Inspruk.
	Andr. Rüdiger gebohren.	
	Thom. Wharton zu London,	Erfindung von Rettungsmitteln für Scheintodte.
	Regner de Graf zu Delft und	
	Werner Rolfink Prof. zu Jena sterben.	Das Lichen island. kommt in Gebrauch.

Merkwürdige Schriften.

Ant. Deusing Synopsis Medicinae universae Gröning 1649. 12. Oeconomia Corporis animalis. Gröning. V Tomi 1660 — 61. 12. etc.

Merklin de ortu et occasu transfusi sanguinis. Norimb. 1679. 8.

Frid. Schrader (Prof. Helmst.) de microscopior. usu in naturali scientia et anatome. Götting. 1681. 8.

Thom. Reinesii variarum lectionum libri III. Altenb. 1640. 4. etc.

Joh. Zwelferi animadversiones in pharmacopoeiam Augustaeam. Aug. Vind. 1652. fol. Ej. Opera Norimb. 1693. 4.
Joh. Mayow Opera omnia medico-physica. Hagae-Comit 1681. 8. deutsch von Köllner übersetzt 1799. 8.
Rich. Loweri tract. de corde Lond. 1669. 8.
Regneri de Graaf de virorum organis generationi inservientibus L. B. 1666. 8. Ej. de mulierum organis generationi inservientibus. ib. 1672. 8.
Jo. van Horne Opuscula anatomico-chirurgica c. annott. Jo. Guil. Pauli Prof. Lips. Lip. 1707. 8. Ej. de ductibus salivalibus disputatt. III. L. B. 1658.
Ottonis Tachenii Hippocrates chimicus. Venet. 1666. 12. Ej. Clavis antiquissimae Medicinae Hippocraticae Frft. 1669 Ej. de morborum principe. L. B. 1671. etc.
Pauli Ammanni Medicina critica s. decisoria Erf. 1670. 4. Stad. 1677. 4. Ej. Praxis vulnerum lethalium Frft. 1701. 8.
Brunner experimenta circa pancreas in Mangeti Bibliotheca anat. vol. I. pag. 214.
Pechlin de purgantium medicamentorum facultatibus 8. Amst. 1612.
Plempii Avicennae Canonis libr. I. et II. Lovan 1658. fol. Ej. de fundamentis Medicinae libri VI. 1638. 4. auct. 1644. fol.
Sachsii Ampelographia Lips. 1661. Ej. Gammarologia Lips. 1665. Ej. Oceanus macro-microcosmicus Wratisl. 1664. 8.

Fr. le Boe Sylvii Opera Amst. 1679. 4. Ultraj. 1695. 4.

Js. Newton Optiks. Lond. 1701. 4.

Thom. Wharton Adenographia Lond. 1656.
Seb. Albin Bericht und Handgriff, wie man mit Personen so im Wasser gelegen und für todt herausgezogen werden, umgeben solle, ohne Druckort ed. 1. 1673. ed. 2. 1675.
Regn. de Graaf Opera omnia. L. B. 1677.
Guern. Rolfink Dissertatt. anat. Jen. 1656. 4. Ej. ordo et methodus generationi dicatarum partium per anatomen cognoscendi fabricam. Jen. 1664. 4. Ej. de purgantibus vegetabilibus. L. ib. 1667. 4.

Jahr n. Christi Geburt.	Für die Geschichte der A. W. wichtige Namen.	Wichtige Begebenheiten und Schicksale der Medicin.
1674	Joh. Pecquet zu Paris. Gabr. Diemerbroek zu Nimwegen stirbt. Nic. Tulpius zu Amsterdam und Melch. Sebisch Professor zu Strasburg sterben.	Erfindung der papinianischen Maschine.
1675		Verbot des pariser Parlaments gegen die Transfusion.
	Joh. Freind und Joh. Fantoni gebohren. Joh. Jonston in Pohlen und Thomas Willis sterben.	Wilh. Cole's richtige Darstellung des Verhältnisses der Aeste zu den Stämmen der Arterien. — Dessen Fermentations-Theorie der Secretion. Newton's Spiegelteleskop. Die Chinawurzel in Italien gebraucht.
1677	Ludw. Lemery gebohren.	Entdeckung der Samenthierchen u. Leeuvenhoeks Hypothese der Erzeugung.
	Franz Glisson Prof. zu Cambridge und Georg Hier. Welsch zu Augsburg sterben.	Peyers Beschreibung d. Eingeweide-Drüsen. Pechlin's u. Mayow's Respirationstheorie. Glisson's Theorie der Irritabilität. Raiger schlägt die gerichtl. Lungenprobe vor.
1678	Steph. Hales gebohren.	Bontekoe's Empfehlung des Thees.
1679	Christ. Wolf, Joh. Juncker u. Georg Dan. Coschwitz gebohren. Joh. Alph. Borelli zu Rom. Joh Majow zu London und Heinr. Regius Profess. zu Utrecht sterben.	Aug. Quir. Rivinus entdeckt den Ausführungsgang der Zungenspeicheldrüse.
1680	Ath. Kircher aus Fulda Profess. zu Rom.	
	Joh. Swammerdam holländischer Anatom.	Streitigkeiten der Aerzte über den Ursprung und den Nutzen des Thee's.
	Th. Bartholinus Prof. zu Kopenhagen.	Pest in Leipzig. — Erfindung des Salpeteräthers.
	Konr. Vict. Schneider zu Wittenb.	P. Dionis und Sam. Jansonius Lehrbücher der Geburtshülfe. — Streit über den Kaiserschnitt. — Anfang der Acta Eruditorum.
	Daniel Ludwig gothaischer Leibarzt und Sim. Pauli königl. dänischer Leibarzt sterben.	Belagerung von Wien durch die Türken. Ansteckende Ruhr unter den Belagerern und Belagerten.
1681	Joh. Bapt. Morgagni und J. B. Bianchi gebohren. Herm. Conring Prof. zu Helmstädt und R. Tabor sterben. Leon. da Capoa.	

Merkwürdige Schriften.

Pecqueti Experimenta nova anatomica etc Paris 1654. 4.
Isbr. de Diemerbroek Anatome corporis humani, Dissertatt. de morb. cap. et thorac. Ej. de alimentorum facultatibus lib. V. ib. 1650. 4.
Nic. Tulpii Observationum medicinalium Libri IV. die beste Ausgabe Leid. 1716. 8.
Melch. Sebisch Prodromus examinis vulnerum singularum C. H. partium Argent. 1633. 4. Ej. de alimentorum facultatibus lib. V. ib. 1650. 4.

Guil. Cole nova hypothesis ad explicanda febrium intermittentium symptomata et typos. Amst. 1681. Ej. de secretione animali tract. Amst. 1698. 8.
Jonston theatrum universale omnium animalium. Amst. 1718. II. Vol. fol. Ej. dendrographia etc. Ej. Enchiridion nosologiae generalis et specialis L. VIII. 1625. 8. Ej. idea universae medicinae pract. L. X. Amst. 1644. 12.
Thom. Willisii Opera omnia Genev. 1680. 4.

Franc. Glissonii Opera medica anatomica Lugd. Bat. 1711. III. vol. 12.
J. N Pechlinus de aeris et alimentorum defectu et vita sub aquis. Kiel. 1676. 8. Scherer's Beweis, dafs J. N. Pechlin und Joh. Mayow den Grund zu den neuesten Theorien des lebenden Organismus gelegt haben. Wien. 1802. 8.
Ge. Hier. Welschii sylloge curat et obs. medicar. Centur VI. Aug. Vind. 1668. 4. Exercitatt. de vena medinens. A. V. 1672. 4. Observationum hecatostheae II. Arg. 1675. 4. Consil. med. cent. IV. Arg. 1776. etc.
Corn. Bontekoe Tractaat van het excellenste Kruyd Thee etc. Hag. 1678. 12. ib. 1679.

Joh. Alph. Borelli Judicium de usu renum mit Bellini de structura renum. Ej. de motu animalium Rom 1680. 4.
Henr. Regii Physiologia. Ultraj. 1641. Ej. Medicina et praxis medica. Ultraj. 1668. 4.

Ath. Kircheri Scrutinium pestis phys.-medicum. Rom. 1658. 4. etc.

Joh. Swammerdam tract. de respiratione usuque pulmonum L. B. 1667. Historia insector. generat. Ultraj. 1693. 4. Ej. Biblia naturae ed Boerhave. L. B. 1739. fol.
Th. Bartholini Anatomia L. B. 1641. et al. Ej. opusc. Hafn. 1670. Ej. Histor. anat. Cent. VI. Hafn. 1654. sq. III. voll Ej. Epist. med cent. VI. ib 1663 fol. IV. Vol.
P. Dionis Traité general des accouchemens. Paris 1681. 1724. Sam. Jansonius korte en bondige Verhandeling van de Voorteeling en Kinderbaaren. Rotterd. 1681. Dion. van der Sterre Vorstelling der Noodzaeckelijkheit. der Kayserlyke Snee-van de baaring. L. B. 1682.

Dan. Ludovici Diss. III. de pharmacia moderno saeculo applicanda. Goth. 1671. Ej. Opera omnia ed Michaelis Frft. 1712.
Sim. Pauli Viridaria regia et academica. Hafn. 1653. 12. Ej. Flora danica Hafn. 1648. Ej. Digressio de vera et unica causa febrium malignarum. Argent. 1678. Quadripartitum botanicum de simplicium medicamentorum facultatibus. Argent. 1667. 4.

Herm. Conring Introd. in artem medicam ed. Schelhammer Jen. 1702. 4. Ej. de hermetica medicina lib. II. ed. 2. Helmst. 1669. 4.
Leon. da Capoa Raggionamenti, ne quali narrandosi l'origine e gli progressi della medicina. Napoli 1681. 4. II. Tomi.

Jahr n. Christi. Geburt.	Für die Geschichte der A. W. wichtige Namen.	Wichtige Begebenheiten und Schicksale der Medicin.
1682	Joh. Bapt. Silva und M. Alberti gebohren.	Ant. Maitre-Jan entdeckt den wahren Nutzen der Krystalllinse und den Sitz der Katarakte. — Kasp. Bartholin beschreibt den Ausführungsgang der Zungenspeicheldrüse.
	Gerard Blaes (Blasius) Profess. zu Amsterdam.	Pest in Deutschland. — Schreyer wendet die gerichtl. Lungenprobe zuerst an.
	Joh. Joach. Becher zu London sterben.	
1683	Colbert.	
	Rob. Morison Prof. zu Oxfort.	
	Mich. Ettmüller Prof. zu Leipzig und	
	Denys Fournier Wundarzt in Paris sterben.	
1684	Joh. Astruc gebohren.	Leeuwenhoek endeckt den faserigen Bau der Kristalllinse.
	Nath. Highmore zu Oxfort und	Mery entdeckt die nachmals sogenannten cowperschen Drüsen.
	Karl Spon französ. Arzt stirbt.	Vieussens entdeckt mehrere Theile des Gehirns.
1685	Claud. Andr. Helvetius, Fr. Solano und	Das Oberkollegium medicum zu Berlin wird gestiftet.
	Caes. Verdier gebohren.	Widerruf des Edit de Nantes.
	Abbé Bourdelot (Michon) Leibarzt Königs Ludwig XIV., J. Spon und	Auswanderung der Protestanten aus Frankreich. — Jacob II. auf dem englischen Thron.
	Corn. Bontekoe (Decker) sterben.	Die Hebammenbücher von Chamberlaine, Sermon, Thompson und Dampier, der de la Marche, der Horenburg und der Siegmund.
1686	Nic. Stenson (Stenonis) stirbt.	Nephrotomie von Marchettis verrichtet.
		Einführung der Ipecacuanha, der Cascarille und der Asa foetida.
1687	Sebastian Wirdig Prof. zu Rostock stirbt. J. H. Schulze gebohren.	
1688	Kurfürst Friedrich Wilhelm von Brandenburg,	Sydenhams Empfehlung der antiphlogistischen Methode. Dessen erste Beschreibung des Scharlachfiebers.
	Dom. de Marchettis Prof. zu Padua,	
	Claude Perrault Naturf. zu Paris,	
	Joh. Siegism. Elsholz kurfürstl. Leibarzt zu Berlin und	
	Joh. Bonet zu Lyon sterben.	
	Joh. de Gorter und	
	Franz Maria Nigrisol gebohren.	
1689	Thom. Sydenham zu London.	Wilhelm III. von Oranien auf dem engl. Thron.
		Königin Christine stirbt zu Rom.
	Theoph. Bonet zu Genf.	

Merkwürdige Schriften.

Traité des maladies de l'oeil par Maiter Jean. Troyes 1707. 4.

Casp. Bartholini de ductu salivali novo. Hafn. 1684. 4.
Blasii Medicinae generalis fundamenta. Amst. 1661. 12. Institutionum medicarum compendium ib. 1667. Medicina universa ib. 1665. 4. Obss. med. rariores. ib. 1677. Ej. de Anatome animalium Amst. 1681. 4.
Becheri Physica subterranea Frft. 1669. 8. ed Stahlii Lips. 1735. 4 Parnassus medicinalis. Ulm 1663. fol.

Rob. Morison plantarum historia universalis. Oxon 1678. III. vol. Ej. hortus regius Blesensis Lond., 1699. 8.
Ettmülleri Opera omnia ed Cyrilli. Nap. 1728. fol. ed Mangeti. Genev. 1736. 4 voll. fol. ed Ernesti Frft. 1708. III voll. fol.
Fournier l'oeconomie chirurgicale Paris 1671. 4.

Highmore C.H. disq. anat. Hag. 1651. fol. Ej. Exerc. II de passione hysterica. Oxon 1660. 12.
Spon Pharmacopée de Lion. Ej. Sybilla medica s. Hippocratis prognostica. Lyon. 1661.
Vieussens Neurographia universalis. Lugd. 1684. fol.

Conr. Bontekoe Diatribe de febribus. Hag. 1685. Ej. Fundamenta medica s. de alcali et acidi effectibus Amst. 1688. Neues Gebäude der Chirurgie ib. 1680. etc.

Nic. Stenonis Observationes anatomicae quibus varia oris, oculorum et narium vasa describuntur L. B. 1662. Ej. de musculis et glandulis obs. Hafn. 1664. 4. Ej. Elementa myologiae Flor. 1667. 4. Ej. Discours sur l'anatomie du cerveau Paris 1679. 12.
Seb. Wirdig Nova Medicina spirituum. Hamb. 1673. ib. 1688. 12.

Dominici de Marchettis Anatomia cum responsione ad Riolanum Patav. 1652. 4. Ej. Observationum medico-chirurgicarum rariorum sylloge. Patav. 1664. 8.
Claude Perrault Mem. pour servir. a l'histoire naturelle des animaux. Paris 1676. fol. Ej. Essais de physique 4. Vol. Paris. 1680 — 88. 12.
Joh. Sigism. Elsholz Clysmatica nova. Colon. 1667. 8.
Joh. Bonet Tr. de la circulation des esprits animaux Paris 1682. 12.

Thom. Sydenham Opera Lond. 1684. 8. 1735. 8. Ueber Sydenham's Ansichten und Lebensumstände s. Gilibert Medecin. Naturaliste. Lyon. 1801. und Benj. Rush in Albers amerik. med. Annalen 3tes St.
Theoph. Boneti Sepulchretum s. anatomia practica Genev. 1679. II. Vol. fol. ex ed. Mangeti Lugd. 1700. III. Vol. fol. Ej. Medicina septentrionalis collatitia Genev. 1685. II. Vol. fol. Ej. Polyalthes s. thesaurus medico-practicus. ib. 1690 — 93. III Vol. fol.

Jahr n. Christi Geburt.	Für die Geschichte der A. W. wichtige Namen.	Wichtige Begebenheiten und Schicksale der Medicin.
	George Ent zu London und Joh Jac. Waldschmidt Profess. zu Marburg sterben.	Aug. Quir. Rivinus vorgebliche Entdekkung eines Lochs im Paukenfell. Schrift der Justina Siegmundin.
	J. S. Eller gebohren.	
1690	Ant. Fizes gebohren.	Leeuwenhoek zeigt die Anastomose der kleinsten Arterien und Venen.
	Ol. Borrich Prof. zu Kopenhagen und	
	Gottfr. Welsch Prof. zu Leipzig sterben.	Nuck vervollkommnet die Lehre von den lymphatischen Gefäfsen.
1691	Rob. Boyle in London.	Stiftung der Academie des sciences.
	Rich. Lower zu Oxfort und	Nic. de Blegny errichtet eine chemiatrische Akademie zu Paris.
1692	Gabr. Clauder zu Altenburg sterben.	Joh. Conr. Ammann erste Bemühungen zum Unterricht taubstummer Personen.
1693	Senac. und Ant. Ferrein gebohren.	Chamberlaine verkauft sein geheimgehaltenes Entbindungsverfahren an Roonhuysen, Boekelmann und Ruysch.
	Joh. Dan. Major Prof. zu Kiel und	
	Theod. Kerkring zu Hamburg sterben.	
1694	Franz Quesnay gebohren.	Universität zu Halle.
	Marcell. Malphighi päbstl. Leibarzt stirbt.	Theorie des Malphighi vom allgemeinen drüsigten Bau des Körpers. Die Kaskarillrinde von Stisser und Apinus zuerst empfohlen.
1695	Paul Hermann Profess. zu Leiden und	Czaar Peter I. auf dem russ. Throne.
	Joh. Jac. Wepfer zu Schaafhausen sterben.	
		Cyprianus verrichtet die Gastrotomie mit glücklichem Erfolg. Leibnitz philosophisches System und Monadenlehre.
1696	Bernh. Siegfr. Albin gebohren.	
1697	Georg Ehrh. Hamberger gebohren.	Ant. Pacchionis Entdeckung der Drüsen im Gehirn und seine Theorie von der Muskelkraft der harten Hirnhaut.
	Carl Drelincourt Profess. zu Leiden und	
	Franz Redi herzogl. Leibarzt zu Florenz sterben.	
1698	Richard Morton zu London stirbt.	
		Vieussens Versuche über die Säure des Bluts.
1699	Franz Mercurius von Helmont der Sohn und	Fast allgemeine Annahme des chemiatrischen Systems und der cartesianischen Physiologie.

Merkwürdige Schriften.

Ge Entii Opera omnia medico-physica L. B. 1687. 8.
Joh. Jac. Waldschmidt Opera medico practica Frft. 1707.
Justina Siegmundin Churbrandenburgische Wehemutter. Berlin 1689. 4.

Ol. Borrichius de ortu et progressu chemiae. Hafn. 1668. 4. Hermetis Aegyptiorum et Chemicorum sapientia ab Herm. Conringii animadv. vindicata Hafn. 1674. 4. Ej. Dissertatt. ed Lintrup. Hafn. 1715. 8.
Godofr. Welschii Rationale vulnerum lethalium judicium. Lips. 1660. 4.
Nuckii Adenographia curiosa L. B. 1691. 8. 1696. 8.
Rob. Boyle Opera et Thom. Birch. Lond. 1744. V. vol. fol.
Rich. Lower de corde Amst. 1669. Ej. de motu et colore sanguinis ib.
Gebr. Clauderi Methodus balsamandi corpora hum. etc. Altenb. 1679. 4. etc.

J. D. Major Hist. anatom. calculorum etc. Jen. 1662. 4. H. Ej. hist. anatomes Kiloniensis 1666. 4. etcetera.
Theod. Kerkringii Opera omnia anatomica L. B. 1717. 4.

Malpighii Opera Amst. 1687. 4. Ej. Opera posthuma L. B. 1698. 4.

Paul Hermanni Cynosura materiae medicae Argent. 1710. 4. ed Boecleri Arg. 1729. 4. Ej. Paradisus batavus posth. L. B. 1698. 4.
J. J. Wepferi historiae apoplecticorum observ. et schol. anatom. medic. illustr. Amst. 1681. ib. 1724. Ej. Cicutae aquaticae historia et noxae. Basil. 1679. 4. Observat de affect. capit. Schaafh. 1727. 4.
Cypriani Epist. historiam exhibens foetus humani post 21 menses ex uteri tuba matre salua et superstite excisi. L. B. 1700.

Pacchioni de durae meningis fabrica et usu. Rom. 1601. 8.

Carol. Drelincourt Opuscula ed H. Boerhave. Hag. 1727. 4.

Fr. Redi Lettere Consulti mediche etc. Neap. 1778. VII. Vol. 8.

Rich. Morton Opera Amst. 1696. II. voll. 8. Ueber Mortons Leben und Ansichten s. Gilibert le Medecin Naturaliste. Lyon. 1801.
Vieussens Tr. des liqueurs du corps humain. Toulouse 1715. 4. 3 Tomes.

Fr. M. van Helmont Observationes circa hominem ejusq. morbos lat. vers. ab. J. C. Ammanno. Amst. 1692. 12.

Jahr n. Christi Geburt.	Für die Geschichte der A. W. wichtige Namen.	Wichtige Begebenheiten und Schicksale der Medicin.
	Karl Barbeyrac zu Montpellier sterben.	Erste mörderische Epidemie des gelben Fiebers in Charlestown. Schwedische Medicinalordnung. Floyers, Ridleys und Listers Schriften.
1700	Friedrich I. wird König von Preussen. Van Swieten und Claude Nic. le Cat. gebohren. Joh. Andreas Stisser und Heinrich Meibom Prof. zu Helmstädt sterben.	Errichtung der Academie royale des sciences et belles lettres zu Berlin. Joh. Mery's Hypothese vom Umlauf des Bluts im Embryo. Deventer lehrt die Schieflagen des Uterus kennen. Georg Baglivi's Theorie von der Kraft der harten Hirnhaut die Bewegungen hervorzubringen.
1701	Christian Johann Lange Prof. zu Leipzig stirbt. A. E. Büchner gebohren. Anna Königin von England. Rob. Hook Physiker zu London und Ol. Rudbeck Prof. zu Upsala sterben. Stephan Blankaart Arzt zu Amsterdam.	Das sydenhamsche der erhitzenden Methode entgegengesetzte System gewinnt allgemeinen Beyfall. Rich. Mead's Untersuchungen über die Wirkungen der Gifte. Homberg's Sedativsalz erfunden.
1703	Joh. Ludw. Apinus Prof. zu Altdorf und Joh. Kunkel von Löwenstern sterben. Joh. Lieutand gebohren.	Scharlachfieber in Deutschland.
1704	Lorenz Bellini herzogl. toskan. Leibarzt, Jatromathematiker. Casp. Bartholinus Prof. zu Kopenhagen, Wilh. Briggs Arzt zu London und Joh. Locke sterben.	Mart. Naboths vorgebliche Eierstöcke. Ant. Maitre Jean beschreibt die Augenkrankheiten. Valsalva's Untersuchungen des Gehörorgans.
1705	Joh. Friedr. Schreiber und Hieron. Dav. Gaubius gebohren. Joh. Ray, grofser Botaniker, stirbt.	Epidemische Schlagflüsse in Rom.
1706	Franz Boissier de Sauvages gebohren. Georg Baglivi Prof. zu Rom. Joh. Nic. Pechlin Prof. zu Kiel und Jac. Drake Arzt zu London sterben.	Erste Abhandlung von der Sympathie der Nerven. Pet. Brisseau erweist den Sitz des grauen Staars in der verdunkelten Krystalllinse. Liq. anod. min. Hoffmanni.

Merkwürdige Schriften.

Barbeyrac Dissertt. sur les maladies. Amst. 1731. 8.
John. Floyer Treatise of the asthma Lond. 1698. 8. deutsch von Scherf 1782. 8. Ej. the physicians pulsewatch Lond. 1707. 8. T. II. ib. 1710. 8.
Hunfred Ridley anatomy of the brain. Lond. 1695. 8. Ej. Observationes quaedam medicopracticae Lond. 1703. 8.
Mart. Lister Exerc. de cochleis Lond. 1694—96. Ej. de fontibus medicatis Angliae. 1682 — 84 II. Vol. 8. Diss. de humorib. 1709. 8. Ej. Ex. de morb. chronic. Lond. 1694. 8.
Abhandlungen der berliner Akad. sind: Miscellanea berolinensia. Vol. I. — VII. 1710. — 1743. Memoires 1745 — 1769. 25 Vol. 4. Nouveaux Mem. seit 1770.
Mery nouveau systeme de la circulation. Paris 1700. 12.
Baglivi de fibra motrice Rom 1700.

Chr. Jo. Langi. Opera omnia medica theoretico-practica ed Rivini. Lips. 1704. fol.

Rich. Mead Account of poisons, Lond. 8.
Rob. Hook Micrographia restaurata Lond. 1665. fol. Ej. Posthumous Works. Lond. 1705.
Ol. Rudbeck Exerc. anat. exh. ductus hepatis aquosos. Aros. 1653. 4.

Steph Blancardi Opera medica II. Vol. L. B. 1782. 4. Ej. Anat. practica rationalis. L. B. 1688. 12.

Apini relatio febris epidemicae 1694. et 95 in oppido hersbrucensi grassari deprehensae. Norimb. 1697. 8.
Kunkels kleine chymische Schriften herausgegeb. von D. Burggrav. Frft. 1721. 8. Ej. Laboratorium chemicum ed Engelleder. Frft 1722. 8.
Naboth Diss. de sterilitate mulierum Lips. 1707. 4.
Bellini de structura renum Florenz 1662. 4. Ej. de urinis, pulsibus, missione sanguinis etc. Bon. 1683. Ej. Opera Venet. 1708. 4.
Casp. Bartholini de diaphragmatis structura Paris. 1676. 8. Ej. de ovariis mulierum Rom 1677. Ej. de ductu salivali novo Hafn. 1684. 4. Ej. Spec. historiae anatom. ib. 1701. 4.
Wilh. Briggs ophthalmographia. L. B. 1686. 12.

Ant. Maitre - Jean Tr. des mal. de l'oeil. Troie 1709. 4. Paris 1741. 2 Vol. 12.

A. M. Valsalva de aure humana. Bonon. 1704.

Raji historia plantarum generalis Lond. 1693. III Vol fol. etc.
Ge. Egger auct. Laur. Gasser de consensu nervorum. Vindob. 1706. 8.

Ge. Baglivi Opera Lugd. 1704. 4.
P. Brisseau Nouv. obss sur la cataracte. Tournai 1706.
Pechlin de fabrica et usu cordis Kil. 1676. 4. Obss. phys.med. lib. III. Hamb. 1691. 4.
Jac. Drake Anthropologia nova. 8. Lond. 1717.

Jahr n. Christi Geburt.	Für die Geschichte der A. W. wichtige Namen.	Wichtige Begebenheiten und Schicksale der Medicin.
1707	Büffon und Joh. Jac. Huber gebohren. Phil. Jak. Hartmann Prof. zu Königsberg. Denys Dodart mathemat. Arzt zu Paris. Pet. Sylvain Regis, Physiker zu Paris. Joh. Dolaeus, hessischer Leibarzt und Phil. Peu französ. Geburtshelfer sterben.	Das stahlische System der Medicin und des psychischen Einflusses.
1708	Haller gebohren. Jos. Pitton de Tournefort Prof. in Paris stirbt. C. G. Ludwig gebohren.	Pest in Preussen. Streit zwischen Hecquet und de la Motte über die Zulässigkeit männlicher Geburtshülfe.
1709	Franz Baylè Prof. zu Toulouse und Franc. Mauriceau Geburtshelfer zu Paris sterben.	Grofse Pest in Wien.
1710	Domin. Guilielmini Jatromathematiker, Prof. zu Padua. Phil. Verheyen Prof. zu Löwen. Alex. Maurocordatus Arzt zu Konstantinopel. J. H. Sbaraglia Prof. zu Bologna und Wilh. Cowper Wundarzt zu London sterben.	Phil. Hecquets Streit mit Vieussens, Andry und andern über die Verdauung. Petit behauptet die Durchkreuzung aller Nervenfasern im Gehirne.
1711	Joh. Nath. Lieberkühn, D. Hume, Joh. Gottfr. Brendel und Ant. de Haen gebohren. Joh. Munnicks Prof. zu Utrecht, Nic. Grew Arzt zu London, Matth. Gottfr. Purmann Wundarzt zu Breslau und Joh. Jac. Harder Prof. zu Basel sterben.	Pest in Deutschland. Oleum animale Dippelii bereitet. Eine heftige aus Ungarn in Europa eingebrochene Rindviehseuche giebt Gelegenheit zur Einimpfung derselben.
1712	Joh. Exuper. Bertin gebohren. Johann Conrad Peyer Arzt zu Schafhausen und Theod. Jansen ab Almeloveen Professor zu Harderwick sterben.	Timoni und Pylarini beschreiben die Pokkenimpfung in Constantinopel. Torti's Werk über die Behandlung der Wechselfieber. Arnica von Fehr und Gohl empfohlen.
1713	Joh. Friedr. Meckel gebohren. Gottfr. Bidloo Profess. zu Leiden und	Utrechter Friede. Regierungsantritt Friedrich Wilh. I. auf dem preussischen Thron.

Merkwürdige Schriften.

J. Phil. Jak. Hartmann Disq. histor. de re anat. veterum Königsb. 1693. in Kurella oben S. 10. angef. fascic. Ej. Diss. de generat. viviparor. ex ovo in Haller Diss. anat. V.

Regi's cours entier de philosophie. Amst. 1691. 4. Vol. III.

J. Dolaei Encyclopaedia medica Frft. 1684. 4. Amsterd. 1688. 8. pl. Encycl. chirurg. Frft. 1689. 4. Ej. Opera omnia Venet. 1693. fol. Frft. 1703. fol. 2. Vol.

Phil. Peu la Pratique des accouchemens à Paris. 1694.

Tournefortii Institutiones rei herbariae Paris 1700. III. Vol. 4. recus. ed Anton de Jussieu. Lugd. 1719. III Vol.

Phil. Hecquet de l'indecence aux hommes d'accoucher les femmes. Paris 1708. De la Motte reponse au livre de l'indecence etc. Paris 1718. 12.

Fr. Baylé de corpore animato. Tolos. 1700. 4.

Mauriceau Tr. des maladies des femmes grosses. Par 1668. 4. Obss. sur la grossesse et l'accouchement. Par. 1695. 4. Dernieres obss. Par. 1706. 4.

Guilielmi Opp. II Vol. Genev. 1719. 4.

Verheyen Compend. theoretico-practicum. Lovan. 1683. Ej. C. h. anatome. Bruxell. ed 1. 1693. ed. 2. 1718.

Maurocordati pneumatica instrumenta circulandi sang. Frft. 1665. 16.

Sbaragli Exercitatt. physico anatomicae. Bonon 1701. 4.

Willh. Cowper Anat. of human bodies. Oxon 1697. fol. c. tatt. Ej. Myotomia reformata ed. Mead. Lond. 1724. fol.

J. Munnicks Diss. de urinis. Ultraj. 1674. 12 Ej. Uromanticus castratus ib. 1697. 4. Ej. de re anatomica ib. 1697. 7. Ej. Chirurgia ib. 1686.

Grew Anatomy of vegetables. Lond. 1672. 12. Ej. Anat. of plants 1682. fol.

Purrmann Lorbeerkranz der Wundarznei Frft. 1691. 4. Ej. Chirurgia curiosa Frft. 1699 4. etc.

Paeonis et Pythagorae (Harderi et Peyeri) exercitatt. anatomicae et medicae. Bas. 1682. 8. Ej. apiarium observationum. Bas. 1687.

Peyeri parerga anatomica et medica septem. Amstel 1682. 8.

ab Almeloveen Inventa nov-antiqua Amst. 1684. 8. Seine Ausgaben vom Hippocrates, Celsus und Coelius Aurelianus.

Godofr. Bidloo Anat. C. H. Amst. 1685. fol. Ej. Exercitatt anatomico-chirurg. decad. II. L. B. 1708. 4. Ej. Opusc. ib. 1715.

Jahr n. Christi Geburt.	Für die Geschichte der A. W. wichtige Namen.	Wichtige Begebenheiten und Schicksale der Medicin.
	Archib. Pitcarn, Jatromathematiker Prof. in Leiden sterben.	Gebrauch des Mineralkermes. — Pierre Amand erfindet die Kopfschlinge und liefert viele Beobacht. zur Geburtshülfe.
1714	Joh. Floyer Arzt zu Lichfield.	Regierungsantritt Georg I. von Grofsbrittannien.
	Bern. Ramazzini Prof. zu Padua.	Auffindung und Herausgabe der eustacchischen Tafeln.
	Karl Musitanus Prof. zu Neapel.	
	John Radcliff Professor zu Oxfort sterben.	Radcliffs Vermächtnisse zur Beförderung des medicin. Studiums.
1715	Nicol. Lemery Arzt zu Paris,	Regierungsantritt Königs Ludwig XV. von Frankreich.
	Wilh. Homberg niederländ. Chemiker und	Vieussens zu weit ausgedehnte Entdekkung der nevrolymphatischen Gefäfse.
	Nic. Malebranche cartesianischer Philosoph sterben.	
	Joh. Gottl. Krüger und A. K. Boerhaave gebohren.	
1716	Gottfr. Wilh. Freiherr von Leibnitz zu Hannover.	Die von Schellhammer versuchte Eintheilung der Krankheiten nach dem verschiedenen Lebensalter der Menschen wird allgemein.
	Raim. Vieussens Profess. zu Montpellier	
	Günth. Christoph Schelhammer, Prof. zu Kiel und	Timoni's erste Empfehlung der methodischen Pockenimpfung in den philosophischen Transact.
	Engelbr. Kämpfer sterben.	
1717	Lucas Tozzi päbstl. Leibarzt stirbt.	
		Fr. Hoffmanns Theorie vom Consensus.
		Beginn der dynamischen Schulen. — Ol. Cajaput wird bekannt. — Einführung der Kartoffeln in Sachsen. Kriebelkrankheit daselbst. — Sublimat wird innerlich gebraucht. — Blatternimpfung des Sohns der Lady Montague in Constantinopel durch Maitland.
1718	Joh. Bohn Profess. zu Leipzig und	Die erste chemische Verwandtschaftstabelle von Geoffroy.
	Peter Dionis zu Paris sterben.	L. Heister trägt die Chirurgie besser vor u. giebt eine neue Art des Steinschnitts an. — Ed. Strather (Criticon febrium Lond. 1718.) bezeichnet das Kindbetterinnenfieber als besondere Gattung. — Boerhaave bekämpft das chemiatrische System des Sylvius.
1719	Joh. Keill, Jatromathematiker zu Northampton und	Henr. Pemberton's Theorie vom Muskularbau der Krystalllinse.
	Joh. Jak. Rau Profess. zu Leyden sterben.	Collegium obstetricium zu Leyden.
1720	Joh. Maria Lancisi päbstl. Leibarzt stirbt.	Die Frère-jaquesche Methode der Lithotomie durch Rau verbessert.

Merkwürdige Schriften.

Pitcarn Opera L. B. 1731. 6.
Pierre Amand nouvelles observations sur la pratique des accouchemens. Paris 1715. 8.

Floyer preternatural state of humours. Lond. 1696. 8.

Ramazzini Opp. omnia medica et physica Lond. 1716.

Musitani Opera Genev. 1701. 4. ib. 1733. fol. II. Voll.

Lemery Cours de Chymie, Paris 1676. Desselb. Pharmacopée universelle Paris 1698. 4. Dictionnaire des drogues. Paris 1698. 4.

Leibnitz Opera omnia ed Dutens. Genf 1768. VI. Vol. 4.

Vieussens tr. nouveau de la structure du coeur. Toulouse 1715. 4. Ej. Nevrologia universalis. Lugd. 1684.
Schellhammer de auditu L. B. 1684. 8. Ej. de genuina febres curandi methodo. Jen. 1693. Ej. de natura sibi et medicis vindicata. Kil. 1697. etc.
Kämpferi Amoenitatt. exoticae Lemgov. 1712. 4.
Luc. Tozzi Medicinae pars theoretica et practica. Lion. 1681. 4.
Fr. Hoffmann, resp. Gumprecht de consensu partium. Hal 1717. 4.

Bohnii circulus anatomico-physiologicus Lips. ed. II. 1697. 4. Ej. de officio medici duplici, clinico et forensi ib. 1704. 4. Ej. de renunciatione vulnerum lethalium ib. 1711. 4. al.

Dionis Cours d'operations de Chirurgie. a Paris 1707. 8. ed. la Faye. das. 1751. 8.

H. Boerhaave or. de Chemia errores suos repurgante. L. B. 1718. 4. Ej. opuscula. Hag. Com. 1738. 4.
Keilii tentamina medico-physica, quibus accessit medicina statica Britannica. Lond. 1718. 8. Ej. anat. of human body. Lond. 1698. 12.
Pemberton de lente crystallina in Haller diss. anat. Vol. VII.

Lancisii Opera. Genev. 1718. II. Tomi. 4. Rom. 1745. IV. Vol. 4.

Jahr n. Christi Geburt.	Für die Geschichte der A. W. wichtige Namen.	Wichtige Begebenheiten und Schicksale der Medicin.
1721	Ge. Wolfg. Wedel. Profess. zu Jena.	Harris und le Duc's Empfehlung der Blatterimpfung.
	Wilh. Musgrave Arzt zu London und	Erste Impfung in London.
	Bernard Albin Profess. zu Leiden sterben.	Pest zu Marseille.
	Christ. Lud. Hoffmann geb.	Eller impft in Bernburg (s. Dess obss. 1762.)
1722	Peter Camper geb.	
	Sebast. Vaillant Botaniker,	Impfung der Kinder der Princessin von Wallis.
	Joh. Mery und	Wreden impft in Hannover.
	Nic. Blegny Wundärzte zu Paris sterben.	
1723	Ant. von Leeuvenhoek zu Delft,	Der Herzog von Orleans stirbt an den inoculirten Blattern.
	Ant. Maria Valsalva Prof. zu Bologna,	Bereicherung der feinen Myologie durch Santorini's Beiträge.
	Aug. Quirinus Rivinus Prof zu Leipzig und	Verbesserung der Lithotomie durch Cheselden, der Kopfzange durch Palfyn. — Simaruba eingeführt.
	Joh. Con. Barchusen Prof. zu Utrecht sterben.	Wolfs demonstrative Methode in der Philos. wird allgemein angenommen.
1724	Joh. Fried Meckel und	G. D. Coschwitzens vorgebliche Entdekkung eines neuen Speichelgangs.
	Rud. A. Vogel, gebohren.	Haller disputirt zu Leiden.
		Stiftung der petersburger Academie der Wissenschaften. — Katechu.
1725	Nic. Hartsoeker und	Stiftung der Acad. der Wissensch. zu Upsala.
	Al. Littre sterben.	
	A. K. Lorry, H. K. Hirzel und	Solano's Empfehlung der Erdbäder. — Fr. Ruysch will im Gebärmuttergrunde einen kreisförmigen Muskel gefunden haben. — John Mawbray macht Deventers geburtshülfl. Grundsätze in England bekannt.
	J. G. Röderer gebohren.	
1726	Isaac Newton und	
	Ant. Pacchioni, Anatom in Rom, sterben.	
	Dav. Macbride und	
	Joh. Gottfr. Zinn gebohren.	Erste Blatterimpfung in Nordamerica. — Stiftung der Charité in Berlin.
1727	Joh. Con. Brunner kurpfälz. Leibarzt und	Hales Berechnungen der Kräfte im organischen Körper.
	Franz Maria Nigrisoli Arzt zu Ferrara sterben.	Das boerhavische der chemischen Theorie entgegengesetzte auf gemäfsigte Humoralpathologie gegründete System gewinnt allgemeinen Beifall. —
	Aug. Unzer gebohren.	
	A. Helvetius stirbt.	
		Gohl's Streit über die spiritus animales.
		Wunderkuren am Grabe des heil. Paris.
1728	Joh. Freind Arzt zu London.	Lancisi's Werk über das Herz.
	Christ. Thomasius, Director der Universität Halle,	Erste Entbindungsschule für Männer in Strasburg. — Edw. Hody macht eine

Merkwürdige Schriften.

Wedelii Opiologia Jen. 1674. 4. Id. de morb. infantum ib. 1717. 4. etc.

Musgrave de arthritide symptomatica. Oxon 1703. 8. Ej. de arthritide anomala ib. 1707. 8.

Bern. Albini Orat. de ortu et progressu Medicinae L. B. 1702. 4. Ej. Orat. de incrementis et statu artis medicae saeculi XVII. mi. ib. 1702.
Dissertatt. in novam, tutam ac utilem methodum inoculationis variolarum. L. B. 1722. von Jac. a Castro, Harris und le Duc. — Juret relation du succes de l'inoculation dans la grande Bretagne 1721 — 27.
Vaillant Botanicon parisiense ed Boerhave Lugd. Bat. fol. 1727.

Mery obss. sur la maniere de tailler dans les deux sexes pour l'extraction de pierre. Paris 1700. 12.
Blegny nouvelles Decouvertes sur toutes les parties de la Medecine. Paris vom Jahre 1679. an. Lateinisch übers. von Bonnet u. d. T. Zodiacus medico gallicus. Genev. 1680.
Leeuwenhoek Opp. omnia. L. B. 1722. 4.

Valsalva Diss. anatom. posthum. ed Morgagni, Venet. 1740. 4. Ej. de aure hum. Bonon. 1704.
Guil. Cheselden Treatise on the high operation of the Stone. Lond. 1723. 8.
Rivini Introd. general. in rem herbariam. Lips. 1690. fol. 1720. 12. Censura medicamentorum officinalium. Lips. 1701. 4.

Barchusen s. oben S. 9.

Haller Diss. de Ductu coschwitziano. Leid. 1724.
Commentarii Academiae petropolitanae vom Jahre 1726 — 1747. XIV Bände, dann novi Commentarii von 1747 bis 1773 20 Bände — seit 1773 unter dem Titel Acta Acad. petropolitanae. —
Acta Acad. scient. Upsal 1740 — 51. 5 Bände 4. Seit 1773. unter dem Titel Nova acta 4.

Fr. Ruysch onderleetkundige Verhandlingen over de vinding van een spier in degr und der Baermoeders. Amst. 1725. Vervolg van de onderleetkundige Verh. 1726.
John Mawbray Midwifery brought to perfection by manual operation. Lond. 1725. 8.
Newton Opp. omnia ed. Horsley. Lond. 1774. sq. 4.
Ant. Pacchioni Opera ed. IV. Rom. 1741. 4.

Brunneri Experimenta nova circa pancreas. Amst. 1683. Ej. De glandulis Duodeni s. pancreate secundo Frft. 1715.
Fr. Mar. Nigrisoli tractatus varii ad recentiorum mentem concinnati, collecti notis aucti. Ferrar 1690. (zur Erläuterung der Pathologia salsa) etc.

Jo. Mar. Lancisius de motu cordis et anevrymatibus Rom 1728. fol.

Jahr n. Christi Geburt.	Für die Geschichte der A. W. wichtige Namen.	Wichtige Begebenheiten und Schicksale der Medicin.
	Joh. Woodward chemischer Arzt zu London und Le Clerc Arzt zu Genua sterben. Joh. Ge. Zimmermann gebohren.	gekreuzte gefensterte Entbindungszange bekannt.
1729	G. D. Coschwitz Prof. Anat. in Halle,	Haller wird Vorsteher des Krankenhauses zu Bern.
	Mich. Bernh. Valentin Profess. zu Giefsen,	Frobenius entdeckt die Bereitung des Schwefeläthers. — Simaruba wird eingeführt.
1730	J. Dan. Gohl Physikus in Freienwalde, eifriger Stahlianer, August Belloste herzogl. savoy. Hof-Wundarzt, Joh. Guichard Duverney Profess. Anat. zu Paris,	Gelbes Fieber in Cadix. — Solano's Pulslehre. — Kajaputöl und Cort. Hippocastani kommen in Gebrauch.
	Joh. Palfyn Chirurg zu Genf,	Das stahlische auf unumschränkte Herrschaft der Seele über Gesundheit und Krankheit des Körpers gegründete System.
	Joh. Lanzoni Arzt zu Ferrara und Ant. Valisneri Professor zu Padua sterben.	Ruyschens Widerlegung des malpighischen Drusensystems und Behauptung der allgemeinen Gefäfsstructur der Eingeweide.
1731	Friedr. Ruysch Prof. zu Amsterdam und Steph. Franz Geoffroy Profess. zu Paris sterben. Ant. v. Stork gebohren.	Stiftung der Akademie zu Bologna durch den Grafen Marsigli. — Das Commercium litterar. noricum unter Trew's Direction. — Erhebung des Collegiums der Wundärzte zu Paris zu einer Academie de Chirurgie. — Bereitung des Seignettesalzes.
1732	Pet. Chirac Prof. zu Paris stirbt.	Ferreins Hypothese von der Structur der Eingeweide und der Bildung der Stimme. Dessen Streit mit Fizes. In Nordamerika wuthet das gelbe Fieber.
1733	Karl St. Yves Wundarzt zu Paris und	Anells neue Spritze zur Kur der Thränen-Fistel.
	Rosin. Lentilius chemischer Arzt, Physikus in Nördlingen sterben.	Die Edimburger med. Abhandlungen erscheinen. Verhandlungen über die Nothwendigkeit die Nabelschnur zu unterbinden.
1734	Ge. Ern. Stahl königl. preufsisch. Leibarzt, Jo. Konr. Dippel berühmter Chemiker,	Erste systematische Nosologie von Sauvages.
	El. Camerarius Profess. zu Tübingen und	Cassebohms Werk vom Ohr.
	Noel Falconet chemischer Arzt zu Paris sterben. Joh. Gottl. Walter gebohren.	Erste Bereitung des Schwefeläthers.

Merkwürdige Schriften.

Edw. Hody cases in Midwifery etc. Lond. 1734.
Woodward Medicinae et morborum status. Tigur. 1720. 8.
Le Clerc Hist. de la Med. Amst. 1723. 4. Ej. hist. nat. et med. latorum lumbricorum. Genev. 1715. 4.

Mich. Bern. Valentin Corpus juris medico legalis. Frft. 1722. Ej. Amphiteatrum zootomicum. Frft. 1720. Ej. Musaeum Musaeorum. Praxis medica infallibilis. Frft. 1711 — 1715.
Gohl über den verwirrten kranken Verstand, besonders in der Therapie. Bel. 1729. 8. Ej. über d. von Vorurtheilen kranken Verstand. Halle 1733. 8. sind Streitschriften gegen die mechanischen Aerzte. Von den durch Gohl besorgten Actis medicorum Berolinensium erschienen von 1717 — 1731. drei Decaden.
Augustin Belloste Chirurgien de l'hopital. Paris 1696. 8. al. — Ej. suite du chirurgien de l'hopital du mercure Paris 1725. zur Empfehlung seiner Mercurialpillen.
Joh. Guich. Duverney Tr. de l'organe de l'ouie, Paris. 1683. 12. Ej. Oeuvres anatomiques von Senac und Bertin. Paris 1761. in 2 Bänden herausgegeben.
Joh. Palfyn Heelkondige entleeding von Menschen lichnam. Leid. 1718, 8. Französisch unter dem Titel: Anatomie chirurgicale par A. Petit Paris. 1753. 4.
Vom stahl'schen Systeme: Georg Ernst Stahl's Theorie der Heilkunde. Erstes und zweites Buch. Dargestellt von Wendelin Ruf. Mit einer Vorr. von Kurt Sprengel. Halle 1802. 8.
Joh. Lanzoni Opera. Lausanne 1738. 4. II. Vol.
Ant. Valisneri Opera. Venet. 1733. III. Vol. fol.

Fr. Ruyschii Opera Amst. 1721 — 25. II. Vol. 4. f. J. Fr. Schreiberi historia vitae et meritorum Ruyschii Amst. 1732. 4.
Commercium litterarium noricum erschien Nürnberg von 1731 bis 1745 in 15 Bänden.
Geoffroy Tractatus de Mat med. Paris 1741. III Vol. französisch Paris 1750. 7 Bände.

A. Ferrein quaestiones medicae. Monspel. 1732. Bertin lettre à Dodart sur un nouveau Systéme de la voix 8. 1745.
Pet. Chirac de motu cordis adversaria. Monspess. 1698. 12. Notizen über Chirac's Leben s. in Gilibert Medicin Naturaliste etc. Lyon. 1801.
Charles Saint-Yves Tr. des maladies des yeux. Paris 1722. 12.
Anell Obs. sur la fistule lachrymale. Paris 1733.
Lentilii miscellanea medico-practica. 4. Ulm 1698. Ej. Eteodromus medico-practicus 4. 1711. Ej. Jatromnemata medico-practica 8. Stuttg. 1712.
Medical Essays and obs. Edimb. 1733 — 42. 6 Bände 8.
J. H. Schulze an umbilici deligatio in nuper natis absolute necessaria? Hal. 1733. 4.
G. E. Stahlii Theoria medica vera, physiologiam et pathologiam sistens Hal. 1708. 4. et al. complur. v. Jo. Christoph Göze de scriptis Stahlii ejusque asseclarum. Norib. 1729. 4. c. suppl.
Fr. Boissier de Sauvages Traité des classes des maladies. Montpellier 1734.
Jo. Conr. Dippel vitae animalis morbus et medicina L. B. 1711. 8. Ackermann das Leben Dippels. Leipz. 1781.
Camerarii eclecticae medicinae specimina quaedam. Frft. 1713. 4.
J. F. Cassebohm de aure humanae. Hal. 4. 1734.
Noel. Falconet Systême des fievres et des crises selon la doctrine d'Hippocrate 8. Paris 1725.

Jahr n. Christi. Geburt.	Für die Geschichte der A. W. wichtige Namen.	Wichtige Begebenheiten und Schicksale der Medicin.
1735	Dan. Duncan chemischer Arzt und Pet. Artedi, Naturforscher sterben.	Die erste Ausgabe des linneischen Natursystems erscheint. Edm. Chapman lehrt den rechten Gebrauch der Zange u. verwirft die scharfen Entbindungswerkzeuge.
1736	Joh. Gottfr. von Berger Profess. zu Wittenberg und Joh. Wilh. Albrecht Prof. zu Göttingen sterben. Lebr. Friedr. Benj. Lentin, Joh. Brown und Friedr. Cas. Medicus gebohren.	Haller wird Professor in Göttingen. Die Wirkungen der Senegawurzel durch Tennent in Philadelphia entdeckt. — Kriebelkrankheit in Schlesien.
1737	Phil. Hecquet Arzt zu Paris. Joh. Dominicus Santorini Profess. zu Venedig und Casp. Neumann Prof. Chem. zu Berlin sterben. Francois de Bordeu gebohren.	Einweihung der Göttinger Universität.
1738	Hermann Boerhave Prof. zu Leiden und Pet. Solano de Luque Erfinder der feinen Pulslehre sterben,	Lieberkühns Verbesserung der Mikroscope. — Pulvis antilyssus. — Plummer's Mittel. — Fürchterliche Blatterepidemie in Nordamerika.
1739		Stiftung der stockholmer Akademie der Wissenschaften. — Das Stephensche Mittel gegen Blasenstein. — Spigelia marilandica und anthelmia. — Haller's erste Versuche über die Reizbarkeit. — Heftige Epidemie des gelben Fiebers in Nordamerika.
1740	Joh. Friedr. Cassebohm Profess. zu Halle stirbt.	Regierungsantritt des grofsen Königs Friedrich II. Berichtigung der Kenntnifs von den Wirkungen der absorbirenden Erden und Beschränkung ihres Mifsbrauchs.
1741	Franz Pourfour du Petit Arzt zu Paris und Franz Torti fürstl. modenesischer Leibarzt sterben.	Fr. Hoffmanns mechanisches System mit glücklicher Würdigung des solidi vivi. Hallers Abbildungen der Blutgefäfse erscheinen. Süfsmilchs Mortalitätsberechnungen. Newton's und Eulers Theorie von dem Licht und den Farben. — Kleland schlägt die Operation gegen die Verstopfung der Tuba Eustach. vor. Fr. Hoffmann bringt die Gesundbrunnen in Ansehn und Gebrauch.
1742	Friedr. Hoffmann Prof. in Halle, Nic. Andry. Prof. in Paris, Joh. Bapt. Silva Doct. regent zu Paris und	Weitbrechts erste Beschreib. der Bänder.

Merkwürdige Schriften.

Duncan chymiae naturalis specimen, quo patet, nullum in chymicis officinis fieri processum, cui similis in animali corpore non fiat Hag. 1707. 8.
Edm. Chapmann Treatise on the improvement of midwifry. Lond. 1735. und 1759. 8. Deutsch. Kopenh. 1748.
Artedi Ichthyologia ed Linnaeus. Lugd. Bat. 1738.
Joh. Gottfr. von Berger Physiologia medica s. de natura humana. Vitemb. 1702. 4.
Jo. Fr. Blumenbach synopsis systematica scriptorum, quibus inde ab inauguratione Academiae Georgiae Augustae ann. 1737. usque ad annum 1787 disciplinam suam augere studuerunt Professores medici Göttingenses. Gotting. 1788. 4.

Phil. Hecquet Explic. physique et mechanique des effets de la Saignée et de la boisson dans la cure des maladies. Paris 1707. 12. Ej. de purganda medicina a curarum sordibus ib. 1714. 12.
Jo. Domin. Santorini Obss. anat. Venet. 1724. 4. Ej. storia d'un feto estratto felicemente delle parte deretane. ib. 1727. Ej. tabb. XVII. posthumae ex ed. Girardi. Parm. 1775. fol.
Casp. Neumanni Opera omnia ed Kessel. Züllich. 1749 — 55. 4 Bände 4.

Herm. Boerhaave Institt. med. L. B. 1707. 8. das. 1727. 8. Aphorismi de cognoscend. et curand. morbis Lugd. B. 1708. al. — Historia morbi atrocis. Lugd. B. 1724. 8. — historia altera m. a. ib. 1728. 8. Elementa chemiae. Lugd. B. 1732. II. Vol. 4. — Methodus discendi Medicinam Amst. 1726. 8. — Nach seinem Tode erschienen: de morb. oculor ed Haller Gött. 1750. 8. de morb. nervorum ed van Eems, Amst. 176 . II Vol. 8.
Fr. Solano de Luque Lapis lydos Apollinis (spanisch) Madrit. 1737. fol.
Die Abhandlungen der stockholmer Akademie erschienen unter dem Titel: Swenska Vetenskaps academiens Handlingar von 1739. bis 1780. in 41 Bänden 8. — Dann u. d. T. nya Handlingar — Deutsch von Kestner.

Cassebohm de aure s. oben. — Dess. Anweisung zur Zergliederung des m. K. Berl. 1746. 8.

B. L. Tralles virium quae terreis remediis adscriptae sunt, examen rigorosius. Vratislav 1740. 4.

Franc. Petit (anonym) Lettres du'n medecin des Hopitaux du Roi sur un nouveau Systeme du cerveau. Paris 1710. Ej. diss. sur une nouvelle methode de faire l'operation de la cataracte ib. 1727. 12. und in den Mem. de l'Acad. de Paris.
Fr. Torti Therapeutice specialis ad febres perniciosas. 1756.
Süfsmilchs göttliche Ordnungen in den Veränderungen des menschl. Geschlechts. Berl. 1741. — 4te Ausg. 1775.
Kleland in Philosophical Transactions 1741. no. 461.
Newton Optice seu de reflexionibus, refractionibus etc. lucis lib. III. Lausanne 1740. L. Euler nova theoria lucis et colorum in opusc. Berol. 1746. 4.

Weitbrecht Syndesmologia. Petrop. 1742. 4.
Fr. Hoffmann Opera Genev. 1740 — 53. 9 Bände fol.
Nic. Andry Remarques de Medicine sur ce qui regarde la Saignèe et la purgation. Paris 1713. 12. u. m. a. (gegen Hecquet).
Jo. Bapt. Silva Tr. l'usage de differens sortes de saignées Paris 1727. 2 Bände 12. (gegen Hecquet)

Jahr n. Christi Geburt.	Für die Geschichte der A. W. wichtige Namen.	Wichtige Begebenheiten und Schicksale der Medicin.
	Joh. Jac. Manget Arzt zu Genf sterben. Max. Stoll gebohren.	Friedr. Ould Geburtshelfer zu Dublin lehrt die richtige Theorie des Durchganges des Kindskopfs durch das Bekken. v. Bergen stellt die Lehre von den Häuten (Meningologie) als einen besondern Theil der Anatomie auf (Vorgänger Bichat's).
1743	Ludw. Lemery Arzt zu Paris stirbt.	Universität zu Erlangen. Der erste Band der Mem. de l'Acad. royale de Chirurgie zu Paris erscheint.
1744	Andr. Ottomar Goelike Profess. in Frankfurt und Herm. Friedr. Teichmeyer Prof. zu Jena sterben. Ernst Plattner gebohren.	Hallers Streit mit Hamberger über den Mechanismus der Respiration. Die berlinische Gesellschaft der Wissenschaften erhält den Namen der Akademie und giebt ihre Abhandl. französisch heraus. — Erste med. Anwendung der Electricität.
1745	Joh. Heinr. Schulze Prof. zu Halle stirbt.	Van Swieten wird Leibarzt bei der Kaiserin Maria Theresia. — Rückkunft des Christ. Wolff nach Halle. Jac. Winslow und Joh. Bruhier zeigen die Trüglichkeit der Kennzeichen des Todes und die Gefahr der allzufrühen Beerdigung. Der Gebrauch des Theerwassers wird allgemein.
1746		Büffons Theorie der Zeugung. Fauchard über Zahnkrankh. — Markgraff's Entdeckung der Phosphorsäure. — Polypöse Bräune in Frankreich.
1747	Josias Weitbrecht zu Petersburg. Joh. Jac. Dillenius Prof. zu Oxfort, Joh. Zach. Plattner Prof. zu Leipzig und Franz Gigot de la Peyronie französ. Wundarzt sterben.	Unzers neue Classification der Temperamente. Erstes Impfhospital in London. Das hamburgische Magazin erscheint. Garay's Extracte. — Gesetz in Holland, dafs jeder Geburtshelfer von der Apothergilde geprüft werden und das Chamberlain'sche Geheimnifs kaufen solle. — Brandige Bräune in England. — Schlichtings Bekantmachungen über das Chamberlain'sche Geheimnifs.
1748	G. Cheyne mathematischer Arzt in Bath, Joh. Bernoulli Profess. Mathes. zu Basel und Uomob. Pisoni Profess. zu Padua, Gegner des Harvey sterben.	J. Daviel zeigt den Vorzug der Extraction des grauen Staars vor der Depression. J. F. Meckels Beschreibung des fünften Nervenpaares. De la Mettrie's grober Materialismus. — Weitere Trennung des Bartscheerens von der Chirurgie in Frankreich. — Eröff-

Merkwürdige Schriften.

Fr. Ould a Treatise of Midwifry. Dublin 1742. 8.
Jo. Jac. Manget Bibliotheca anat. Genev. 1685. II Bände fol. Ej. theatr. anat. ib. 1716. 2 Bände fol. Ej. Biblioth. chemica ib. 1702. 2 Bände fol. Ej. Bibl. med. practica ib. 1695. — 98. 4 Bde. fol. Ej. Biblioth. scriptorum medicorum ib. 1771 2 Bände fol.
Partium anatomes plures esse hactenus descriptis et ab auctoribus traditis. Progr. auct. C. A. a Bergen. Francof. a. V. 1742.

L. Lemery Tr. des alimens, Paris 1712. 12. Ej. Diss. sur la nourriture des os. 1704. 12.

Ge. Erh. Hambergeri de respirationis mechanismo et usu genuino Diss. — una cum scriptis, quae vel illi opposita sunt vel ad controversiam de mechanismo illo agitatam pertinent. Jen. 1748.
Andr. Ottom. Goelicke Institt. Med. secundum principia mechanico-organica reformatae, Frft. ad. Viadr. 1735. 8. Ej. historia anatomiae. Hal. 1743. hist. Chirurgiae Hal. 1713. hist. Medicinae. Hal. 1717. hist. scriptorum de Med. forensi. Frft. 1713. 4. etc.
Herm. Friedr. Teichmeyer Institt. Medicinae legalis vel forensis. Jen. 1740 und 1762. n.

Joh. Henr. Schulze historia medicinae s. oben u. m. a.

Winslow Diss. sur l'incertitude des signes de la mort. Paris 1742. II Part. 12. Bruhier Mem. sur la necessité d'un reglement au sujet de l'enterrement.

s. Berkley Recherches sur les vertus de l'eau de Goudron. Amst. 1745. 8.

Fauchard le chirurgien dentiste. Paris 1746. 2 Bände 12.

J. A. Unzer neue Lehre von den Gemüthsbewegungen. Halle 1746. 4.
Weitbrecht Syndesmologia s. oben.
Dillenii historia muscorum. Oxon. 1741. 4. Ej. Hortus elthamensis. Oxon. 1732..
Jo. Zacch. Plattner Institt. Chirurgiae. Lips. 1743. ed Krause ib. 1738. 8. — Supplementa in instit. ed. E. Plattner ib. 1773. — Ej. Opuscula Lips. 1739. III Vol. 4.

Jo. Dan. Schlichting Embryulcia detecta. Ej. Appendix Embryulciae detectae. Amst. 1747.

Ge. Cheyne de infirmorum sanitate tuenda. Lond. 1726. 8. Ej. Natural method of curing the diseases. Lond. 1742. 8.
J. Daviel lettres sur les maladies des yeux. Paris 1748. 12.
J F. Meckel de quinto pari nervorum cerebri. Götting 1748. 4.
Joh. Bernoulli Opera. Lausann 174 . 4. (wegen der äufserst scharfsinnigen Theorie der Muskelbewegung für die Physiologie sehr schätzbar)
Uomob. Pisoni Disquisitio de circuitu sanguinis 4. Patav. 1726.

Jahr n. Christi Geburt.	Für die Geschichte d. A. W. wichtige Namen.	Wichtige Begebenheiten und Schicksale der Medicin.
		nung der Vorlesungen am Coll. med. chirurg. zu Dresden.
1749		Hallers Entdeckungen den Bau, den Nuzzen und die Lebenskraft des Zellgewebes betreffend.
		Senacs Werk vom Herzen.
		Hallers Darstellung der angebohrnen Brüche.
		Anwendung der Kälte gegen mancherlei Krankheiten. — Epidemie des gelben Fiebers in Nordamerika. — Errichtung einiger Kindbetterinnenhospitäler in London.
		Anwendung der medicin Electricität.
1750	Joh. Ludw. Petit berühmter französischer Wundarzt stirbt.	Monro's Streit mit Meckel über die lymphatischen Gefäfse und Ganglien.
		Joh. Taylors Augenkuren.
		Quesnay's bessere Theorie der Eiterung.
		Roloff's neue Theorie vom Nutzen der Milz.
		Büffons und Daubentons Bemühungen um Naturgeschichte und Zootomie. — Erste Versuche mit dem Phosphor. — Cichorien als Kofféesurrogat. — Mohr's Entbindungsfantom. — Bing's Zange.
1751	Burch. Dav. Mauchart Prof. zu Tübingen, La Mettrie und Abr. Vater Profess. zu Wittenberg sterben.	Gesellschaft der Wissenschaften zu Göttingen unter Hallers Vorsitz.
		Die lithotomie par haut appareil von Jean de St. Côsme Feuillant verbessert.
		Haller macht die Lehre von der Reizbarkeit öffentlich bekannt und geräth darüber in Streit mit Rob. Whytt, le Cat und de Haen.
		Levrets neue Geburtszange.
		Die französische Encyclopaedie.
1752	Wilh. Cheselden Wundarzt zu London und Christ. Bernh. Albin Prof. zu Utrecht sterben.	Haller entdeckt den wahren Mechanismus der Bewegung des Herzens.
		Smellie's Verbesserungen in der Geburtshülfe. — Bordeu's Pulslehre.
		Einrichtung des grofsen Impfspitals Cold-Bathfields in London.
1753	Hans Sloane königl. Leibarzt und grofser Naturforscher zu London, A. K. Boerhave, Aug. Buddeus Prof. der Anatomie in Berlin und Nicol. Püzos Geburtshelfer zu Paris sterben.	Haller verläfst Göttingen.
		Die Möglichkeit verspäteter Nachgeburten wird von Heister und Bertin behauptet, von Louis und Vogel bestritten.
		Erste Pocken-Impfung in der Schweiz.

Merkwürdige Schriften.

Vid. Schobinger de telae cellulosae in c. h. dignitate. Götting. 1748. 4.

Senac traité du coeur. Paris 1749. 4.
Haller de herniis congenitis progr. Götting. 1749. 4.

J. S. Hahn von der Kraft des frischen Wassers. Breslau 1749. 8.

J. L. Petit Tr. des maladies des os Paris 1705. 12. vermehrt von Louis. Paris 1758. 2 Bände 8. Ej. Tr. des malad. chirurgicales (nach seinem Tode von Lesne herausgegeben) 3 Bände 8. Paris 1774.
Quesnay Tr. de la suppuration. Paris 1750.
Chr. Ludw. Roloff Diss. inaug. de fabrica et functione lienis. Francof. ad Viadr. 1750. 4.

Büffon histoire naturelle. Paris 1750. 4.
Fr. Mohr die gebährende Frau sammt Leibesfrucht in Lebensgröfse u. s. w. Frft. u. Leipz. 1750. 8. G. H. Langsdorf historia phantasmatum. Götting. 1797. 8.
J. H. Janke de forcipe ac forfice, ferramentis a Bingio, chirurgo Hafniensi inventis Lips. 1750. 4.

Maucharts Dissertationen über Augenkrankheiten sind gesammelt in Reufs Dissertatt. med. select. Tübingens. Tüb. 1783. 2 Bände.
Abr. Vater Museum anatomicum proprium c. praef. Heisteri. Helmst. 1750. 4.
La Mettrie's Leben in Hist. de l'acad. roy. des sc. de Berlin. 1754.
Haller de partibus sensil. et irritab. in Opp. min. Vol. 1. und Zimmermann Diss. de irritabilitate. Götting 1751. 4.
Rob. Whytt Ess. on the vital and other involuntary motions of animal. Edimb. 1751.
L. A. G. Weber de initiis et progressibus doctrinae irritabilitatis. Hal. 1783. 8.
Levret Obss. sur les accouchemens laborieux. Paris. 1747 und 1751.
Encyclopedie ou Dictionaire raisonné des Sciences. Paris von 1751 an, 17 Bände fol. mit vier Supplem. 12 Kupferstiche und 2 Index unter der Direction von Diderot und Dalembert.
Haller de vasis cordis propriis, de motu sanguinis per cor, und de valvulva Eustachii in Opp. min. Vol. 1.
Wilh. Cheselden Anatomy of human body. Lond. 1713. Ej. Osteography Lond. 1733. fol.
Smellie Treatise on the theory and practice of midwifry. Lond. 1752. 8. teutsch Altenburg. 1755.
Chr. Bern. Albini Descriptio intestinorum tenuium hom. L. B. 1724. 8.
Sloane's Biographie in Comm. soc. reg. Göttingensis. T. IV. 1754. Buddèe Biographie in Hist. de l'acad. des sc. de Berlin 1754.

Nic. Püzos Traité des accouchemens. Paris 1759. und nach seinem Tode herausgegeben von Morisot Deslandes.
Heister Diss. qua partus 13 mestris pro legitimo habitus proponitur. Helmst. 1753. etc. Louis Mem. contre la legitimité des naissances tardives, Paris 1764.

Jahr n. Christi Geburt.	Für die Geschichte der A. W. wichtige Namen.	Wichtige Begebenheiten und Schicksale der Medicin.
1754	Rich. Mead königl. Leibarzt	Sam. Sharp verbessert die Form der chirurgischen Instrumente.
	Christ. Wolf Prof. Philosophiae zu Halle,	Das pariser Journal der Medicin.
	Justus Gottfr. Günz Prof. in Leipzig und	Erfurtsche Akademie nützlicher Wissenschaften.
	Joh. Fantoni Leibarzt des Königs von Sardinien sterben.	De Haen wird nach Wien berufen.
		Bekanntmachung des Roonhuysischen Hebels.
1755		Gesellschaft der Wissenschaften zu Harlem.
	Ge Erh. Hamberger Prof. zu Jena und	Hallers Versuche über die Zeugung.
		Zinn Beschreibung des Auges.
	Joh. Claud. Adrian Helvetius kön. französ. Leibarzt sterben.	Universität zu Moskau. — Erste Pockenimpfung in Schweden.
	Sam. Thom. Sömmering gebohren.	Einführung der Pockenimpfung durch Tronchin und Hosty in Frankreich.
1756	Joh. Nathan. Lieberkühn, Arzt zu Berlin stirbt.	De Haens Streit mit Haller über die Irritabilität und Sensibilität.
		Vortrefliche zur medicinischen Polizei gehörige Einrichtungen in Schweden.
		Torti's bessere Bestimmung der Wirkung der Chinarinde.
		Genauere Kenntnifs der Samenthierchen.
1757	Joh. Sam. Carl königl. dänischer Leibarzt,	Hypothesen vom Nervensaft, Lebensgeistern, electrischer und magnetischer Materie in den Nerven.
	Renat. Ant. Ferchault de Reaumur grofser Naturforscher,	Weismans Anwendung des Kupfersalmiaks. Die Quassia kommt in Gebrauch. André's Beobachtungen über den Antlitzschmerz. — Macaulay schlägt die künstliche Frühgeburt vor. — Crantz verwirft die scharfen Instrumente in der Geburtshülfe.
	Jo. Ern. Hebenstreit Profess. zu Leipzig,	
	Mich. Alberti Prof. zu Halle.	
		Fel. Fontana's Untersuchungen über die Reizbarkeit. Haller beginnt seine Elem. Physiologiae.
1758	Joh. Gottfr. Brendel Prof. in Göttingen,	Huxhams u. a. Erweiterungen der Lehre von den epidemischen Krankheiten, von der epidemischen Constitution u. s. w.
	Laurenz Heister Profess. zu Helmstädt,	
	Sam. Sharp Wundarzt zu London und	
	Anton de Jussieu Prof. Botanices zu Paris sterben.	
1759	Joh. Junker Prof. zu Halle,	
	Joh. Gottfr. Zinn Profess. in Göttingen,	

Merkwürdige Schriften.

Rich. Mead Monita et praecepta med. Lond. 1751. Ej. Opera Götting. 1749. 2. Bände.
Günz de calculum curandi viis. Lips. 1740. 8. Ej. Obss. de herniis ib. 1744.
Das Journal de Medecine erschien anfangs unter dem Titel: Receuil periodique d'observations de Medecine. Paris 1754 in 16 Bänden 12. von van der Monde besorgt; nachher von Roux u. d. T. Journal de Medecine.
Fantoni Dissertatt. anatom. Taurin 1701. 8. etc.

Het roonhuysiansch Geheim in de Vroedkunde entdeckt door J. de Vischer en H. van de Goll. Leyden 1754.
Verhandelingen der holl. Mattschappye der Weetenschappen te Haarlem seit 1755.

Hamberger Physiologia medica. Jen. 1751. 8. etc.

Zinn descr. anat. oculi humani. Götting. 1755.
Helvetius idee generale de l'economie animale. Paris 1722. 8.

Lieberkühn de fabrica et actione villorum intest. ten. L. B. 1755. 4. c. Tabul. Lieberkühns Biographie in hist. de l'Acad. roy. des sc. de Berlin 1756.
conf. Samling of Kongl. Förorningar roerande nya Medicinal-Staten. Holm. 1774. 4.
Torti Therapeutice specialis ad febres perniciosas. Francof. 1756.

s. M. F. Ledermüllers phys. Beobachtung der Samenthierchen. Nürnberg 1756.

Carl synopsis medicinae stahlianae. Büding 1724.

J. E. Hebenstreit Exegesis nominum graecorum quae morbos definiunt. Lips. 1751. Ej. anthropologia forensis ed 2. Lips. 1753 8.
Jo. Heinr. Nepomuck Crantz Einleitung in eine wahre und gegründete Hebammenkunst. Wien 1770.
Alberti Systema Jurisprudentiae medicae. Hal. 1725 — 47. 6 Bände 4. Ej. Comment. in Constit. criminal. medic. Caroli V. ib. 1749. 8.

Brendel Opuscula coll. et ed. Wrisberg. Götting. 1769 sq. 3 Bände 4. Ej. Praelectiones acad. de morb. cognosc. et curand. ed. W. Lindemann. Lips 3 Bände 8. 1792. sq.
L. Heisteri Institt. Chirurgiae. Amst. 1739. 2 Bände 4. Ej. Compendium anatomicum. Altorf. 1717. al. Ej. med-chirurg. und anatomische Wahrnehmungen. Rostock 1759 — 70. 2 Bde. 4.
Sam. Sharp. tr. on the operatt. of surgery. Lond. 1748. 8. Ej. inquiry in the state of surg. Lond. 1750.
Joh. Junkeri Conspectus physiologiae. Hal. 1735. 4. Ej. Consp. therapiae generalis ib. Hal. 1727. 4. Consp. Chemiae ib. 1732. 2 Bände 4.
s. H. Zinn Descriptio anat. oculi humani. Göttg. 1755. 4. Ej. experimenta circa corpus callosum etc. ib. 1749. Ej. Obss. de vasis oculi et cochlea auris ib. 1753. 4. Ej. Catalogus plantarum Göttingensium 1757. 8.

Jahr n. Christi Geburt.	Für die Geschichte der A. W. wichtige Namen.	Wichtige Begebenheiten und Schicksale der Medicin.
	Caesar Verdier Prof. Anat. zu Paris, Rob. Whytt Arzt zu London und Aug. Joh. Rösel von H. Rosenhof nürnberg. Naturforscher sterben.	Salmiakfabrik in Braunschweig.
1760	Jac. Benign. Winslow Prof. Anat. zu Paris,	Gesellschaft der Wissenschaft zu Turin.
		Cotunni's Entdeckungen im Gehörorgan.
	Joh. Theod. Eller königl. preuſs. Leibarzt, Joh. Gottl. Krüger Prof. zu Halle, Joh. Fr. Schreiber Prof. zu Petersburg (drei der vorzüglichsten Jatromathematiker) und	Universität zu Bützow (1789 mit Rostock vereinigt). — Med. Anwendung des Doverschen Pulvers, des Schierlings und des Lichen islandicus. Goulard's Bleimittel. — Lyonnet's mikroskopische Zootomie. — Stein's Erfindung mehrerer Werkzeuge für die Geburtshülfe und Handbuch desselben.
	Jac. Theod. Klein Naturforscher zu Danzig sterben.	Störks Untersuchung und Anempfehlung der sogenannten Giftpflanzen.
		Richtigere Bestimmungen der Wirkungen des Opiums.
1761	Stephan. Hales groſser Physiker und J. B. Bianchi sterben.	Morgagni's pathologische Anatomie.
1762	Joh. de Gorter Prof. zu Harderwyk und	Katharina II. auf dem russischen Thron.
	Jac. Daviel französ. Augenarzt sterben.	Campers anatomisch pathologisches Werk.
1763	J. G. Röderer Prof. zu Göttingen und	Med. Gebrauch des Aconitum, des Hyoscyamus und Stramonium. — Entbindungsschule in Kopenhagen. — Epidemische Influenza.
	Wilh. Smellie Geburtshelfer zu London.	Linne's nosologisches System. — Med. Gebrauch der Weidenrinde. — Arret des Pariser Parlaments wider die Blatternimpfung. — Die ersten med. Vorlesungen in Philadelphia von D. Schippen.
1764		Lebr. Fried. Benj. Lentin's practische Beobachtungen. — Medicus Beiträge zur Theorie des Faulfiebers, der Peripneumonie u. der periodischen Krankheiten.
		Schröders Untersuchungen der Galle.
		Faulfieberepidemie in Neapel von Sarcone beschrieben.
1765	Steph. Wilh. de la Fosse Thierarzt zu Paris,	Gesellschaft der Wissenschaften zu Vliessingen.
	Ambrogio Bertrandi Prof. zu Turin und	Entdeckter Bau der Brüste.
	Ant. Fizes Profess. zu Montpellier sterben.	Für Hallers Theorie von der Reizbarkeit schreiben im Auslande: Farion, Bordenave, Hunter, Emett, Brocklesby, Mullmann, Housset, Achill. Mieg, Van-

Merkwürdige Schriften.

C. Verdier Abregé d'Anatomie. Paris 1739. 12.
Rob. Whytt physiological Essays 1760. u. a. m.

Winslow Eposition anat. de la structure du corps humain. Paris 1732.

D. Cotunni de aquaeductibus auris humanae. Napol. 1760. 4.
Eller Obss. de cognosc. et curandis morbis. Berol. 1762. 8. Ellers Biographie in hist. de l'Acad. roy. des sc. de Berlin. 17: 1.
Krügers Naturlehre. 4 Theile. Halle 1748. 8.
Schreiber Fundamenta medicinae physico-mathematica, Tom. I. Lips. 1731. 8. Ej. Almageston medicum. Lips. 1757. 4.
Traité anatomique de la chenille, qui ronge le bois du saule, par Lyonet. Haag 1760. 4.

Ant. Störck Libell. de cicuta. Vindob. 1760. Ej. libell. quo demonstratur Stramonium, Hyoscyamum, Aconitum esse remedia. ib. 1762. Ej. Lib. quo demonstratur flammulam Jovis etc. ib. 1769. etc.
Tralles usus opii salubris et noxius. Vratisl. 1760. 4 Bände 4.
Hales Haemastatik. Lond. 1733. französisch. Genev. 1744. 4. Ej. Vegetable statiks. Lond. 1727. 8.

J. de Gorter de perspiratione insensibili. L. B. 1725. 4. und 1736. 4. Ej. Medicinae compendium ib. 1731. 2 Bände. Ej. Systema prax. med. Harderv. 1750. 2 Bde 8.
Camper Demonstratt. anatom. P. I. II. Amstel. 1760. 1762. fol.

Röderer Elementa artis obstetriciae ed. Wrisberg. Gött. 1760. 8. Ej. Icones Uteri humani obss. illustrat. Gött. 1759. fol. Ej. Opuscula Coll. Wrisberg. Gött. 1763. 8.

W. Smellie Treatise on the theory and practice of Midwifry. Lond. 1752. 8. deutsch. Altenb. 1755. 8. Desselb. Collection of cases and observations on Midwifry. Lond. 1754. Dess. Set of anatomical Tables. Lond. 1754. fol. deutsch Nürnberg 1758.
Linnei Genera morborum. Upsal. 1763. 8.

L. F. B. Lentini Observationes medicae, 3 Fascikeln 1764 — 73.
Medicus Sammlungen von Beobachtungen. Zürich 1764. Dess. Gesch. periodischer Krankheiten. Carlsruhe 1764.

P. G. Schröder Experimenta ad veriorem cysticae bilis indolem. Götting. 1764. 4.
Mich. Sarcone Gesch. der Krankheiten von Neapel 1764. Zürch 1770. 3 Theile.

Verhandlingen der Zeeuwsch Genootschap der Weetenschappen te Vlissingen seit 1769. 8.

s. A. B. Kölpin (eigentl. Walter) de structura mammarum. Gryph. 1765. 4.
Ambr. Bertrandi Opere anatomiche e cerusiche. Torino 1786. 3 Bände 8.

Jahr n. Christi Geburt.	Für die Geschichte der A. W. wichtige Namen.	Wichtige Begebenheiten und Schicksale der Medicin.
		denhaar und Acrell, gegen Haller Vandell (s. Epist. ad Hallerum scriptae Tom. V. pag. 44.). Verschuir beweist die Irritabilität der Gefäſse.
1766	Joh. Astruc Prof. zu Paris und Rob. Whytt sterben.	
1767	Alex. Monro, der Vater, Prof. zu Edimburg.	Strack's verbesserte Theorie der Petechien. Erste Gesellschaft zur Rettung der Scheintodten in Amsterdam.
	Joh. Peter Süſsmilch Probst zu Berlin,	Lieutaud's anatomisch patholog. Werk.
	Paul. Gottl. Werlhof Leibarzt zu Hannover und	Die Entdeckungen das Herabsteigen der Hoden betreffend.
	Franz Boissier de Sauvages Prof. zu Montpellier sterben.	Begründung einer eignen Volksarzneikunde durch Tissots Avis au peuple. — Münch's Empfehlung der Belladonna gegen Hundswuth. Sutton's Impfmethode. — Empfehlung der Luft in Viehställen gegen Schwindsucht. — Errichtung des Westminster New Lying-in-hospital.
1768	Joh. Huxham Arzt zu Plymouth.	Jo. Aug. Unzer erweist die Unmöglichkeit der primitiven Säfteverderbnisse ohne zuvorgegangener Veränderung in den festen Theilen.
	Nicol. le Cat Profess. zu Rouen.	Erstes Impfhaus in Deutschland unter Ingenhouſs Leitung zu Wien. — Pockenimpfung in Ruſsland. — Erste Beschreibnng der Brustbräune, von Heberden.
	Georg Heuermann Prof. zu Koppenhagen sterben.	Franz Home macht auf die Harnruhr und den Gebrauch der Zinkblumen aufmerksam. Büttner's Vervollkommnung der gerichtlichen Arzneiwissenschaft. Zweckmäſsigere Bearbeitung der Lehre von den Kinderkrankheiten. Sigault schlägt die Schaambeintrennung vor. Die Lehre vom Contagium vivum und die zu weit getriebene Theorie der Pathologia animata.
1769	Andr. Elias Büchner Prof. zu Halle und Jatromathematiker,	Kaiserschnitt in der weiſsen Linie empfohlen von Henkel.

Merkwürdige Schriften.

Walther Verschuir Diss. de arteriarum et venarum vi irritabili ejusque in vasis excessu, et inde vorinnda sanguinis directione abnormi. Gröningen. 1766.
Jo. Astruc de morb. venereis L. VI. ed. 2 Paris. 1740. 2 Bände 4. Ej. Traité des maladies des femmes. Paris 1761. 6 Bände 12.
Rob. Whytt Works. Lond. 1768. 4. Deutsch die theoretischen Schriften von Lietzau. Leipz. 1791. 8. Die practischen. Leipz. 1771. 8. und 1794. 8.
Carol Strack de morbo cum Petechiis. Carolsr. 1766. 8.
The Works of Alex. Monro von seinem Sohne herausgegeben. Edimb. 1781. deutsch im Auszuge. Leipzig 1782.
Historie en Gedenkschriften van de Maatschappy, tot redding van Drenkelingen opgerecht binnen Amsterdam 1767. 4 Bde. 1793 – 1800.
Jos. Lieutaud historia anatomica sistens numerosissima extispicia. Paris 1767. 2 Bde 4.

P. G. Werlhof Opera ed Wichmann. Hannov. 1775. 4. 2 Bände.
s. Haller Opp. min. Voll. III. Neubauer de tunicis vaginalibus testis. Giefs. 1767. Palleta gubernaculi testis hunteriani et tunicae vaginalis descr. Mediol. 1777.
F. B. de Sauvages Pathologia methodica. Monsp. 1739. 4. dann vermehrt u. d. Titel: Nosologia method. Amst. 1763. 5 Bde. 8. das. 1778. 5 Bde. 4. — von Daniel herausgegeben. Lips. 1790. 4 Bände mit 81 Kupfern.

Jo. Huxham Opera lat. ed. G. G. Reichel. Lips. 1773. 3 Bde. 8.

J. A. Unzer erste Gründe der Physiologie Leipz. 1768. 8.

Nic. le Cat Tr. des sens. à Rouen 1640. 8. Paris 1767. 3 Bde. Ej. Receuil des pieces sur l'operation de la taille. Rouen 1749 — 53. 3 Bände. 8.

Heberden's Abh. von der Brustbräune in Arzneik. Abh. einer Gesellschaft in London. 2ter und 3ter Band.
Fr. Home medical facts and Experiments. Lond. 1759 und 1768. deutsch. Leipz. 1781. 8.
G. Heuermann Abh. der chirurg. Operationen. Kopenh. 1754 — 57. 3 Bände 8. Dess. vermischte Bemerkungen. Ebend. 1765 — 67. 2 Bde 8. Dess. Physiologie. Ebend. 1751 – 55. 4 Bde. 8.
Büttner Anweisung zur Ausstellung der Obductionsatteste über tödtliche Verletzungen. Königsberg 1768.
S. R. v. Rosenstein Anweisung zur Kenntnifs und Kur der Kinderkrankheiten. Götting. 1768. 8.

S. L. Crell diss. Contagium vivum lustrans. Helmst. 1768. 4.

Büchner besorgte als Praeses der kaiserl. Akademie der Naturforscher die Herausgabe ihrer Abhandlungen s. oben S. 105.

Jahr n. Christi Geburt.	Für die Geschichte der A. W. wichtige Namen.	Wichtige Begebenheiten und Schicksale der Medicin.
	Ant. Ferrein Profess. zu Montpellier, Joh. Jac. Fried Prof. der Geburtshülfe zu Strasburg und Dav. Siegm. Aug. Büttner Profess. der Naturgeschichte zu Göttingen sterben.	Johnson's Dammkrümmung der Geburtszange. Joh. Jac. und J. Albr. Fried's geburtshülfliche Instrumente. Ferreins Verdienste um die Erklärung der Stimme aus der Spannung der untern Stimmritzenbänder. Bessere Behandlung der Fracturen und Luxationen durch Einführung der gebogenen Lage und eines zweckmäſsigen Verbands. Gesellschaft der Wissenschaften zu Rotterdam. Verhandlungen über die Onanie und die Mittel dagegen.
1770	Jo. Senac königl. französ. Leibarzt, Bern. Siegfr. Albinus Prof. Anat. zu Leiden, Christ. Jacob Trew Arzt zu Nürnberg und le Dran französ. Wundarzt sterben.	Macbridens Widerlegung der Theorie von den Schärfen. -- Einschränkungen der ältern Humoralpathologie und Begründung einer auf gehörige Würdigung des solidi vivi beruhenden Solidarpathologie vorzüglich durch Cullen. Das cuprum ammoniac. von Gregory empfohlen. — Pellagra in Italien. — Pest in Ruſsland. Chr. Ludw. Hoffmanns Theorie von der Fäulniſs der Pockenmaterie in den Hautdrüsen und von der Fermentation und Fäulniſs der Säfte überhaupt.
1771	Joh. Bapt. Morgagni Profess. zu Padua, Joh. Friedr. Cartheuser Prof. zu Frankf. a. d. O. und Phil. Ambr. Marherr Profess. zu Prag sterben.	Bessere Heilart des Wasserbruchs. Verbesserte Theorie der Kriebelkrankheit. Epidemischer Typhus in Deutschland. Puerperalfieber in London. — Priestley's Entdeckung des Sauerstoffgas. — Erste Versuche mit dem innern Gebrauch der Columbo und den Zinkblumen.
1772	Ger. van Swieten röm. kaiserl. Leibarzt, Phil. Georg Schröder Profess. zu Göttingen und Corn. Albr. Klockhof Profess. in Franecker sterben.	Gesellschaft zur Rettung ertrunkener Scheintodte zu Paris. — Erste Impfung in Spanien durch Gorman. De Häen wird kaiserl. Leibarzt. Erste Versuche mit Kohlensäure. — Innerer Gebrauch des Wiſsmuthkalks. — Westendorfs Darstellung der Essigsäure. — John Leake's dreiblättrige Geburtszange. Bestimmung der wahren Ursachen der Gelbsucht. Kaiserschnitt in der weiſsen Linie angestellt von Henkel.

Merkwürdige Schriften.

Rob. Wallace Johnson a new System of Midwifery. Lond. 1768. 4. m. K. übers. von Loder. 2 Theile. Leipz. 1782. 8.
Joh. Albr. Fried Anfangsgründe der Geburtshülfe. m. 6 Kupf. Strasb. 1769.
Ant. Ferrein quaestiones medicae XII. Monspel. 1731. 4. (gegen Fizes über die Bewegung des Herzens). Ej. Cours de Medecine pratique. Paris 1769. 3 Bde. 12. Ej. Elem. de Chirurgie. Paris 1771. 8.

P. Pott on fractures and dislocations. London 1769 und Thom. Kirkland Observations ebend. 1770.

Verhandlingen der bataafsch. Genootschap der proefonder vindelyke Wysbegierte te Rotterdam. 1769. flg. 4.
S. A. Tissot L'onanisme ou Diss. sur les maladies produites par la masturbation. Paris 1769. 4.

J. Senac Tr. du coeur. Paris 1749. 2 Bde. 4. Ej. de recondita febrium natura. Amst. 1759. 8. Genev. 1769. 8.
Bern. Siegfr. Albinus de ossibus C. H. L. B. 1726. 8. Vindob. 1756. 8. Id. de sceleto hum. ib. 1762. 4. Ej. histor. musculorum hominis. ib. 1734. 4. Ej. Annot. academ. L. I — VIII. ib. 1754 — 68. 8 Bde. 4. Ej. Icones ossium foetus. ib. 1737. 4. Ej. Tabulae sceleti et musculorum. ibid. 1747. Grofsfolio. Ej. Tabb. ossium. ib. 1753. Grofsfol. Ej. Tabb. uteri gravidi. ib. 1755. Grofsfol. Ej. Tabula vasis chyliferi. ib. 1757. Grofsfol. etc. E. Sandifort oratio de Bernhardo Siegfriedo Albino, Anatomicorum quotquot elapso floruerunt saeculo, facile principe, Physiologo vero sui temporis summo. Leid. 1803.
Trew ist vorzügl. berühmt durch seine Herausg. des Commercii norici u. des blackwelschen Herbarii.
le Dran Observ. de Chirurgie. Paris 1731. 2 Bde. 8. Ej. Tr. des Operat. de Chirurgie. ib. 1731. etc.
Chr. Ludw. Hoffmann Abh. von den Pocken. Münster 1770. 2 Bde.
Perc. Pott. vom Wasserbruche. Kopenhagen 1770.
J. B. Morgagni adversaria anat. Bonon 1706 — 19. 6 Bde 4. u. Venet. 1762. fol. Ej. epist. anat. II. L. B. 1728. 4. ed Boerhave. Ej. Epist. XVIII ad Valsalvae Diss. anat. Venet. 1762. fol. — Id. de sedib. et causis morbor. Venet. 1761. 2 Bde fol. Ej. Opuscula miscellanea. Venet. 1703. 3 Bde. fol.
J. Wichmann Beytr. zur Gesch. der Kriebelkrankheit. Leipzig 1771. 8.
Phil. Andr. Marherr de affinitate corporum. Vindob. 1762. 8. Ej. praelect. in Boerhavii institt. ed. Cranz. Vindob. 1771. 2 Bde. 8. ib. 1785.

G. v. Swieten Commentarii in Boerhavii aphorismos. L. B. 1743 — 62. 5 Bde 4. u. a. Ej. Constitt. epidemicae et morbi potissimum Lugd. B. observati. Vindob. 1782. 8. (nach seinem Tode von Stoll herausgegeben).
Phil. G. Schröder Dissertatt. academ. colleg. et ed. Ackermann. Norimb. 1772. 4 Bde. 8.
C. A. Kloeckhof Opuscula medica ed Schlegel. Jen. 1772. 8.

S. E. H. Brüning de Ictero spasmodico. Lips. 1772. 8.

Jahr n. Christi Geburt.	Für die Geschichte der A. W. wichtige Namen.	Wichtige Begebenheiten und Schicksale der Medicin.
1773	Georg Gottl. Richter Prof. in Göttingen,	Verbesserte Extractionsmethode des grauen Staars.
	Nils. Rosen von Rosenstein königl. schwed. Leibarzt,	Berichtigung der Lehre von der Fäulniſs im lebenden Körper und von den Faulkrankheiten.
	Chr. Gottl. Ludwig Prof. zu Leipzig,	Die naturforschende Gesellschaft zu Berlin gestiftet. — Erste Empfehlung d. Kirschlorbeerwassers. — Morveau's salzsaure Räucherungen.
	Salvator Morand französ. Chirurg, J. Gregory Prof. zu Edimburg und Ge. Matthiae Prof. zu Göttingen sterben.	Das Stollische System, dessen eigenthümlicher Character beständige Rücksicht auf die epidemische und Witterungskonstitution, auf gastrischen und gallichten Zustand bei Krankheiten, und sehr allgemeine Ausdehnung der antigastrischen, antilibiösen und ausleerenden Methode war.
1774	Rudolph. August Vogel, Prof. zu Göttingen,	
	Joh. Friedr. Meckel Profess. zu Berlin,	Tode's neue Theorie vom Tripper.
	Franz Quesnay königl. französ. Leibarzt, Guil. Henson londoner Wundarzt und	Stiftung der Universität zu Bonn, der human Society in London und der Gesellschaft der Aerzte zu Kopenhagen.
	Ge. Arnaud französ. Wundarzt sterben.	Schmucker's verbesserte Heilmethode der Kopfwunden.
		Bessere Amputationsmethode von Alanson. — Gaſsner's Exorcismus. — Scheele entdeckt die Schwererde. — Empfehlung des Gebrauchs der Eicheln.
1775	Joh. Ernst Greding Arzt am Armenhause zu Waldheim stirbt.	Grant's Beiträge zur Fieberlehre.
		Digitalis, Ledum, Cortex Winteranus, Quassia und Helminthochortos eingeführt. — Scheele's Bereitung der Benzoeblumen auf nassem Wege.
		Versuche und Erfahrungen über die Reproduction der Knochen.
		Die hunterschen Entdeckungen das Einsaugungsgeschäft, die schwangere Gebärmutter u. s. w. betreffend.
		Erste Untersuchungen über die Natur und Mischung der Milch.
		Vorgeschlagene und versuchte Heilmethoden des Krebses durch Arsenik, Quecksilber, fixe Luft, Giftpflanzen.
		Zweckmäſsigerer Gebrauch der Bleimittel.

Merkwürdige Schriften.

G. G. Richter Opuscula medica ed. Ackermann. 3 Bde. Frft. 1779. 4.

s. Aug. Gottl. Richter von der Ausziehung des grauen Staars. Götting. 1773.

s. W. Alexander med. Versuche und Erfahrungen. A. d Engl. Leipz. 1773. 8.

Christ. Gottl. Ludwig method. doctrinae univers. Lips. 1766. Institut physiolog. patholog, therapiae generalis u. s. w. Ej. Adversaria medico-practica. Lips. 1769 — 73. 3 Bde. 8.

Salv. Morand Receuil d'experiences et d'obss. sur la pierre. Paris 1743. 2 Bde. 12. Ej. Opuscules de Chirurgie. Paris 1768 — 72. 2 Bde. 4. deutsch von Platner. Leipz. 1776. 12.
J. Gregory Elements of the practice of Physik ed. 2. Lond. 8. deutsch Leipz. 1777.
G. Matthiae Conspectus historiae medicorum. Gött. 1761. 8.

R. A. Vogel praelectiones de cognosc. et curandis C. H. affectibus. Götting. 1772. 8. ed. Tissot. Laus. 1784. deutsch von Pohl. Lips. 1780. 8. Definitt. generum morbor. Gött. 1764. 8. Medic. Biblioth. 2 Bde. Erf. 1752. Neue med. Bibl. 1754. flg. 8 Bände. Ej. Opusc. med. Gött. 1758. 4.
J. C. Tode erleichterte Kenntnifs und Heilung des Trippers. 1ste Ausg. Kopenh. 1774. 3te Ausg. 1790. 8. J. H. G. Schlegel's Vers. einer Gesch. des Streits über die Identität des Venus- und Trippergifts. Jena 1796. 8.
E. Quesnay Obss. sur les effets de la saignée. Paris 1750. 12. (gegen Silva) Tr. de la suppuration. ib. 1749. 12. Tr. de la gangrene ib.
G. Hewson experimental Inquiries into the properties of the blood. Lond. 1771. 8. Ej. Description of the lymphatic System. Lond. 1774. 8.
G. Arnaud Tr. des hernies. Paris 1749. 2 Bde. 12. Ej. Observations on anevrysms. Lond. 1750. 8. Ej. Instructions on the diseases of the bladder and urethra. Lond. 1763. 12. Ej. Diss. on Hermaphrodits. Lond. 1750. 8.
Schmuckers chirurgische Wahrnehmungen. Berlin 1774. 2 Theile.
Ed. Alanson über die Amputation, engl. 1774. deutsch. Gotha 1785.

Gredings sämmtliche medicinische Schriften. Greitz 1790. 91. 2 Bde. 8.
Wilh. Grant Beobachtungen über die Natur und Heilung der Fieber. Leipz. 1775.
s. Troja de nova ossium regeneratione experimenta. Paris 1775. 8.

W. Hunter anatomy of the human gravid uterus. Lond. 1771. fol.

F. J. Voltelen de lacte humano. Lugd. 1775. 4. (nachher Ferris über die Milch. Leipz. 1787. und Parmentier und Deyeux 1798.)
s. P. Bierchen Abh. von den wahren Kennzeichen der Krebsschäden. Götting. 1775. 8. (nachher Richter, Theden u. a. m.)

s. H. Goulards chirurgische Werke, 2 Bde. Frkft. 1775. 8.

Jahr n. Christi Geburt.	Für die Geschichte der A. W. wichtige Namen.	Wichtige Begebenheiten und Schicksale der Medicin.
		Bessere Kenntnifs und Behandlung des Trismus.
		Mefsmer's Heilversuche durch Manipulation.
1776	Ant. de Haen kaiserl. Leibarzt,	Gesellschaft der Aerzte zu Paris gestiftet.
	Christoph Gottl. Büttner Prof. zu Königsberg (s. oben S. 136),	Genauere Untersuchungen des Uterus, Streitigkeiten über die Substanz desselben.
	Theoph. de Bordeu Arzt zu Paris,	Tralles Streit über den Gebrauch der Blasenpflaster.
	Dav. Hume, engl. Philosoph,	Nerventheorie der engl. Aerzte. — Le Roux empfiehlt die adstringirenden Tampons bei Haemorrhagia uteri. — Gmelin's Toxicologie.
1777	Alb. von Haller,	Operation der Schambeintrennung mit glücklichem Erfolge unternommen von Sigault und Leroy.
	Bern. de Jussieu französ. Naturforscher,	
	Joh. Heinr. Pott Profess. Chem. zu Berlin,	Müller's, Goetze's und Bloch's Untersuchungen der Eingeweidewürmer.
	Jo. Christ. Polyc. Erxleben Prof. der Naturlehre zu Göttingen,	Einführung der Lucienrinde u. der Geoffraea surinamensis.
	Adr. Bouillet eifriger Beförderer der Pockenausrottung in Frankreich und	P. F. Meckels Beschreibung des Labyrinths im Ohre.
	J. E. Neubauer Profess. zu Jena sterben.	Universität zu Bonn (erneuert 1818).
1778	Dav. Macbride Arzt zu Edimburg (s. oben 138.)	Sömmering Beschreibung der Basis Encephali.
	Friedr. Bern. Albinus Profess. zu Leiden,	Erlangte Kenntnifs von der Angina polyposa, Priestley's nähere Bestimmung des Nutzens der Respiration, die Entdeckungen der verschiedenen Luftarten und deren Wirkung auf das Respirationsgeschäft, den Kreislauf u. das Blut.
	Joh. Jac. Huber hess. casselscher Leibarzt und	
	Karl Ritter von Linné Profess. zu Upsala sterben.	
		Das goldene Zeitalter der Naturgeschichte. Rhododendron chrysanthum wird empfohlen. — Mefsmer in Paris.
		Buchhavens Empfehlung des Nelkenwurz in Fiebern.
1779	Joh. de Jussieu französ. Naturforscher und	Verbesserte Kenntnifs von den Gelenkgeschwülsten und von den Geschwüren, ihrer Behandlung, nöthiger Unterscheidung, Verbannung aller Misbräuche mit Salben und Pflastern u. s. w.
	Bourgelat grofser Thierarzt zu Lyon sterben.	Franks erstes System der medic. Polizei.
		Medicinische Anwendung der Electricität gegen mehrere Krankheiten. — Einführung der China rubra. — Gebrauch der Viola tricolor.

Merkwürdige Schriften.

J. C. G. Ackermann de Trismo. Göttingen 1775. 8. Dess. Abh. über den Tetanus. Nürnberg 1778. 8.

Ant. de Haen rat. medend. in nosoc. Vindob. 15 Bde 1757. flg. Fortsetzung desselben 3 Bde. 1772. fol. 8. deutsch von Platner. Leipz. 1779. fol. Ej. Praelect in Boerhave institt. ed. Wasserberg. 5 Bde. Vind. 578. sq. 8.

s. J. G. Walter Betrachtungen über die Geburtstheile des weiblichen Geschlechts. Berl. 1776. 4. (nachher Meckels, Ribkens u. a. m Schriften über diesen Gegenstand.)

Tralles de usu vesicantium in febribus acutis. Vratisl. 1776. 8.

Th. de Bordeu Recherches sur le pouls par rapport aux Crises ed. 2. Paris 1768. 2 Bde. 12. Dess. Recherches anat. sur les glandes. Paris 1751. 8. Dess. Rech. sur le tissu muqueux. ib. 1766. deutsch Wien 1772. 8. Dess. Rech. sur quelque points d'histoire de la medecine. Leod. 1764. 2 Bde. 12.

Le Roux obs. sur les pertes de sang de femmes en couche. Dijon. 1776. 8.

Joh. Fr. Gmelin allgem. Geschichte der Gifte. Leipzig 1776. 2 Thle.

Alb. ab Haller praelectiones Boerhavii in institutiones proprias. Götting. 1739 — 44. 6 Bde. 8. Ej. Icones anatomicae (s. oben S. 128.) Ej. enumeratio methodica stirpium helveticarum. Götting. 1742. fol. sehr vermehrt unter dem Titel: historia stirpium helveticarum inchoata. Bern 1768. 3 Bde. fol. Boerhavii method. stud. med. cum Commentario Halleri. Amst. 1751. 2 Bde. 4. Haller prim. lin. physiologiae. Gött. 1747. — Ej. Elementa physiologiae. Lausann. 1757 — 67. 8 Bde. 4. neuste Ausgabe unter dem Titel: De partium C. H. fabrica et functionibus. Bern. 1777. 8 Bde. 8. Ej. opp. minora, Gött. 1762 — 68. 3 Bde. 4. Ej. Bibliotheca botanica. Tig. 1771. 2 Bde. 4. Bibl. chirurgica. Bern 1774. 2 Bde. 4. Bibl. anatom. Tig. 1774 — 77. 2 Bde. 4. Bibl. medicinae practicae. Bas. 1776 — 85. 4 Bde. Ein genaues Verzeichnifs aller Schriften des grofsen Hallers und ihrer verschiedenen Ausgaben s. im sechsten Bande der Epistolar. ad Hallerum script. Bern 1775. 8.

Recit de ce que s'est passé à la faculté de Medecine à Paris au sujet de la section de la symphise des os pubis, pratiquée sur la femme Souhot. Paris 1777.

P. F. Meckel de labyrinthi auris contentis. Argentorat. 1777. 4.

Bouillet Elemens de la Medecine. Beziers 1744. 4.

J. E. Neubauer Diss. de Tunicis vaginalibus testis. Giefs. 1767. 4. Id. de epiplo-oscheocele. Jen. 1770. 4. Id. de nervis cardiacis. Frcft. 1772. 4.

S. Th. Sömmering Diss. de basi encephali. Gött. 1768.

C. F. Michaelis de angina polyposa. Götting. 1778. 8.

Fr. B. Albini de natura hominis libellus. L. B. 1775. 8.

J. J. Huber de medulla spinali. Gött. 1739. und 1741. 4. Id. de vaginae uteri structura etc. ib. 1742. de nervo intercostali. Cass. 1744. 4. de foram. ovali. ib. 1745. 4. Ej. Obss. anat. ib. 1760. 4. Ej. animad. anatt. ib. 1764. 4. Id. de monstris ib. 1764. Id. de ortu hominis. ib. 1771. 4.

Carol. a Linné philosophia botanica erste Ausgabe. Holm 1751. ed. Wildenow 1790 letzte Ausgabe. Genera plantarum erste Ausg. L. B. 1737. 8. letzte Ausg. von Schreber 1789. 91. 2 Bde. Species plantar. erste Ausgabe. Holm. 1753. 2 Bde. letzte Ausg. von Schultes. Stuttg. 1817 flg. bis jetzt 6 Bde. 8. Ej. Systema naturae erste Ausg. L. B. 1735. letzte Ausg. von Gmelin Lips. 1792. Ej. flora suecica. fl. lapponica, Hortus cliffortianus etc. Ej. materia medica ed. Schreber. Erlang. 1782. 9. Ej. Amoenitates academ. vom Jahre 1749. an 8 Bde. 8.

Rud. Buchhave Entdeckung eines neuen Mittels statt der Chinarinde. Kopenh. 1778. und 1781. 8.

S. Bell Abh. von den Geschwüren und deren Behandlung a. d. Engl. Leipz. 1779. 8.

Bourgelat Elemens d'hippiatrique Lyon 1750. 3 Bde. 12. etc.

J. P. Frank System einer medicin Polizei. Mannh. 1779 — 88. 4 Bde. 8. 5ter Bd. Tübing. 1813. 6ter Bd. in 3 Abth. Wien 1817 — 19. 8.

Jahr n. Christi Geburt.	Für die Geschichte der A. W. wichtige Namen.	Wichtige Begebenheiten und Schicksale der Medicin.
1780	Hier. Dav. Gaubius Professor in Leiden,	Gesellschaft der Aerzte zu Haag.
	Joh. Lieutaud Leibarzt zu Paris (s. oben 136.),	Dolichos pruriens. Bestuchef's Stahltinctur. — Kant's Philosophie. — Brown's Elementa Med.
	Andr. Levret Geburtshelfer zu Paris und	Bordeus und Ant. Fabre's Theorie des motus oscillatorius.
	John Fothergill Arzt zu London.	Die schwedische Pharmacopöe erscheint.
1781	Dav. Wilh. Triller Prof. zu Wittenberg und	Das cullensche System der Medicin, der alten Humoralpathologie entgegengesetzt u. auf die Lehre der Nervenpathologie gegründet gewinnt allgemeinen Beifall.
	Georg de la Faye Wundarzt zu Paris sterben.	Universität zu Stuttgard.
		Berichtigte Kenntnifs der Kopfwunden, der Anzeigen zur Trepanation: und der Lehre von den Fissuren und Contrafissuren.
		Fontana's Versuche über die Natur des Viperngiftes.
		Gelenkwegnahme statt des Gliederabschneidens von Park empfohlen. — Empfehlung des Geum urbanum.
1782	Heinr. Ludw. Dühamel Dümonceau, französ. Naturforscher,	Eine über ganz Europa verbreitete epidemische Influenza.
		Terpenthin gegen Gallensteine empfohlen.
	Andr. Siegm. Marggraf Chemist zu Berlin,	Weikard's neue Theorie des Schlagflusses.
		Ploucquet's neue Lungenprobe.
	John Pringle königl. engl. Leibarzt und	Unzers Assimilationstheorie der ansteckenden Krankheiten.
	Touss. Bordenave pariser Arzt sterben.	Necrosis zuerst beschrieben von David.
		Jo. Chr. G. Schäffers, van den Bosch's und Elsners Beiträge zur Beförderung der Solidarpathologie.
		Genauere Untersuchung der in diesem Jahrhundert erschienenen Kriebelkrankheit.
1783	Jac. Reinh. Spielmann Profess. zu Strasburg,	Walters vortreffliche Abbildungen der Abdominalnerven.
	Fr. Wilhelm von Gleichen Naturforscher,	Henslers historische Untersuchungen der Lustseuche.
	Karl von Linné der Sohn Profess. zu Upsala,	Richtigere Kenntnifs der Pest und Verbannung derselben fast aus ganz Europa. — Edimburger Enthindungsanstalt.
	W. Hunter königl. engl. Leibarzt,	Erfindung u. Einführung mehrerer Quecksilberpräparate zur Heilung der Lustseuche u. a. Krankheiten, die Angabe anderer antisyphilitischer Mittel, des flüchtigen Laugensalzes (von Pressavin)
	Walther van Doeveren Profess. zu Leiden und	
	Ann. Carl Lorry Arzt zu Paris sterben.	

Merkwürdige Schriften.

Gaubii institt. pathologicae. L. B. 1758. 8. ib. 1781. Norimb. ed. Ackermann 1786. deutsch von Gruner 3te Aufl. Berlin 1796. 8. Ej. Method. concinnandi formulas medicamentor. L. B. 1739. 8. Ej. Adversaria. ib. 1771. etc.

Ant. Fabre Recherches sur differens objets de medecine pratique et theorique. Paris 1780.
A. Levret Diss. sur les accouchemens labourieux. Paris 1747. und 1770. 8. Ej. art des accouchemens demontrées par des principes de physique. Paris 1761. Ej. obs. sur la cure des polypes. Paris 1772. 8.
A complet collection of D. Fothergill medical and philosophical works. Lond. 1781. 8.
Triller Commentat. de pleuritide Frft. 1740. 8. deutsch von Ackermann. Ej. Clinotechnia medico-antiquaria. ib. 1774. 4. Opusc. medica. Frft. 1766—71. 3 Bde. 4.
s. Duverge Abh. über die Mittel, die Gegenstöfse zu entdecken. Aus dem Franz. Leipz. 1781. 8.
G. de la Faye Principes de chirurgie. Paris 1739. 42. deutsch. Strasb. 1751.

Fel. Fontana Tr. sur le venin de la vipere. Florence 1781. 2 Theile.

Park Account of a new method of treating Diseases of the Joints of the Knee and Elbon. London 1783.

s. Wittwer über den jüngsten epidemischen Katarrh. Nürnb. 1782. Baldinger Magazin für Aerzte IV Bde. 3tes St. S. 243.

s. Weikard kleine Schriften. Mannh. 1782. und Baldinger Mag. f. Aerzte IV. 3. S. 243.

s. Ploucquet nova pulmonum docimasia. Tübing. 1781.
s. J. A. Unzer Einl. zur allgem. Pathologie der ansteckenden Krankheiten. Leipz. 1782.

David Observations sur la necrose. Paris 1782.
J. Ch. G Schäffer Versuche aus der theoretischen A. K. 2 Theile. Nürnb. 1782. Van den Bosch Abh. über das Muskelvermögen der Haargefäfse. Münster 1786. Chr. Fr. Elsner's Beiträge zur Fieberlehre. Königsb. 1782.
T. Bordenave Remarques sur l'insensibilité de quelques parties. Paris 1757. 12. Ej. Diss. sur les antiseptiques. Dijon 769. 8. etc.
J. Taube Geschichte der Kriebelkrankheit. Götting. 1782. 8.

J. R. Spielmann Institt. materiae medicae. Argent. 1774. 8. deutsch. 1775. 8.
J. G. Walter Tabulae nervorum abdominalium. Berol. 1783. fol.
P. G. Hensler Geschichte der Lustseuche. Altona 1783. 8. (nachher Gruner, Girtanner, Sprengel.)
Chicoyneau von der Pest. Stend. 1783. 90. 2 Theile. Samoilowitz von der Pest. Leipz. 1785. 8. Chenot von der Pest. Dresd. 1776. 8. u. a. m.
s. Baldinger historia Mercurii et Mercurialium. Götting. 1783. 85. 8. Girtanner über vener. Krankheiten. 2 Bände.
Wilh. Hunter anatomia uteri gravidi 1775. Lond. grofsfolio. Dess. medicinisch-chirurgische Heilmethoden übers. von Kühn. Leipz. 1784. 2 Theile 8.
Van Doeveren Spec. observationum academicarum. Gröning. 1765. Ej. primae lin. de cognosc. mulier. morb. ib. 1775. 8. etc.
A. C. Lorry Essay sur l'usage des alimens. Paris 1757. 2 Bde. deutsch von Ackermann. Leipzig 1785. 8. Ej. de melancholia. Paris 1761. 2 Bde. Ej. de morb. cutan. Paris 1777. 4. etc.

Jahr n. Christi. Geburt.	Für die Geschichte der A. W. wichtige Namen.	Wichtige Begebenheiten und Schicksale der Medicin.
		des Opiums, des Astragalus (von Girtanner) der Eidechsen u. s. w.
1784	J. Fr. Lobstein Prof. zu Strasburg,	Entdeckung der Natur des Fetts und der Fettsäure, Hypothesen über die Absondrung des Fetts.
	Otto Fr. Müller Naturforscher zu Kopenhagen, J. D. Hahn Profess. zu Leiden,	Die Einführung der kämpfischen Klystiermethode.
	P. J. Macquer französischer Chymist,	Verbesserte Heilart der alten Geschwüre an den Füſsen.
	J. P. David Profess. zu Rouen, Joh. Dimsdale Beförderer der Pokkenimpfung in England,	Reuſs Entdeckung der Klappen in den Gefäſsen der Nachgeburt und richtige Ernährungstheorie des Foetus.
	J. Franz Clem. Morand Profess. zu Paris und Abr. Trembley Naturforscher zu Genf sterben.	Entdeckung des thierischen Magnetismus und die durch Meſsmer veranlaſsten Untersuchungen darüber. Einweihung der chirurgischen Militairacademie zu Wien.
1785	Joh. Bapt. Burserius von Kanilfeld Lehrer zu Padua. Joh. Gotth. Wallerius schwedischer Mineralog, Torb. Bergmann Prof. Chem. zu Upsala und Joh. Exuper. Bertin zu Paris sterben.	Scarpa's Untersuchungen der Sinnorgane. — Spallanzani's Entdeckungen über das Verdauungsgeschäft und den Magensaft. — Goldwitzes chemische Untersuchung der Galle. — Besseie Kenntniſs von der Wassersucht der Hirnhöhlen. — Anwendung des Magnets in der Medicin. — Alansons neue Amputationsmethode. — Spallanzani's Vertheidigung des Evolutionssystems.
		Verbesserungen in der Behandlung der Brüche. — Verbesser. in der Lehre von den Nervenkrankheiten. — Scheele's Entdeckung der Apfelsäure.
1786	Joh. Lebr. Schmucker erster preuſs. Generalchirurg,	Tod Friedrichs II.
	Joh. Gottl. Gleditsch Prof. Botan. zu Berlin, Nath. Gottfr. Leske Prof. der Naturgeschichte zu Leipzig,	Versuche über die Regeneration. — Potts Entdeckung einer besondern Ursache der Lähmung der untern Extremitäten. — Einführung sicherer Methoden Blutflüsse zu stillen.
	Voitus Prof. Chir. zu Berlin und	Stolls Lehre von verborgenen Entzündungen.
	Carl Wilh. Scheele schwedischer Chemist sterben.	Van den Bosch Theorie von dem Muskelvermögen der Haargefäſschen.
1787	Max. Stoll Prof. zu Wien und	Königl. dänische Academie der Chirurgie zu Kopenhagen.
	Joh. Kämpf Leibarzt zu Hanau sterben.	Errichtung der kaiserlich-josephinischen Academie der Chirurgie zu Wien.
		Kenntniſs der Obliquitäten des Uterus, der retroversio uteri u. s. w.

Merkwürdige Schriften.

J. F. Lobstein Diss. de nervo spinali ad par vagum accessorio. Argent. 1760. 4. Ej. de valvula Eustachii. ib. 1771. 4. Id. de hernia congenita. ib. 71. Id. de nervis durae matris. ib. 1772. 4. Id. de liene. ib. 1774.
s. Jansen pinguedinis animalis consideratio. Lugd. B. 1784. 8. deutsch Halle 1786. 8.
J. D. Hahn Or. de usu venenorum in Medicina. Ultraj. 1773. 4.
J. Kämpf Abhandl. die Krankheiten des Unterleibes sicher und gründlich zu heilen. Dessau 1784. 8. und 1787.
S. Hahnemann Anl. alte Schäden und Geschwüre zu heilen. Leipz. 1784. 8.
Jo. Petr. David sur la Necrose s. oben. Dessen Recherches sur la maniere d'agir de la saignée. Paris 1762. 12. Dess. Diss. sur ce qu'il convient de faire pour diminuer le lait des femmes. ib. 1763. 12. etc.
A. C. Reufs novae obss. circa structuram vasorum, in placenta humana et peculiarem hujus cum utero nexum. Tübing. 1784. 4.
Morand Histoire de la maladie singuliere d'une femme contrefaite par un ramollissiment general des os. Paris 1752. 12. (und mehrere Schriften über die bekannte Suppiot.)
s. P. Usteri Spec. Bibliothecae criticae Magnetismi animalis. Götting. 1788. 8. Antimagnetismus oder Ursprung, Fortgang und Verfall des thier. Magnetismus. Aus dem franz. Gera 1788. Meiners über den thierischen Magnetismus. Lemgo 1788. 8.
Scarpa disquis. anat. de auditu et olfactu. Ticin. 1785. 8.
L. Spallanzani über die Verdauung. Leipz. 1785.
S. Goldwitz neue Versuche zu einer wahren Physiologie der Galle. Bamberg 1785. 8.
Odier über die Wassersucht der Gehirnkammern. Leipzig 1785 8.
Andry u. Thouret Beob. u Untersuch. über den Gebrauch des Magnets in der A. K. Leipz. 1785. 8.
Alanson über die Amputation; deutsch. Götting. 1785. 8.

s. A. G. Richter Abh. von den Brüchen. Götting. 1785. 8.
Tissot Abhand. über die Nerven und deren Krankheiten deutsch von Ackermann. Leipzig 1790. 3 Theile 8.

J. L. Schmuckers chirurgische Wahrnehmungen. Berlin 1774. 2 Theile. Dessen chirurgische Schriften. das. 1776. 3 Theile 8.
s. Koeler Experimenta circa regenerationem ossium. Götting. 1786. 4. J. Arnemann Versuch über die Regeneration an lebenden Thieren. 2 Bde. Götting. 1787. 8.
P. Pott von der Lähmung der untern Gliedmafsen. Leipzig 1786. 8.
W. Blizard von der Lage der grofsen Blutgefäfse an den Extremitäten und dem Gebrauch des Tourniquets 1786. 8. (nachher Hofers, Köhlers u. a. Schriften.)

H. v. d. Bosch über das Muskelvermögen der Haargefäfschen. Münster 1786. 8.

Stoll Aphorismi de febribus cognoscend. et curand. Vindob. 1786. 8. Ej. Rat. medend. 3 Bände. Vien. 1779. flg. 8.

Jahn Diss. de utero retroverso. Jen. 1787. 8. J. Melitsch von der Umbeugung der Gebärmutter. Prag. 1790.

Jahr n. Christi Geburt.	Für die Geschichte der A. W. wichtige Namen.	Wichtige Begebenheiten und Schicksale der Medicin.
		Salvadori's Kurmethode der Lungensucht. — Anwendung des thier. Magnetismus in Deutschland. — Gebrauch des Chenopodii ambrosioides. Neue chemische Nomenclatur.
1788	Georg Ludwig Graf von Büffon, grofser Naturforscher,	Barthol. Mascagni (Profess. zu Siena) behauptet gegen Cruikshank die Resorbtion durch die Venen.
	Percival Pott Wundarzt zu London und	Die londner Pharmacopöe.
	John Brown Reformator der Medicin zu Edimburg sterben.	Berichtigung der stahlischen Meinung von den Haemorrhoiden.
		Influenza. Geoffroya surinamensis und inermis. Angustura. Natrum phosphoricum. Lauverjat's Methode des Kaiserschnitts.
1789	Christ. Andr. Cothenius königlich preufs. Leibarzt,	Errichtung der privilegirten Gesellschaft der Aerzte zu Philadelphia.
		Untersuchung der Schleimbeutel im M. K.
	Pet. Lyonet grofser Naturforscher zu Haag,	Selle's Fieberlehre. — Zahlreiche Theorien und Hypothesen über das Wesen des Fiebers. — Münchs Empfehlung der Belladonna.
	Peter Camper und	Hahnemanns Empfehlung des Mercur. solubilis und Behauptung eines sogenannten Mercurialfiebers.
	Will. Cullen Profess. zu Edimburg sterben.	Die Stechpalme gegen Rheumatismen empfohlen.
		Scharfsinnige Theorie über die Entstehung der thierischen Wärme.
		Vollständige Beschreibung des lymphatischen Systems.
		Wedekinds und Hufelands Streit über die hoffmannischen Pockendrüsen.
		Entbindungsschule in Rom. — Med. Zeitschrift in Venedig.
1790	D. Benj. Franklin Erfinder der Electricität und John Aikin Professor zu Dublin sterben.	Rettungsgesellschaft für Scheintodte zu Hamburg. — Die Angustarinde kommt in Gebrauch. — Erweis, dafs im gesunden Zustande keine Luft im Darmkanal sei. — Ragolo's geheimes Mittel gegen die Epilepsie. — Das phosphorsaure Quecksilber von Bergmann zuerst bereitet. — Brandis Empfehlung der lauwarmen Bäder in Nervenfiebern. — Wichtige Bereicherungen der Hirn- u. Nervenlehre. — Hebenstreit und Languths Theorie vom Turgor vitalis. —

Merkwürdige Schriften.

G. L. Comte de Büffon hist. naturelle generale et particulière. à Paris 1749 — 1788. 29 Bände 4. 6 Supplementbände.

P. Pott's sämmtliche Werke. Berlin 1785. flg. 3 Bde. 8.

John Brown Elementa Medicinae. Edimb. 1780. Ed prima italica ed Moscati. Mediol. 1792. — Hildburgh. 1794. übersetzt von Weikard. Frft. 1795. von Pfaff. Kopenhag. 1796.
s. J. K. Stunzer über die goldne Ader. Wien 1788. 8. F. Hildebrand über die blinden Haemorrhoiden. Erlang. 1795. 8.
Lauverjat nouvelle methode de pratiquer l'operation cesarienne. Paris. 8.

Koch de bursis tendinum mucosis. Lips. 1789. Herwig diss. de morbis bursarum mucosarum. Götting. 1795.
Chr. Gottl. Selle Rudimenta Pyretologiae methodicae. Berol. 1789. 8.
J. H. Münch Beobachtungen bei angewendeter Belladonna. 4 Stücke. Stendal 1789. 8.

P. Camper Demonstratt. anatomico pathologicae. Amst. 1760. 62. 2 Bde. gr. fol. Dessen kleine Schriften. Leipz. 1784. 3 Bde. 8.
M. Cullen first Lines of practice of Physik englisch 4mal, französisch zweimal und deutsch mehrere male edirt. Ej. Nosol. method. Edimb. 1776. Götting. ed Fischer 1776. Ticin. ed Franck 1787.

A. Crawford von der thierischen Wärme. Leipz. 1786. 8. E. Rigby über die thierische Wärme. Altenb. 1789. 8.
W. Cruikshanks und P. Mascagni's Geschichte und Beschreibung der Saugadern des m. K. Uebers. und vermehrt von C. F. Ludwig. Leipz. 1789 — 94. 4.
C. W. Hufeland Bemerkungen über die natürlichen und geimpften Blattern. Leipz. 1789.
Giornale per service alla storia ragionata della Medicina di questo secolo. Venezia 1789. Tom. 1 — 6.

s. J. C. L. Ockel Disp. an aer secundum sanitatum adsit in primis viis. Hal. 1790.

J. Aikin Principles of midwifry or puerperal medicine. Edimb. 1785. (mit Abbildungen vieler Instrumente von Aikins Erfindung.)

s. Schäffer de mercurialibus quibusdam pharmacis. Lips. 1790.

s. Brandis Anleitung zum Gebrauch des driburger Brunnens. Münster 1791.

T. Sömmering Hirn- und Nervenlehre. Frankf. 1791. 8.
F. C. Voigtel Fragmenta semiologiae obstetriciae. Hal. 1790. 4.

Jahr n. Christi Geburt.	Für die Geschichte der A. W. wichtige Namen.	Wichtige Begebenheiten und Schicksale der Medicin.
		Begründung einer besondern Zeichenlehre der Geburtshülfe. — Grasmeyers Angabe der richtigen Kennzeichen des Eiters. — Jos. Gärtners und Joh. Hedwigs wichtige botanische Untersuchungen und Entdeckungen. — Fourcroy's u. a. chemische Untersuchungen animalischer Stoffe. — Anfang der salzburger medic. chir. Zeitung. — Hahnemann's Merc. solubilis. — Lavoisier's System der Chemie.
1791	J. Gärtner Arzt zu Calw,	Rettungsgesellschaft zu Kopenhagen.
	J. Andr. Murray Profess. zu Göttingen,	Leichenhaus zu Weimar.
	Heinr. Friedr. von Delius Prof. zu Erlangen,	Errichtung der schweizerischen Gesellschaft correspondirender Aerzte.
	Ge. Christ. von Oeder berühmter dänischer Botaniker und	Nudows Theorie des Schlafs.
	Ant. Louis berühmter Wundarzt zu Paris sterben.	
		Mehrere neue Theorien von der Entzündung u. s. w.
		Zahlreiche Entdeckungen in der Lehre von den Augenkrankheiten.
		Verbesserte Heilart des Keichhustens und Einführung mehrerer neuer Mittel dagegen.
		Wolsteins Einschränkung des Aderlasses. — Earle's Heilung des Wasserbruchs durch Injectionen. — Girtanners neues System der Medicin.
		Weikard's Theorie der Catarrhe u. Rheumatismen. — Heckers Theorie des Friesels.
		Sacombes Bemühungen die Geburtshülfe zu vereinfachen.
		Galvani's Entdeckung d. thierischen Eelectricität.
1792	Joh. Phil. Hagen, Geburtshelfer zu Berlin	Die salzsaure Schwererde zuerst empfohlen.
	Phil. Ludw. Wittwer, Arzt zu Nürnberg	Die Durchbohrung des processus mastoideus bei der Taubheit vorgeschlagen.
	Ant. Louis, Wundarzt zu Paris und Wilh. Bromfield, Wundarzt zu London sterben.	Wichmanns Krätztheorie. — Reils verbesserte Theorie der Krisen und Metastasen.
		Blumenbachs Lehre vom Bildungstriebe.
		Sömmerings Behauptung des Mangels der Herznerven. — Desault Erfindung des Kiotoms oder Coupebride. — Verbes-

Merkwürdige Schriften.

Grasmeyers Abhandlung vom Eiter. Götting. 1790. 8.

s. Fourcroy la Medecine eclairée par les sciences physiques. Paris 1790.

J. J. Plenk hygrologia c. h. sive doctrina de humoribus in C. H. Vindob. 1795. 8.

J. Gärtner de fructibus et seminib. plantarum. Tom. I. Stuttg. 1788. II. Tüb. 1791.

J. A. Murray Apparatus medicaminum. 6 Bde. Götting. 1793. flg. deutsch von Althof. Ebendas. 1793 — 95.

H. Nudow Versuch einer Theorie des Schlafs. Knigsb. 1791. 8.

s. Selle's Pyretologie und G. Wedekind allgem. Theorie der Entzündungen und ihrer Ausgänge. Leipz. 1791. 8.

s. Danz Versuch einer allgem. Geschichte des Keichhustens. Marb. 1791. 8.

Wolstein über das Aderlassen der Menschen und Thiere, Wien 1791. 8.
J. Earle Tr. on the hydrocele. London 1791.

s. Roziers Journ. de Physique. — Gren Journal der Physik 1791. 3ter Bd. Journal der Erfindungen 1stes Stück.
M. A. Weikard's med. Fragmente und Erinnerungen. Frft. 1791.
A. F. Hecker resp. Loeber diss. de exanthemate miliari et Pemphigo. Erford. 1791. 4.
H. Sacombe le Medecin Accoucheur. Paris 1791. 8. deutsch von Kranz. Mannheim 1796. 8. — Demangeon Examen critique de la doctrine et des procedés du cit. Sacombe. Paris an VII.
s. Aloys. Galvani de viribus Electricitatis in motu musculari Comm. Bonon. 1791.

Wilh. Bromfield chirurgicel observations and cases. 2 Bde. Lond. 1773. 8. deutsch Leipz. 1774. 8.

s. Arnemann über die Durchbohrung des processus mastoideus. Götting. 1792.
J. E. Wichmann Aetiologie der Krätze. Hannov. 1792. 8. G. v. Lobes Beob. über die Krätze. Prag 1792. 8.
J. C. Reil resp. Neumann de crisibus genuinis morbis nervosis peculiaribus. Hal. 1792. 8. Ej. Memorabil. clinica Vol. I. Fasc. 2. p. 158.
J. F. Blumenbach über den Bildungstrieb. Götting. 1792. 8.
s. Behrends diss. qua demonstratur cor nervis carere. Mogunt. 1792.

Jahr n. Christi Geburt.	Für die Geschichte der A. W. wichtige Namen.	Wichtige Begebenheiten und Schicksale der Medicin.
		serung der Tracheotomie. — Starks Hypothesen vom Nutzen der Milz u. glandula thymus. — Trotters neue Theorie des Scorbuts.
		Die antiphlogistische Chemie wird allgemein angenommen.
1793	John Hunter Arzt zu London, Joh. Gottl. Fritze zu Halberstadt und Charles Bonnet grofser Naturforscher zu Genf sterben.	Verschiedene Theorien von der Lebenskraft, Sensibilität u. s. w. — Genauere Untersuchungen der Knochenkrankheiten. — Verschiedene Theorien über das Kindbettfieber. — Entdeckte Heilkraft des Moschus gegen den Brand. — Streit über die electrische Natur des Galvanismus. — Ferro's und Scherers Streit über die Heilkräfte des Sauerstoffs.
		Verschiedene Generationstheorien. — Heftiges gelbes Fieber in Philadelphia. — Eberhard's Thiergeburtshülfe. — Lowitz fäulnifswidrige Anwendung des Kohlenpulvers. — Cortex brasiliensis.
1794	Felix Vicq d'Azyr königl. franz. Leibarzt, Ant. Petit Wundarzt zu Paris, Ant. Lorenz Lavoisier, Schöpfer der neuen Chemie, Joh. Theod. Pyl, Physikus zu Berlin und James Lind Hospitalarzt zu Haslam sterben.	Furcht vor der Bleivergiftung.
		Richter und Gren suchen die antiphlogistische Chemie mit der Lehre vom Phlogiston zu vereinigen. — Cruikshanks Bereicherungen der Saugaderlehre. — Wichmanns Diagnostik der Hautkrankheiten, der angina pectoris u. a. m. — Beddoes Anwendung der antiphlogistischen Chemie in der theoretischen und practischen Heilkunde. Dessen Empfehlung der Soda crystallisata mit Seife gegen den Blasenstein. — Van Gesschers Maschine zur Heilung des Buckels. — Jeans Theorie des Podagra's. — Reils Entdeckung der Fibern der Krystalllinse. — Die muldersche Geburtszange.
		Scarpas Werk über die Herznerven. — Königschina. Curculio odontalgicus. — Heftiges Grassiren des gelben Fiebers in Philadelphia 1794 — 1800. — Bestimmtere Anwendung des Quecksilbers in entzündlichen Krankheiten. — Die Wirkung des Curculio antindontalgicus entdeckt. — Die Einsaugungen der Venen bewiesen von Oudemann und Walter. — Der Metallreiz als Prüfungsmittel des Todes vorgeschlagen.

Merkwürdige Schriften.

s. Ficker Diss. de Tracheotamia. Erfurt 1792.
s. Bonhard Diss. de usu lienis. Jen. 1792. Karch Diss. de usu glandulae Thymi. Jen. 1792.
Trotter observations on the scurvy. London 1792.

Schäffer über Sensibilität als Lebensprincip. Frkft. 1793. Gautier (Reil) de Irritabilitate specifica. Hal. 1793.
F. P. Weidmann de necrosi ossium. Frcft. 1793. fol. Böttcher u. a.
D. W. Sachtlebens Kritik der vorzügl. Hypothesen das Kindbettfieber betreffend. Leipz. 1793. 8.
C. White Bemerkungen über den kalten Brand. Hannov. 1793. 8.
s. Corradori Lettra sopra l'Elettricita animale. Florent. 1792. 8. Creven's Beiträge zu Galvanis Versuchen. Frcft. 1793. 2.
J. A. Scherer über das Einathmen der Lebensluft in langwierigen Brustentzündungen. Wien 1793.
P. J. Ferro über die Wirkungen der Lebensluft u. s. w. Wien 1793.
J. W. Heinlein Commentatio physiologico-medica de foecundatione et conceptione. Erlang. 1793. 8. C. Grosse Theorie der Erzeugung in dess. physical. Abhandl.
J. Günth. Eberhard over het verlossen der Koeyen. Amsterdam. 1793. 4.

Ueber die Bleiglasur unserer Töpferwaare. Vom Hofr. G. A. Ebell. Hannover 1793. u. a. m.
Fel. Vicq. d'Azyr traité d'anatomie et de physiologie avec des planches colorées. Paris 1786. flg. 6 Hefte.

Cruikshank neueste Beiträge zur Geschichte und Beschreibung der Saugadern des menschlichen Körpers. Leipzig 1794. 8.
A. L. Lavoisier tr. element. de Chymie. Paris 1789. 2 Bde. 8. deutsch von Hermbstädt. Berlin 1792. m. K. 8.
Pyls neues Magazin für die gerichtl. Arzneik. und med. Polizei. 2 Bde. Stendal 1786. Dess. Aufsätze und Beobachtungen aus der ger. A. W. 8 Sammlungen Berlin 1783. fg. Dess. Repertorium für die öffentl. und gerichtl. A. W. 3 Bde. das. 1789. fg.
Jam. Lind. on the scurvy 1753. on diseases of the Europeans in hot climates. London 1760. deutsch Riga 1792.
Beddoes medicinische Schriften. Erster Band. Leipz. 1794.

Thom. Jeans's neue Idee von der nächsten Ursache des Podagra's und der daraus folgenden Heilart. Aus d. Engl. Breslau 1794. 8.
J. C. Reil resp. Sattig de lentis crystallinae structura fibrosa. Hal. 1794. 8.
D. J. G. Klees Bemerkungen über eine neue Geburtszange. Frankf. 1794. 8.
Tabb. nevrologicae ad illustrand. histor. nervorum cardiacorum auct. A. Scarpa. Ticin 1794. fol.
Die Dissertationen von Rambach, Goy und Ziehen über den Quecksilbergebrauch bei Entzündungen s. im Journal der Erfind. XIV.

Storia naturale di un novo insetto di Renieri Gerbi. Florent. 1794. 8.

D. N. Oudemann de venarum praecipue meseraicarum fabrica et actione. Lugd. Bat. 1794. 8.
Walter über die Durchkreuzung der Sehenerven und die Einsaugung. Berl. 1794.

Creve Diss. de metallorum irritamento ad explorandam veram mortem. Mogunt. 1794.

U

Jahr n. Christi Geburt.	Für die Geschichte der A. W. wichtige Namen.	Wichtige Begebenheiten und Schicksale der Medicin.
1795	Joh. Christ. Willh. Möhsen königl. preufs. Leibarzt, Joh. Georg Ritter von Zimmermann Leibarzt zu Hannover, Peter Desault grofser französischer Wundarzt und Adair Crawfort Hospitalarzt und Prof. Chem. zu Woolwich sterben.	Reil's Begründung einer von Girtanner und Gallini zuvor versuchten, chemischen Theorie der Lebenskräfte. — Richtigere Kenntnifs der Wassersucht durch die Aufklärung in der Lehre vom lymphatischen Systeme, die Kenntnifs der inflammatorischen u. krampfhaften Wassersucht. — Kramp's Fieberlehre. Errichtung der Gesellschaft von Freunden der Entbindungswissenschaft zu Göttingen, der Gesellschaft der Aerzte zu Paris u. der Gesellschaft der Aerzte, Wundärzte u. Apotheker zu Brüssel. — Sömmering's Entdeckung des gelben Flecks in der Retina. — Bessere Bestimmung der Begriffe von den auflösenden Mitteln. — Brückners Behandlung der Klumpfüfse. — Jenner bemerkt die Unempfänglichkeit derer, welche die Kuhpocken gehabt, gegen die rechten Blattern. — Das Brown'sche System wird in Deutschland und Italien bekannt. Sponitzers, Fausts, Scuderi's und Junkers Schriften das Pockenausrottungsgeschäft betreffend. — Genauere Beschreibung des Pemphigus. — Berichtigung der ältern Theorie von Fäulnifs u. Faulkrankheiten. — Mitchills Theorie vom oxydirten Stickgas als Princip der Contagien. — Blumenbachs Widerlegung der Lebenskraft im Blute und Vertheidigung seiner vita propria. — Hahnemanns neues Princip zur Auffindung der Heilkräfte der Medicamente. — Köllners neue Idee über den Nutzen der eustachischen Röhre. Streitigkeiten in Italien und Deutschland über das brownische System.
1796	Joh. Georg Hasenöhrl (von Lagusi) kaiserl. Leibarzt zu Wien, Joh. Karl Gehler Prof. zu Leipzig, Joh. Ge. Krünitz zu Berlin und Joh. Ephr. Götz grofser Naturforscher in Quedlinburg sterben.	Sömmerings Hypothese vom Organ der Seele. — Heckers Theorie der Dentition. Schmidts neue Maschine zur Heilung der Buckel. Köhlers Heilart der Trichiasis. — Treviranus Theorie der Nervenkraft. — Hypothesen über den Ursprung der monatl. Reinigung.

Merkwürdige Schriften.

Von Möhsen s. oben S. 5. 6.
Reil's Archiv für die Physiologie erster Band erstes Heft. Halle 1795. 8.
J. G. Zimmermann über die Erfahrung in der A. W. 2 Theile. Zürch 1763. 8. Vie de Mr. Zimmermann par S. A. D. Tissot. Lausanne 1797. übers. Hannover 1797 und Zürich 1797.
D. W. Sachtleben Klinik der Wassersucht. Danzig 1795. 8.

C. Kramp Fieberlehre nach mechan. Grundsätzen. Heidelb. 1794. 8. Dess. Kritik der praktischen Heilkunde u. s. w. Leipzig 1795. 8.
P. Desault Journal de Chirurgie. Paris 1790. fg. 10 Theile. Dessen chirurg. Werke gesammelt von Bichat, deutsch von Wardenburg 8 Bände. Gött. 1797. fg.
Ad. Crawfort Experiments and obss. on the animal Heat. Lond. ed. 2. 1788. 8.

Ueber Sömmerings Entdeckung s. Journal der Erfindungen XItes Stück.

s. Journ. der Erfind. XIItes St. und D. A. Brückner über die Natur, Ursachen und Behandlung der einwärts gekrümmten Füſse. Gotha 1796. 8.

Versuch über den Pemphigus und das Blasenfieber von C. G. C. Braune. Leipz. 1795. 8.
P. Frank Ratio medendi Lib. I. Mannh. 1792. Hufeland's Pathogenie. Jen. 1795. — Ueber die Fäulniſs lebender und todter thierischer Körper, über Faulkrankheiten und fäulniſswidrige Mittel. Hildburgh. 1795. 8.
S. L. Mitchill Remarks on the gaseous Oxyd of azote etc. Newyork 1795. Journal der Erfind. XXstes Stück.
J. Fr. Blumenbach de vi vitali sanguini neganda etc. Gött. 1795. 4.

Ueber Hahnemanns Princip s. Hufeland Journ. der pract. Heilk. 1ster u. 2ter Band. Journ. der Erfind. XXIIstes Stück.
Köllnerin Reils Archiv für die Physiol. II B. 1stes Heft. S. 18.

s. Journal der Erfindungen, Theorien und Widersprüche XVtes und folgende Stücke. — Girtanners ausführliche Darstellung des brownschen Systems. Gött. 1797. 2 Theile. Einleitung u. a. m.

s. Th. Sömmering über das Organ der Seele. Königsb. 1796. 4.
s. Heckers Magazin für die patholog. Anatomie. Erstes Heft. Leipz. 1796.
Beschreibung einer neuen Maschine zur Verminderung und Heilung der Buckel von Schmidt. Leipz. 1796. Gehlers kleine Schriften die Entbind. W. betreffend. Leipz. 1778. 8. 2 Bde.
J. V. H. Köhler Versuch einer neuen Heilart der Trichiasis. m. 1 Kupfer. Leipz. 1796.
Treviranus in Reils Archiv für die Physiol. 1 Bd. 2 Heft.
Osiander Denkwürdigkeiten für die Heilkunde und Geburtshülfe, 2 Bd. 1stes Stück. Gött. 1796. L. H. C. Niemeyer de menstruationis fine et usu. Götting. 1796. 8.

Jahr n. Christi Geburt.	Für die Geschichte der A. W. wichtige Namen.	Wichtige Begebenheiten und Schicksale der Medicin.
		Glückliche Anwendung des Quecksilbersublimats zur Heilung der Geschwüre, Hautausschläge u. s. w. Der geschwefelte Spiesglanzkalk von Hufeland empfohlen. Jenner's erste Schutzpockenimpfung am 14ten Mai 1796. Nationalinstitut zu Paris.
1797	Joh. Christ. Ant. Theden königl. preuſs. Generalchirurg,	Sydenhamische Gesellschaft zu Halle von Prof. Sprengel gestiftet. — Das erste Pockenhaus zu Halberstadt. — Wichmanns Gründe gegen die pathologische Dentition.
	S. A. D. Tissot Arzt zu Lausanne,	Bessere Heilart der Angina polyposa.
	Balthas. Ludw. Tralles Arzt zu Breslau,	Barths neue Methode den grauen Staar auszuziehen.
	Mathias Edler von Sallaba zu Wien,	Berichtigte Lehre von der Behandlung der Nachgeburt.
	Karl Friedr. Clossius Prof. zu Tübingen und	Reichs Anwendung der mitchillschen Hypothese vom Contagium auf das Viehseuchengift.
	Joh. Mich. Bernhold zu Uffenheim sterben.	Röschlaub's Bearbeitung der Erregungstheorie. Ackermanns chemische Darstellung der Lebenskräfte. Neues Gebärhaus und Hebammenschule in Petersburg. Fortdauernde Streitigkeiten über das brownische System. — Rollo's Aufklärung der Harnruhr.
1798	Georg Christ. Siebold Profess. zu Würzburg, Karl Friedr. Uden Physikus zu Stendal, Heinr. Palmatius Leveling Profess. zu Ingolstadt, Joh. Hunczowsky Prof. Chirurgiae zu Wien,	Bertholletѕ, Fourcroy's, Vauquelins, Parmentiers und Dejeux's Bereicherungen der animalen Chemie. — Cruikshanks, Haighton's und Authenrieths Beiträge zur Anat. u. Physiologie des Foetus. — Ritters Beweis eines allgemeinen galvanischen Processes in der organischen Natur.
	Friedr. Albr. Carl Gren Profess. Chem. zu Halle und	Henon's Entdeckung des Accelerator ductus thoracici.
	Joh. Reinh. Forster groſser Naturforscher daselbst,	Schmids, Röschlaub's u. a. philosophische Bearbeitung der Zoonomie. — Brandis Berichtigung der Lehre von den Metastasen. — Der Phosphor, die Quecksilberseife, die Sabina in der Gicht und der Sauerstoff in der Lustseuche empfohlen. — Jenner's erste Schrift über die Schutzpockenimpfung. — Willans Bestimmung der Hautkrankheiten.

Merkwürdige Schriften.

C. L. Hoffmann über das rohe Quecksilber, den ätzenden Sublimat u. s. w. Mainz 1796. 8.

J. Chr. Ant. Theden's neue Bemerkungen u. Erfahrungen zur Bereicherung der W. A. K. und Arzneigel. neueste Aufl. 3 Theile 8. Berlin 1795.

Wichmanns Ideen zur Diagnostik. 2tes Stück.

S. A. D. Tissots sämmtliche Werke deutsch von Kerstens u. Ackermann. Leipz. 1779. fg. 7 Theile,
S. Z. F. B. Lentin Beiträge zur ausübenden Arzneiwissenschaft. Leipz. 1797. 8.
Von Tralles s. oben.
Ueber die neue Staaroperation s. Salzb. medic. chir. Zeitung 1797. no. 28.
Ueber die Behandlung der Nachgeburt s. Weissenborn und Stark im Journal d. Erfind. 22stes. 23stes und 28stes Stück.
Sallaba über den Tripper. Wien. 1794. 8. Ej. Historia morborum naturalis. Part. 1. Vien 1794. 8.
s. Albert Diss. de luis bovillae origine et natura. Erlang. 1797. 8.
K. F. Clossius über die Lustseuche. Tübing. 1795.
Röschlaubs Pathogenie. Frankf. a. M. 2 Theile 1797. 98. 3ter Theil 1800.
Ackermann Versuch einer physischen Darstellung der Lebenskräfte organ. Körper. 2 Bde. Frft. 1797. 99.
J. M. Bernhold besorgte Ausgaben des Scribonius Largus 1786, des Cälius Apicius 1789 und des Theodor Pricianus. 1791. 8.
F. L. Augustin systematische Darstellung der neuesten Entdeckungen und Erläuterungen aus der A. K. Jahrg. 1798.

G. Chr. Siebolds systemat. Darstellung der Manual- und Instrumental-Geburtsh. 1794. 8.

Kr. F. Udens Magazin für gerichtl. A. K. 2 Bde. 1782.

s. Recueil des Actes de la Soc. de Santé de Lyon. Lyon an VI. Reils anatom. Originalfiguren in 7 Büchern erklärt von Leveling. Ingolst. 1781. fol. Leveling observ. anat. rarior. iconib. illustr. Fasc. 1. Norib. 1783. 4.
Joh. Hunczowsky mediz. chir. Beobachtungen auf seinen Reisen 1783. 8. Dess. Anweisungen zu chirurg. Operatt. Wien 1785. 8.

K. Ch. Erh. Schmid Physiologie philosophisch bearb. 2 Bde. Jena. 1798. 99.
Brandis Versuch üb. d. Metastasen. Hannov. 1798.

An Inquiry into the causes and Effects of de variolae vaccinae by Edm. Jenner Lond. 1798.

Jahr n. Christi Geburt.	Für die Geschichte der A. W. wichtige Namen.	Wichtige Begebenheiten und Schicksale der Medicin.
1799	Ludw. Joh. Maria d'Aubenton Prof. der Naturgesch. zu Paris, Jo. Ingenhoufs Naturforscher zu Wien nnd G. C. Couradi Arzt zu Nordheim sterben.	Die Versuche Röschlaub's u. a. die Erregungstheorie philosophisch zu begründen. — Von Humbolds und der französ. Chemiker neueste Entdeckungen in der animalen Chemie. — Scarpa's Entdeckung der innern Textur der Knochen. — Fortgesetzte Untersuchungen über das Lebensprincip. — Schregers Beweis der ausschliefslichen Einsaugung durch die lymphatischen Gefäfse und der Gemeinschaft des Foetus mit der Mutter durch das Saugadersystem. — Chemisch therapeutische Theorien von Baume und Reich. — Osianders neue Geburtszange. — Dyers Instrum. zum Zahnausziehn. — Guter Fortgang der Kuhpockenimpfung. — Brees Aufklärung der Lungenkrankheiten. — Eckolds neue Instrumente. — Sömmerings Abbildungen menschlicher Früchte.
1800	J. Alex. v. Brambilla, Wilh. Fr. Cappel, G. Coopmans, W. Cruikshank, Th. Dimsdale, O. Just. Evers, Christoph Girtanner, J. F. Hartmann, J. Ch. W. Junker, L. H. Chr. Niemeyer, Rdf. K. F. Opitz, J. D. Schöpf, Chr. Gottlieb Selle und J. Ch. Wiegleb sterben.	Fleifsige Bearbeitung der Zoochemie Bichat's Membranenlehre. Dessen Werk über Leben und Tod. Hufeland's und Reil's Systeme der Therapie. Home Entd. des gelben Fleckes der Netzhaut und der Structur des Trommelfelles (Philos. Trans.). Ackermanns chemische Theorie des Lebens. Cuvier's vergleichende Anatomie. Bemühungen, die chemische und dynamische Ansicht des Lebens in der Erregungstheorie zu vereinigen, von Röschlaub, Cappel u. a. Barthez Mechanik der willkühri. Bewegungen. Heinekens thierisch magnet. Versuche. Davy's und Beddoes Respirationsversuche. Dömling's Bestimmung der Säftekrankheiten.

Merkwürdige Schriften.

Röschlaub Magazin der Heilkunde 2 Bde. Frft. 1799.

F. L. Augustin systemat. Darstellung der neuesten Entd. und Erläut. Jahrgang 1799.

Scarpa de penitiore ossium structura. Leipz. 1799. fol.

Schreger de functione placentae uterinae epist. Erlang. 1799. 4.

Baume Ess. d'un systeme chymique de la science de l'homme, Paris an VI.
Reich vom Fieber und dessen Behandlung überhaupt. Berlin 1800. 8.
Osianders neue Denkwürdigkeiten für Aerzte und Geburtshelfer, erster Band. Gött. 1799.

Rob. Bree practical Inquiry on disordered Respiration. Lond. 1799.

J. Gottl. Eckoldt über das Ausziehen fremder Körper aus dem Speisekanale. Leipz. 1799. 4.

Sömmering Icones embryonum humanorum. Francof. 1799. fol.

Von den Schicksalen der Med. im 18ten Jahrh.: Ramsay a review of the improvements, progress and state of Medicine in the 18 Century. Charlestown. 1801. 47 S. 8. — Augustin die neuesten Entd. und Erläuter. 3ter Jahrgang. 1800. Berl. 1801. 8.
Juch Ideen zu einer Zoochemie. Erf. 1800. 8. A. F. Fourcroy System der theoret. u. pract. Chemie, in Tabellen herausgegeben von Eschenbach. Leipz. 1800. fol. Clarus Diss. de Zoochemia. Lips. 1800. 4.
Bichat Tr. des membranes en général et des diverses membranes en particulier. Paris an VIII. 8. Recherches physiologiques sur la vie et la mort. an VIII. 2 Tom.
C. W. Hufeland Syst. der pract. Heilk. 2 Bde. Jena 1800. 8. 2te Ausg. 1818. 19. J. Chr. Reil über die Erkenntniss und Kur der Fieber. 4 Bde. Halle. 1797 — 1802. 8.
J. Ch. Gottlieb Ackermann's Versuch einer phys. Darstellung der Lebenskräfte organisirter Körper. 2 Bde. Fkf. 1800.
G. Cuvier Leçons d'Anatomie comparée rec. et publ. par Dumeril. Paris VIII. 2 ed. Paris 1805. deutsch von Fischer. Braunschw. 1800. 2 Bde. von Froriep und Meckel. Leipz. 1808—10. 4 Bde. 8.
Andr. Röschlaub Untersuchungen über Pathogenie. 2te Aufl. 2 Theile. Frankf. 1800. 8. Dessen Magazin der Heilkunde 1 — 10 Bd. Frankf. 1799 — 1809. 8. L. C. W. Cappel Beitr. zur Beurtheilung des brownischen Syst. und der neuern Beob. dess. 2te Aufl. Götting. 1800. L. G. Chr. Niemeyer Materialien zur Erregungstheorie, herausgegeben von Mühry. Göttingen 1800. 8. E. Horn's Beitr. zur med. Klinik gesammelt auf seinen Reisen. Braunschw. 1800. 2 Bde. 8.
P. J. Barthez neue Mechanik der willkührl. Bewegungen der Menschen und Thiere. A. d. Franz. v. K. Sprengel. Halle 1800.
Heiniken Ideen u. Beob. den thier. Magnetismus u. dess. Anwendung betr. Bremen 1800. 8.
Humphry Davy chemical and philosophical Researches, chiefly concerning nitrous Oxyde or dephlogisticated nitrous Air and its Respiration. Lond. 1800. Obss. made at the medical pneumatic Institution by Thom. Beddoes London 1799. 8.
Chr. G. Selle's Biographie in Formey's verm. med. Schriften. Berl. 1821.
Dömling, giebt es ursprüngl. Krankh. d. Säfte, welche sind es u. welche sind es nicht? Bamb. 1800.

Jahr n. Christi Geburt.	Für die Geschichte der A. W. wichtige Namen.	Wichtige Begebenheiten und Schicksale der Medicin.
		Fodere's Untersuchung des Cretinismus. Gesammelte Beispiele der Selbstverbrennung.
		Brera's Anatripsologie.
		Perkinismus. Metallbürste.
		Gebrauch der Säuren gegen Syphilis und des salpetersauern Silbers in convulsivischen Krankheiten. Gelbes Fieber in Andalusien. Schutzpockenimpfung in Deutschland, allgemeine Bestätigung ihrer sichernden Wirkung. Pinel's Behandlung d. Geisteskrankheiten. Stütz Behandlung des Wundstarrkrampfs.
		Demours künstl. Pupillenbildung. Parry's Erläuterung der Brustbräune.
1801	W. Heberden,	
	J. Ch. Gottlieb Ackermann,	Schellings Naturphilosophie und Anwendung derselben auf die Theorie der Medicin.
	A. Dufresnoy,	
	Th. Fowler,	Autenrieth's Zoochemie, Physiologie und Versuche über die Chylification.
	W. Gesenius,	X. Bichat's allgemeine Anatomie.
	J. A. Ph. Geſsner,	Sömmering's Abbildungen des Auges. Verhandlungen über den Begriff des Lebensprincips.
	J. Gottlob Haase,	
	Alex. Bernh. Kölpin,	Gall's Hirn- und Schädellehre. Med. Anwendung des Galvanismus.
	J. Casp. And. Mayer,	
	Ph. Gottfr. Michaelis,	

Merkwürdige Schriften.

Traité du Goitre et du Cretinisme, par F. G. Foderé. Paris an VIII.
Pierre Aime Lair sur les combustions humaines produites par un long abus de liqueurs spiritueuses. Paris 1800. 8. J. H. Kopp de causis combustionis spontaneae in c. h. Jena 1800. Chr. Wilh. Ritter über Selbstentzündungen in organisirten u. leblosen Körpern. Hamburg 1804. 4.
Val. Aloys Brera Anatripsologie oder die Lehre von dem Einreibungen u. s. w. übersetzt von Jos. Eyerel. 2 Thle. Wien 1800.
J. Dan. Herholdt u. K. Gottlob Rafn. von den Perkinismus, a. d. Dän. übersetzt von Tode. Kopenh. 1798. 8. Haygarth on the Imagination as a cause and cure of disorders exemplified by fictitious tractors. Lond. 1800. Experiments with the metallic tractors etc. by Douglas Perkins. Lond. 1800. Ej. The efficacy of Perkins patent metallic Tractors. ib. 1800. 12. Ueber Molwitz Metallbürste s. Hufeland's Journ. der pract. Heilk. X Bd. 1 St. 1800.

Tr. med.-philos. sur l'alienation mentale ou la Manie, par Ph. Pinel. Paris an IX.
Stütz Bekanntmachung einer neuen Kurmethode des Wundstarrkrampfs. Wien 1800. Abh. über den Wundstarrkrampf. Stuttg. 1804. 8.
Demours Obss. sur une pupille artificielle ouverte tout aupres de la sclerotique. Paris 1801.
Calleb Hillier Parry an inquiry into the symptoms and causes of the Syncope anginosa etc. Lond. 1799.
F. L. Augustin die neuesten Entdeckungen und Erläuterungen etc. 4ter Jahrg. 1801. Berlin 1802.
F. W. Jos. Schelling von der Weltseele. Jena 1797. Entwurf eines Systems der Naturphilosophie. Tübing. 1798. System des Transscendental-Idealism. Tübing. 1800. Zeitschr. für speculative Physik. Jena 1800. 1801. 2 Bde. C. J. Kilian Entwurf eines Systems der gesammten Medizin. 2 Theile. Jena 1803. 8.
Joh. Heinr. Ferd. Autenrieth's Handbuch der empir. menschl. Physiologie. 1 — 3 Thl. Tübingen 1801 — 3. 8. Diss. sist. experimenta circa modum, quo chymus in chylum mutatur praes. Autenrieth auct. Chr. L. Werner. Tübingen 1800.
Xav. Bichat Anatomie générale appliquée à la Physiologie et à la Medecin. Paris 1801. 2 Theile. übers. von C. H. Pfaff. Leipz. 1802. 2 Thle. 8. nouv. ed. par Beclard. Paris 1821.
S. Th. Sömmering Abbildungen des menschl. Auges. Frankf. 1801. fol.
J. J. Dömling Kritik der vorzüglichsten Vorstellungsarten über Organisation und Lebensprincipe. Würzb. 1803. Carl Chr. Erh. Schmid Physiologie philosophisch bearbeitet. 3 Bde. Jena 1801. Röschlaub's Magazin 6ter Bd. Carl Georg Neumann Versuch einer Erörterung des Begriffs Leben. Dresden 1802. 8.
F. L. Augustin vom Galvanismus u. dess. med. Anwendung. Berl. 1801. 8. Dess. Versuch einer vollst. systemat. Geschichte der galv. Electricität u. ihrer med. Anwendung. Berl. 1808. Chr. H. E. Bischof de usu galvanismi in arte medica. Jena 1801. K. J. Ch. Grapengiefser Verss. den Galvanismus z. Heilung einiger Krankheiten anzuwenden. Berl. 1802. 8. Th. Fr. Walther über die therapeutische Indication u. den Technicismus der galvan. Oparation. Wien 1803. 8.
C. P. A Mayer's Beschr. d. ganzen menschl. Körpers. Berl. 1783 — 93. 8 Bde. 8. Anat. Kupfertafeln. Berl. 1783 — 94. 6 Hefte. 4.
Ph. G. Michaelis über die Durchkreuzung der Sehnerven. Halle 1790. Ej. obs. circa placentae et funiculi umbilicalis vasa absorb. Gött. 1790. 4. Dess. über die zweckmäfs. Einr. d. Feldhospitäler. Gött. 1801. 8.

Jahr n. Christi Geburt.	Für die Geschichte der A. W. wichtige Namen.	Wichtige Begebenheiten und Schicksale der Medicin.
	F. A. Röber,	Guyton Morveau's Luftreinigungsmittel.
	Matthias Saxtorph,	Fernere Verhandlungen über die Erregungstheorie.
	Sam. Const. Titius und	
	J. Warner sterben.	Versuche mit der pneumatischen Medicin.
		Scheel's, Viborg's u. Rafn's Versuche mit der Injection verschiedener Arzneistoffe ins Blut. Präel's Fufsschwebe.
		Vehring's Behandlung der eindringenden Brustwunden.
		Oeleinreibungen gegen die Pest.
		Streit der nordamerikanisch. Aerzte über die Contagiosität des gelben Fiebers.
		Hahnemann's Präservativ des Scharlachfiebers.
		Allgemeine Verbreitung der Schutzpokkenimpfung.
		Willan's System der Hautkrankheiten.
		Aeufsere Anwendung der Narcotica bei Augenkrankheiten.
		Scarpa's Werk über Augenkrankheiten.
		Klein's Belehrungen üb. Kopfverletzungen.
		Beinl's Behandl. der Lymphgeschwülste.
		Astley Cooper's Durchbohrung des Trommelfells.
1802	Mar. Fr. X. Bichat,	
	J. Lor. Böckmann,	Bearbeitung der Philosophie nach den Ansichten der Schelling'schen Naturphilosophie.
	F. Gottl. A. Bouchholz,	
	Jos. Carrère,	
	Erasm. Darwin,	Wienhold's Versuche mit dem thierischen Magnetismus.
	J. Christoph Fahner,	Fernere Untersuchung der galvan. Electricität und med. Anwendung derselben.

Merkwürdige Schriften.

Guyton Morveau Traité des moyens de disinfecter l'air, de prevenir la contagion et d'en arrêter les progres. Paris 1801. übersetzt von Pfaff. Kiel 1801. und von Martens. Weimar 1801.

C. H. Pfaff Grundriſs einer allgem. Physiologie u. Pathologie des menschl. Körpers. Kopenh. 1801. K. Chr. Matthaei Handbuch der von J. Brown zuerst vorgetragenen Erregungstheorie. Göttingen 1801. 8. H. Mendel Grundzüge der neuern Theorie der Heilkunde nach Röschlaubs Untersuchungen dargestellt. Kopenh. 1801. u. a. m.

Münchmeyer Comm. de viribus oxygenii in procreandis et sanandis morbis. Götting. 1801. Joh. Jac. Günther de aeris in c. h. effectu nec non de methodo exinde orta species gassium varias in morbis applicandi. Marb. 1801. 4. Sander Diss. de aeris oxygenii vi ad procreandos et sanandos morbos. Götting. 1801. Dan. Hill Beobachtungen u. Heilkräfte des Sauerstoffgas oder der Lebensluft. A. d. Engl. von E. A. W. Münchmeyer. Götting. 1801. 8. (engl. London 1800).

P. Scheel die Transfusion des Bluts etc. 2 Bde. Kopenh. 1803. 8. Dessen u. a. Nordisches Archiv der Natur u. Arzneikunde 1ster u. 2ter Bd. Göttingen 1800. 1801. Arnemann's Magazin der Wundarzneiwissenschaft. 3ten Bds. 3tes St. Götting. 1801.

Gerh. Vehring über die eindringenden Brustwunden. Wien 1801. 4.

G. Baldwin's Bemerkungen über die von ihm entdeckte specifische Wirkung der Einreibungen des Olivenöls gegen die Pest. A. d. Ital. von Paul Scheel. Kopenh. 1801. 8.

Gutfeld Abhandl. über den Typhus der tropischen Regionen oder das gelbe Fieber. Götting. 1801.

S. Hahnemann Heilung und Verhütung des Scharlachfiebers. Nürnberg 1801. 8.

Bouchholz vollst. Abh. über die Kuhpocken. Berl. 1802. 8. Hecker, die Pocken sind ausgerottet. 2 Bde. Erfurt 1801. 8. Obss. et experiences sur l'inoculation de la vaccine par Jean Decarro. Vienne 1801. 8.

Rob. Willan on cutaneous diseases. Vol. 1. Lond. 1799. Vol. 2. Lond. 1801. übers. von Friese. 3 Bde. Breslau 1803 — 06.

Himly ophthalmologische Beiträge. Braunschw. 1801.

Saggio di osservazioni e d'esperienze sulle principale malattie degli occhi di Ant. Scarpa. Pavia 1801. 4. ins Französ. übersetzt von Leveillé. Paris 1802. ins Deutsche von Martens. Leipzig 1803. 2 Theile.

Klein's chirurg. Bemerkungen. Stuttgart 1801. 8.

Abhandlungen der K. K. med. chir. Joseph's Akademie zu Wien. 2ter Bd. 1801.

Philosophical Transactions for 1801. J. H. G. Neuſs de perforatione membranae tympani. Gött. 1801.

F. L. Augustin die neuesten Entd. u. Erläuter. aus d. Arzneik. 5ter Jahrg. 1802. Berlin 1804. 4.

Eloge de Xav. Bichat. Discours, qui a remporté le prix. Par Ant. Miguel. Paris 1823. 8.

Steffens Beiträge zur innern Naturgesch. der Erde. 2 Theile. Freiburg 1802. 8. Schelver's Zeitschr. für organische Physik. Halle 1802. J. J. Dömling Lehrbuch der Physiologie des Menschen. 2 Bde. Göttingen 1802. J. Görres Aphorismen über die Kunst als Einleitung zu Aphorismen über Organonomie, Physik. Psychologie u Anthropologie. Coblenz 1802. 8. Eb. Aphorismen über die Organonomie. Coblenz 1803. Eb. Exposition der Philosophie (Organologie) Cobl. 1805. 8. Gotth. Reinh. Treviranus Biologie oder Philosophie der lebenden Natur. 5 Bde. Göttingen 1802 — 1818.

Heilkraft des thierischen Magnetismus, nach eigenen Beobachtungen von A. Wienhold. 3 Theile. Lemgo 1802 - 1806. 8.

J. Aldini Essai theorique et experimental sur le Galvanisme. 3 voll. Paris 1802. P. H. Nyssen nouvelles experiences galvaniques faites sur les organes musculaires de l'homme et des animaux à sang rouge. Paris 1802. deutsch übers. von Dörner. Tübing. 1803. Ritter's Beiträge zur Kenntniſs des Galvanismus. 2 Bde. Jena 1802.

Jahr n. Christi Geburt.	Für die Geschichte der A. W. wichtige Namen.	Wichtige Begebenheiten und Schicksale der Medicin.
	G. Fordyce,	Kritik der ärztlichen Meinungen von der Dentition.
	Th. Garnett,	
	Alex. Hamilton,	Desgenette's u. A. Beobachtungen über die Pest.
	Jac. Johnstone,	
	J. Bernh. Keup,	Pinel's System der Heilkunde.
	Donald Monro,	
	E. Ant. Nicolai,	Wilson's Fieberlehre.
	Th. Reid,	
	J. Casp. Sommer und	
	J. E. Wichmann sterben.	Hoffbauer's Untersuchungen über Seelenkrankheiten.
		Verhandlungen über Erysipelas Neonatorum u. Verhärtung des Zellgewebes.
		Versuche über die Wirkung der Säuren gegen Syphilis.
		Hopfengärtner's Unters. über die Hirnhöhlenwassersucht.
		Wichmann's und Dreyssig's Diagnostik.
		Herholdt's Unters. über Scheintod.
		Langenbeck's Verbesserung der Lithotomie.
		Zweckmäſsige Handbücher der Geburtshülfe.
		Sacombe's ecole anticesarienne.
1803	Ant. von Störk,	
	H. K. Hirzel,	
	Jac. Beattie,	Modificationen der Erregungstheorie durch Benutzung der Erfahrungsgrundsätze, der bessern chemischen und physiologischen Ansichten des Vegetationsprocesses.
	Ch. L. Bilfinger,	
	Ge. Rud. Böhmer,	
	Jos. Dömling,	
	Jer. N. Eyring,	Haase's Monographie der Cowper'schen Drüsen.
	Fel. Fontana,	Fortschritte der Zoochemie.
	E. Bj. Gottlieb Hebenstreit,	C. Schmidt's Hypothese vom Zitterstoff.
	Husty v. Rassynia,	Reil's psychische Heilmittellehre.

Merkwürdige Schriften.

Joh. Heinr. Sternberg Erinnerungen u. Zweifel gegen die Lehre der Aerzte von dem schweren Zahnen der Kinder. 2 Theile. Hannover 1802.

Desgenettes histoire medicale de l'Armee de l'Orient. 2 Voll. Paris 1802. 8. Pugnet mem. sur les fièvres pestilentiales et pernicieuses du Levant. Lyon. 1802. 8. Franz Schraud hist. Pestis Sirmiensis. Budae 1802. 8.

Ph. Pinel philos. Nosographie übers. von Al. Ecker. Tübingen. 1799. 2 Theile (franz. 1798 und 1806.). Ph. Pinel la Medecine clinique rendue plus precise et plus exacte par l'application de l'analyse. Paris 1802. übers. von Ge. Fr. Kraus. Bayreuth 1803. 8.

Al. Phil. Wilson a treatise on febrile diseases. 3 Voll. Edimb. 1802. übers. von Töpelmann. 3 Bände. Leipz. 1804. 8.

Th. Reid Versuch über die Natur und Behandlung der Lungensucht. (engl. 1782. 85.) übers. von Diel. Offenbach 1787. 8.

J. Cp. Hoffbauer's Untersuchungen über die Krankheiten der Seele und die verwandten Zustände. 3 Theile. Halle 1802 — 1807. J. A. Reil's u. J. Cp. Hoffbauer's Beitr. zur Beförd. einer Curmethode auf psychischem Wege. Halle 3 Bde. 1808 — 10. J. Cp. Hoffbauer die Psychologie in ihrer Anwendung auf die Rechtspflege. Halle 1808. 8.

Reddelin Sammlung kleiner Abhandlungen u. Beobacht. über die Rose der neugebohrenen Kinder. Lübeck 1802. 8.

Charles Platt inquiry into the efficacy of oxygene in the cure of syphilis. Lond. 1802. J. Ad. Schmidt Beiträge zu den Resultaten der Versuche mit der Salpetersäure bei primitiven u. secundären syphilitischen Krankheitsformen. Wien 1802. 8.

P. F. Hopfengärtner Untersuchung über die Natur und Behandlung der verschiedenen Arten der Gehirnwassersucht. Stuttg. 1801.

J. E. Wichmann's Ideen zur Diagnostik. 3 Bde. Hannover 1800 — 1802. 8. W. F. Dreyſsig's Handbuch der med. Diagnostik. 2 Bde. Erfurt 1801 — 3. 8.

J. D. Herholdt de vita inprimis foetus humani ejusque morte sub partu. Havn. 1802. 8.

Conr. Joh. Mart. Langenbeck über eine einfache und sichere Methode des Steinschnitts, mit Vorr. von J. B. Siebold. Würzburg 1802. 4

L. F. Froriep Handbuch der Geburtshülfe. Weimar 1802. 8. 6te Auflage. 1808. J. B. Osiander Grundriſs der Entbindungskunst. 2 Theile. Göttingen 1802. Franz Heinr. Martens Versuch eines vollständigen Systems der Geburtshülfe. Leipzig 1802.

Sacombe Elemens de la science des accouchemens. Paris 1802. 8. Ej. Lucine francaise ou recueil d'obs. medicales, chirurgicales etc. relatives à la science des accouchemens. 2 Tomes. Paris 1802. 1803.

Wissenschaftliche Uebersicht der gesammten med. chir. Literatur des Jahres 1803, in Hufeland's Bibl. d. pract. Heilkunde 1804. Suppl. St. — Hecker Journal d. Erfindungen etc. 37 u. 38stes St. Gotha 1803.

C. J. Kilian Entwurf eines Systems der gesammten Medicin. Jena 1803. 8. Dess. Differens der ächten u. unächten Erregungstheorie. Jena. 1803. 8. G. H. Winiker Beiträge zur Erregungstheorie. Götting. 1803. Troxler Ideen zur Grundlage der Nosologie u. Therapie. Jena 1803. A. H. F. Gutfeldt über das Verhältniſs der Wechselerregung, Nervenwirkung u. Bewegung im thierischen Organismus. Göttingen 1803. 8.

G. H. Haase de glandulis Cowperi mucosis. Lips. 1803. 4.

W. B. Johnson history of the progreſs and present state of animal chemistry. 3 Voll. Lond. 1803. 8.

Der Zitterstoff (Electrogen) und seine Wirkungen der Natur. Entdeckt von Carl Schmidt. Breslau 1803. 8.

Reil Rhapsodien über die Anwendung der psychischen Kurmethode auf Geisteszerrüttung. Halle 1803.

Jahr n. Christi Geburt.	Für die Geschichte der A. W. wichtige Namen.	Wichtige Begebenheiten und Schicksale der Medicin.
		J. F. Ackermann's Erklärung des Scheintodes und Heidmann's Anwendung des Galvanismus bei demselben. Eupatorium Aya-Pana empfohlen.
	Ch. Martin Koch, Jac. F. L. Lentin, Ph. F. Theod. Meckel, Thdr. G. A. Roose, G. W. Stein, Ant. Frhr. v. Störk, und Melch. Ad. Weickard sterben.	Beer's, Walther's und J. A. Schmidt's künstliche Pupillenbildungen. Deschamp's Empfehlung u. Verbesserung der Hunter'schen Operationsmethode der Anevrysmen. El. v. Siebold's Geburtsstuhl u. Geburtszange. Knebel's polizeilich-gerichtliche Entbindungskunde u. Remer's polizeilich-gerichtliche Chemie.
		Gelbes Fieber in Mallaga.
		Epidemischer Scorbut in Ungarn.
1804	K. Allione, E. Gfr. Baldinger, Ant. Baumé, L. W. Christoph Cappel, J. F. Gmelin, F. Gebh. Theod. Gönner, Imm. Kant. Lebr. F. Benj. Lentin,	Schmidtmüller's Nachweisung der Ausführungsgänge der Schilddrüse. Blumenbach's Handbuch der vergleichenden Anatomie. Ackermann's Theorie vom Leben als einem Verbrennungsprocefs. Genauere Untersuchung des Einflusses der Wärme und Kälte.
		Jatroliptik.
		Empfehlung des thierischen Leims gegen Wechselfieber.
		Himly's Theorie der Amaurose.
	Lepecq de la Cloture, Tob. Lowitz, Ch. F. Michaelis in Leipzig, Uebersetzer vieler engl. Werke, J. Gf. Morgenbesser, B. Peyrilhe,	Hahnemann's Versuche über die Einwirkung der Arzneimittel.

Merkwürdige Schriften.

J. F. Ackermann der Scheintod u. das Rettungsverfahren, ein chemiatrischer Versuch. Frkf. 1803. J. A. Heidmann zuverlässige Prüfungsmittel zur Bestimmung des wahren vom Scheintode u. s. w. Wien 1803.

C. M. Koch Unters. d. Baues u. der Krankh. der Schleimbeutel. A. d. Lat. Altdorf 1795. Dessen Auszug der Samml. auserl. Abhandl. zum Gebrauch pract. Aerzte. 7 Theile. Leipz. 1791 — 1806.
Himly u. Schmidt ophthalmolog. Bibliothek. 2 Bde. Jena 1803. B. J. Beer's Ansicht der staphylomatösen Metamorphosen des Auges und der Pupillenbildung. Wien 1805. 8.
Jos. Fr. L. Deschamps Beobachtungen u. Bemerkungen über die Unterbindung der Hauptschlagadern etc. A. d. Franz. von Schreger. Fürth 1803. 8.

El. v. Siebold Abhandl. über den neuen von ihm erfundenen Geburtsstuhl, mit 3 Kupf. Würzb. 1803. 50 S. 4. Dess. Lucina eine Zeitschr. zur Vervollk. d. Entbindungskunst. 2tes Heft. Leipz. 1803.
Joh. Gottl. Knebel Grundrifs der polizeilich-gerichtlichen Entbindungskunde. Breslau 1803.
W. H. G. Remer Lehrbuch der polizeilich-gerichtl. Chemie. Helmst. 1803. 2te Ausg. 1812. 8.

Pedro Maria Gonzalez über das gelbe Fieber, welches 1800 in Cadix herrschte und Man. de Areyula's Darstellung des gelben Fiebers, welches 1803 zu Mallaga herrschte. A. d. Span. übers. von W. H. L. Borges. Berlin 1801. 8.
Franz v. Schraud Nachrichten vom Scharbock, welcher 1803 in mehreren Gespannschaften von Ungarn beobachtet wurde. Wien 1804.
Wissenschaftliche Uebersicht der gesammten med. chir. Literatur des Jahres 1804 in Hufeland's Bibl. der practischen Heilkunde. 1805. Suppl. St.
Joh. Ant. Schmidtmüller über die Ausführungsgänge der Schilddrüse. Landshut 1804. 8.

J. F. Blumenbach Handbuch der vergleich. Anatomie. Götting. 1804. 8. 2te Ausg. m. 8 K. 1815.

Jac. Fr. Ackermann de combustionis lentae phaenomenis, quae vitam organicam constituunt. Jena 1804. 4.
C. F. Becker Abhandl. von den Wirkungen der äufsern Wärme u. Kälte auf den lebenden menschl. Körper. Göttingen 1804. Wilh. Fr. Bauer über den Einflufs der äufsern Wärme u. Kälte auf den lebenden menschl. Körper. Marburg 1804. Mem. sur la chaleur par le Cte de Rumford. Paris 1804.
A. J. Chrestien de la methode Jatroliptice ou observations pratiques sur l'administration des remedes à l'exterieur dans le traitement des maladies internes. Montpellier 1804. 1811. 8. teutsch von C. H. E. Bischoff. Berlin 1806. 8.
Gius. Gautieri's Versuche mit dem thierischen Leim, dargestellt von Bischoff in Hufeland's Journ. der pract. Heilk. 18 Bd. Paul Kolbany Versuche u. Beobachtungen über die Wirksamkeit der thier. Gelatina. Prefsburg 1805. 8.
Himly u. Schmidt ophthalmologische Bibliothek. 2ter Bd. Jena 1804.

Lepecq de la Cloture Anleit. für Aerzte nach Hippokrat. Grunds. epid. Krankheiten zu beobachten (Französ. 1776.). übers. Leipz. 1785. 8. Dess. Samml. von Beobacht. über epid. Krankh. (Franz. 1778.) übers. von Held. Altenb. 1788. Dess. med. Topographie der Normandie. Aus d. Franz. übers. von Ch. H. Schreyer. Stendal 1794. 8.
Sam. Hahnemann Fragmenta de viribus medicamentorum positivis sive in sano corpore humano observatis. Lips. 1804.
B. Peyrilhe neues Mittel wider das vener. Uebel oder Versuch über die Heilkraft des flüchtigen Alkali (Franz. 1786). Bresl. 1787.

Jahr n. Christi Geburt.	Für die Geschichte der A. W. wichtige Namen.	Wichtige Begebenheiten und Schicksale der Medicin.
	Jos. Priestley,	Gelbes Fieber in Andalusien u. Livorno.
	J. And. Riemer,	
	Jac. G. Ad. Wardenburg und	Deschamps Behandlung der Krankheiten der Nasenhöhlen.
	Arn. Wienholt sterben.	Astley Cooper's Darsellung der Hernien.
		Wilh. Jos. Schmitt's Theorie der Geburtshülfe u. des Mechanischen der Geburt.
		Reil's Vorschläge zu Bildungsanstalten für ärztliche Routiniers.
1805	G. F. Ballhorn,	
	W. Buchan,	
	J. Clark,	Nähere Bezeichnung des Standpunctes der Medicin aus den Grundsätzen der Schelling'schen Naturphilosophie.
	Jac. Currie,	Aeussere Anwedung der Kälte in Fiebern.
	J. Arn. Günther,	Musterhafte Rettungsanstalten in Hamburg.
	Just. W. Günz,	Fernere Darstellungen d. Gall'schen Hirn- und Schädellehre.
	Th. Gabr. Hensler,	
	W. Liebsch,	
	F. H. Martens,	
	Matth. Mederer v. Wuthwehr,	
	J. D. Metzger,	Ackermann's Erklärung des Hermaphroditismus.
	Conr. Mönch,	
	J. F. Siegm. Posewitz,	Darstellung der Haemorrhagien als pathologischer Blutsecretionen.
	F. L. Segnitz,	
	Jos. Nep. Thomann,	Struve's Galvanodesmus.
	J. H. Varnhagen,	
		Rudtorfer's Operationsmethode der Hernien.
		Faust's Beinbruchmaschine.
1806	Oluf Acrel,	
	Just. Arnemann,	Fernere Erörterungen der Naturphilosophie u. ihrer Anwendung auf die Heilkunde.
	P. Jos. Barthez,	
	Ch. W. Dangers,	
	Ch. F. Dörner,	Wichtige physiologische Handbücher französischer Aerzte.
	Rom. Adolph Hedwig,	

Merkwürdige Schriften.

Gaet. Palloni Osservazioni med. sulla malattia febrile dominante in Livorno. Fiorenza 1804. übers. von Heinroth. Leipz. 1805. 8. und von Weissenbach. Salzburg 1805.

J. L. Deschamps Tr. des maladies des fosses nasales et de leurs sinus. Paris 1804. 8. übers. von Dörner. Stuttg. 1805. 8.

Astley Cooper the anatomical and surgical treatment of inguinal and congenital hernia. Lond. 1804. fol.

Wilh. Jos. Schmitt geburtshülfliche Fragmente. Wien 1804.

J. Ch. Reil Pepinieren zum Unterricht ärztlicher Routiniers als Bedürfnisse des Staats nach seiner Lage, wie sie ist. Halle 1804.

Wissenschaftl. Uebersicht der med. chirurg. Literatur des Jahres 1805 in Hufeland's Bibl. der pract. Heilkunde. 1806. Suppl. St.

F. W. Schelling u. Adalb. F. Marcus Jahrbücher der Med. als Wissenschaft. Tübingen 1—2r Bd. in 4 Stn. und 3ten Bdes 1s St. 1805—1808. 8. Troxler Grundrifs der Theorie der Medicin. Wien 1805.

Jac. Cureie über die Wirkung des kalten u. warmen Wassers als eines Heilmittels im Fieber und in andern Krankheiten. A. d. Engl. von Ch. F. Michaelis. 1ster Theil Leipz. 1801. 2ter Theil übers. von Hegewisch. Leipz. 1807. 8. (s. auch Kolbany u. Fröhlich.).

J. Arn. Günther's Gesch. und Einricht. der Hamburger Rettungsanstalten für in Wasser Verunglückte. Hamburg 1794. 1808. 8. mit 5 Kupfern.

Just. W. Günz de cortice salicis cortici peruv. substituendo. Lip. 1787. 8.

C. H. E. Bischoff Darstellung der Gall'schen Gehirn- u. Schädellehre, nebst Bemerkungen über diese Lehre von C. W. Hufeland. 2te verm. Ausgabe. Berlin 1805. J. G. Walter über Gall's Hirnschädellehre. Berlin 1805. J. F. Ackermann, die Gall'sche Hirn-Schädel- u. Organenlehre vom Gesichtspuncte der Erfahrung aus eurtheilt und widerlegt. Heidelberg 1805. Praes. G. G. Ploucquet auct H. Maret Quaestiones, dubia et animadversiones in Gall Encephalocepsin et Craniomantiam. Diss. Tübing. 1805. A. E. Kefsler Prüfung des Gall'schen Systems der Hirn- und Schädellehre. Jena 1805.

Jac. Fr. Ackermann infantis androgyni historia et ichnographia etc. Jena 1805. fol.

Joh. Balth. Wollkopf Untersuch. über die Erscheinung, Bildung u. Heilung des Blutausflusses. 2 Thle. Leipz. 1804. 1805. 8. Carl Jos Meyer Handbuch zur Erkenntnifs u. Heilung der Blutflüsse. 2 Bde. Wien 1805. Geo. Aug. Spangenberg über die Blutflüsse in medicin. Hinsicht. Braunschw. 1805. 8.

Chr. Aug. Struve der Lebensprüfer oder Anwendung des Galvanodesmus zur Bestimmung des wahren und Scheintodes. Hannover 1805.

J. Xav. Rudtorffer's Abhandl. über die einfachste u. sicherste Operationsmethode eingesperrter Leisten- und Schenkelbrüche. Wien 1805.

Faust und Hunold über die Anwendung u. den Nutzen des Oels u. der Wärme bei chirurg. Operationen. Nebst drei Abhandl. über die Heiligkeit der Feldlazarethe, Beschr. einer Beinbruchmaschine und wie das Lebendigbegraben auf Wahlplätzen zu verhüten. Leipz. 1805. 8.

Wissenschaftl. Uebersicht der gesammten medic. chirurg. Literatur des Jahres 1806 in Hufeland's Bibl. der pract. Heilkunde. 1807. Suppl. St.

G. F. Link über Naturphilosophie. Leipz. 1806. 8. Steffens Grundzüge einer philosoph. Naturwissenschaft. Berlin 1806. 8. F. W. J. Schelling Darstellung des wahren Verhältnisses zwischen Naturphilosophie und verbesserter Fichtischer Philosophie. Tübing. 1806. Ueber das Leben und seine Erscheinungen von Karl Eberh. Schelling. Landshut 1806.

F. E. Foderé Essay de Physiologie positive appliquée specialement à la Med. pratique. 3 Voll. Paris 1806. Charles Louis Dumas Principes de Physiologie ou introduction à la science experimentale, philosophique et medicale de l'homme vivant. Seconde ed. 2 Tomes. Paris 1806.

Jahr n. Christi Geburt.	Für die Geschichte der A. W. wichtige Namen.	Wichtige Begebenheiten und Schicksale der Medicin.
	G. Ch. F. Kapp,	Med. Gebrauch des Braunsteins.
	A. Ed. Kefsler,	
	G. H. Piepenbring,	Burdach's Beiträge zur Hirnlehre.
	Fr. von Schraud,	
	K. Strack,	Alibert's Abbildungen der Hautkrankheiten.
	Wenzel Aloys Stütz,	Wenzel's Beobachtungen über Hirnwassersucht.
	J. Clem. Tode,	Corvisart's Beschreibung der Krankheiten des Herzens.
	Aloys Rud. Vetter,	Bozzini's Lichtleiter.
	F. A. Weber und	
	A. Winkelmann sterben.	Hahnemann's homöopatische Kurmethode.
		Stieglitz Berichtigung der Ansicht des Scharlachfriesels.
		Boer's Therapie d. Kindbetterinnenfiebers.
		Schlegel's Theorie des Weichselzopfs.
		Reid's Kur der Schwindsucht.
		Heidmann's Theorie des Galvanismus und seiner med. Anwendung.
		Carmichael's Anwendung des kohlensauren Eisens gegen Krebs.
		Kern's Behandlung der Wunden und Geschwüre.
		Jörg's Behandlung der Klumpfüfse.
		Hesselbach's Darstellung der Hernien.
		Scarpa's Werk über Anevrysmen.
		Wilh. Jos. Schmidt's Beobachtungen über die Lungenprobe.
1807	Jac. Ez. Aronsson,	
	Ant. Canestrini,	Naturphilosophische Bearbeitung der Medicin, inbesondere der Physiologie.
	J. W. Fritze,	
	Christoph Ludw. Hoffmann,	
	Ph. F. Hopfengärtner,	
	Fr. W. Christoph Hunnius.	Bildung der Eingeweide des Unterleibes in der Vesicula ompahlo-enterica dargethan.
	U. F. G. S. Kleffel,	
	Jos. Jac. Plenk,	Ausbildung und allgem. Verbreitung der Ansichten Pinel's in Frankreich.
	J. G. Reyher,	

Merkwürdige Schriften.

übers. v. L. A. Kraus. Götting. 1807. P. J. Barthez nouveaux elemens de la science de l'homme. Seconde ed. revue et considerablement augmentée. Paris 1806. 8. Anth. Richerand nouveaux elemens de Physiologie Paris 1807. 2 Voll. 8. 4me edition.

G. Ch. F. Kapp systemat. Darstellung der merkw. Thatsachen, welche die neue Chemie auf die Heilkunde bewirkt hat, nebst einem Anhang über das Braunsteinmetall nnd dessen Oxyde als innerliche u. äufserliche Heilmittel. Hof 1805. 8.

Carl Friedr. Burdach Beiträge zur nähern Kenntnifs des Gehirns in Hinsicht auf Physiologie, Medizin und Chirurgie. Leipzig 1806. 2 Bde.

J. L. Alibert description des maladies de la peau. 9 Livraisons. Paris 1806 — 12. fol. übers. von C. F. Müller. Tübingen 1806.

Joh. u. Carl Wenzel's Bemerkungen über die Hirnwassersucht. Tübingen 1806.

Essai sur les maladies et les lesions organiqnes du coeur et des gros vaisseaux; extrait des lecons cliniques de J. N. Corvisart, publié sous ses yeux par C. E. Horeau. Paris 1806. 8.

Bozzini der Lichtleiter oder Beschr. einer Vorrichtung zur Erleuchtung innerer Höhlen des animalischen Körpers. Weimar 1806. fol. mit Kupfern.

Sam. Hahnemann Heilkunde der Erfahrung. Berlin 1806. Dessen Organon der rationellen Heilkunde. Dresd. 1810. 2te Aufl. 1819 Dess. reine Arzneimittellehre. 1 — 6 Thl. Ebend. 1811 — 21.

Joh. Stieglitz Versuch einer Prüfung und Verbesserung der jetzt gewöhnl. Behandlungsart des Scharlachfiebers. Hannover 1807. 8.

L. J. Boer Abhandlungen und Verss. geburtshülfl. Inhalts. 2 Bde. Wien 1806. 8.

J. F. A. Schlegel über die Ursachen des Weichselzopfs etc. Jena 1806. 8.

John Reid a treatise on the origin, progrefs and treatment of consumption. London 1806.

J. A. Heidmann vollständ. auf Versuche u. Vernunftschlüsse gegründete Theorie der galvanischen Electricität. 2 Bde. Wien 1806. 8.

Rich. Carmichael on the effect of Carbonate of Iron upon cancer. London 1806.

Vinc. Kern Annalen der chirurg. Klinik an der hohen Schule zu Wien. 2 Bände. 1806 — 1808. Dessen Anl. für Wundärzte zur Einführung einer einfacheren Methode die Verwundeten zu heilen. Stuttgart 1810.

C. Jörg über Klumpfüfse und eine leichte u. zweckm. Heilart derselben. m. 3 K. Leipz. 1806. 4.

F. C. Hesselbach Abh. über den Ursprung der Leistenbrüche. m. 4 K. Würzburg 1806. 4.

A. Scarpa sull Anevrysma. c. 15 Tab. Lips. 1806. fol. übers. von Harlefs. Zürch. 1806. 4.

Wilh. Jos. Schmidt neue Verss. u. Erfahrungen über die Ploucquetsche u. hydrostatische Lungenprobe. Wien 1806. 8.

Wissenschaftl. Uebersicht der gesammten med. chir. Literatur des Jahres 1807 in Hufeland's Bibliothek der pract. Heilkunde. 1808. Suppl. St.

Aug. Ed. Kefsler über die innere Form der Medicin. Jena 1807. 8. Dessen Grundzüge zu einem System der Physiologie des Organismus. Jena 1807. 8. Fr. Walther Physiologie des Menschen mit durchgängiger Rücksicht auf die comparative Physiologie der Thiere. Landshut 1807. 8. Schelver's Philosophie der Medicin. Frkf. a. M. 1807. Troxler über Leben u. sein Problem. Göttingen 1807. 8. J. C. A. Heinroth Grundzüge der Naturlehre des menschlichen Organismus. Leipzig 1807. 8.

Oken u. Kieser Beiträge zur vergleichenden Zoologie, Anatomie und Physiologie. 2 Hefte. Bamberg 1807. Dt. G. Kieser der Ursprung des Darmkanals aus der Vesicula umbil. dargestellt. Göttingen 1810. 4. mit 2 Kupfern.

Ph. Pinel Nosographie philosophique ou la methode de l'analyse appliquée à la Medecine. 3me ed. rev. corr. et augmentée. Paris 1807. 3 Voll. 8. 5me edition. Paris 1814.

Jahr n. Christi Geburt.	Für die Geschichte d. A. W. wichtige Namen.	Wichtige Begebenheiten und Schicksale der Medicin.
	Ch. A. Struve und Ch. A. Wichmann sterben.	Zweckmäfsige Bearbeitung der Kinderkrankheiten.
		Genauere Beobachtung des Typhus bellicus.
		Kalte Behandlung des Scharlachfiebers.
		Reil's und Hoffbauer's Bereicherung der psychischen Heilkunde.
		Autenrieth's Brechweinsteinsalbe.
		Alber's und Ficker's Darstellungen der Coxalgie.
		Viborg's und Scheel's Versuche über die Behandlung des Scheintodes der Ertrunkenen.
		Ruiz u. Pagez Erfahrungen über die Ratanhia (Sedillot Journ. gen. de Med. Tom. 30.).
		Hunold's u. A. Durchbohrung des Trommelfells.
		Graefe's Beschreibung der Angiectasie.
		Jos. Baronio's künstl. Einsetzung thierischer Theile.
		Schreiner's Bestimmung der Indicationen zur Amputation in Schufswunden.
		Boer's wichtige Ansichten über Geburtshülfe.
1808	Th. Beddoes, Pet. J. G. Cabanis, J. R. Deiman, Jos. Flajani,	Fernere Verhandlungen über die Anwendung der Naturphilosophie auf die Medicin.
	A. H. Ferd. Gutfeldt, J. Jac. Hartenkeil, Ph. Hunold,	Reil's Untersuchungen über den Bau des kleinen Gehirns.
	Ferd. v. Leber, F. Cas. Medicus,	Erörterungen der Gallschen Hirn- und Nervenlehre in Frankreich.

Merkwürdige Schriften.

Fr. Jahn neues System der Kinderkrankheiten. Rudolstadt 1807. 8. Jos. Jac. a Plenk doctrina de cognosc. et cur. morbis infantum. Wien 1807. Deutsch. Ebendas. Carl Bernh. Fleisch Handbuch über die Krankheiten der Kinder. 3 Bde. Leipzig 1807. 8.

C. W. Hufeland vom Nervenfieber in den Jahren 1806 u. 1807. Berlin 1807. Aug. Fr. Hecker über die Nervenfieber, welche in Berlin 1807 herrschten. Berlin 1808. N. P. Gilbert Tableau des maladies internes de mauvais caractère etc. Berlin 1808. übers. von Bock, mit Vorrede von Formey. Erfurt 1808.

Paul Kolbany Beobachtungen über den Nutzen des lauen und kalten Waschens im Scharlachfieber. Presburg 1807.

J. Ch. Reil's u. J. Cp. Hoffbauer's Beiträge zur Beförder. einer Curmethode auf psychischem Wege. Halle. 2 Bde. 1807 — 10. 8. J. Cp. Hoffbauer's Untersuchungen über die Krankheiten der Seele 2 Theile. Hannover 1802 — 3. 3ter Thl. a. u. d. T.: Psychologische Untersuch. über den Wahnsinn u. d. übr. Arten der Verrückung und ihre Behandlung. Halle 1807. 8. J. C. Hoffbauer die Psychologie in ihren Hauptanwendungen auf die Rechtspflege. Halle 1808. 8.

J. H. F. Autenrieth Versuche für die practische Heilkunde aus den klin. Anstalten zu Tübingen. 1ster Bd. 1tes u. 2tes Heft. Tübingen 1807. 8.

J. A. Albers Preisfrage, worin besteht das Uebel, das unter dem sogen. freiwilligen Hinken der Kinder bekannt ist? Wien 1807. 4. W. A. Ficker, worin besteht eigentlich das Uebel, das unter dem sogen. freiwill. Hinken d. Kinder behannt ist? Wien 1807. 8.

Pfaff, Scheel u. Rudolphi neues nordisches Archiv für Naturkunde, Arzneiwissenschaft und Chirurgie. 1 Bd. Frankf. a. d. O. 1807.

Hunold von Durchbohrung des Trommelfells. Amst. 1807. L. C. Nieuwenhuis de surditate per puncturam membranae tympani curanda. Utrecht 1807. Car. Himly de perforatione membranae tympani. Gött. 1808. 4.

C. F. Graefe de notione et cura angiectaseos labiorum, ratione habita communis vasorum morbosae extensionis. Lips. 1807. Deutsch. Leipzig 1808. 4.

Schreiner von der Amputation nach Schufswunden. Jena 1807.

Luc. J. Boer's Abhandlungen u. Versuche geburtshülflichen Inhalts. Wien 3 Bde. 1797 — 1807. 2te Aufl. 1811. 3te Aufl. 1817. 8.

Wissenschaftl. Uebersicht der gesammten med. chir. Literatur des Jahres 1808 in Hufeland's Bibliothek der practischen Heilkunde. 1809. Novbr. Decbr.

J. P. V. Troxler Elemente der Biosophie. Leipzig 1808. 8. C. Windischmann über den Gang der Bildung in der heilenden Kunst. Frkft. 1809. Oken über Licht und Wärme. Jena 1808. 4. Joh. Chr. Aug. Grohmann Philosophie der Medicin. Berl. 1808. 8. Lud. Formey über den gegenwärtigen Zustand der Medicin. Berlin 1809. 8.

Oeuvres completes de Cabanis, accompagnées d'une notice sur sa vie et ses ouvrages. 2 Voll. Paris 1823. 8.

Reil's u. Meckel's Untersuchungen über den Bau des kleinen Gehirns im Menschen und den Thieren. 2 Stücke. Halle 1807. 8. mit Kupfern.

F. J. Gall et G. Spurzheim recherches sur le systeme nerveux en general et sur celui du cerveau en particulier: memoire présenté a l'institut de France le 14 Mars 1808, suivi d'observations sur le rapport, qui en a eté fait a cette compagnie par ses commissaires. Paris 1808. 4. deutsch übers.

Jahr n. Christi Geburt.	Für die Geschichte der A. W. wichtige Namen.	Wichtige Begebenheiten und Schicksale der Medicin.
	R. Gottlob Rafn, C. Thom, Jos. Wenzel und H. A. Wrisberg sterben.	Sömmering's Abbildungen d. Geschmacks- u. Stimmorgane. Dessen u. Reifseisens Aufklärungen über den Bau der Lungen. Osiander's Nachweisung der Nerven im Uterus. Jörg's Darstellung dieses Organs. Emmert's Analyse des Chylus. Vauquelin's u. Fourcroy's Analysen thierischer Bestandtheite u Entdeckung des Urée. Ritter's rhabdomantische Versuche. Gruithuisen's mikroskopische Beobachtungen über das Blut, über Eiter u. Schleim. Rudolphi's u. Brera's Geschichte der Eingeweidewürmer. Fernere günstige Versuche mit der äufsern Application der Kälte bei Fiebern. Hahnemann's Empfehlung der Belladonna als Praeservativ gegen Scharlachfieber. Gebrauch d. Arseniks gegen Wechselfieber. Broussais erste Untersuchung über Entzündung. Preisaufgabe über die häutige Bräune. Graphit gegen Hautkrankheiten. Rasori's Theorie des Contrastimulus. Weinhold's Behandlung veralteter Geschwüre. Keratonyxis. Rudtorffer's Belehrungen über den Bruch- und Steinschnitt.
1809	Tib. Cavallo. Joh. Gottlob Eckoldt, Pasc. Jos. Ferro, Eb. Gmelin, J. F. A. Götting, Em. Gottlieb Knebel, J. Cp. Lp. Reinhold,	K. Sprengel's Institutiones medicae. Reil's fernere Untersuchungen über den Bau des Gehirns. Gall's Darstellung seiner Hirnlehre.

Merkwürdige Schriften.

Strasburg 1808. 4. Chaussier recherches sur l'encephale. Paris 1808. 4. J. B. Naequart Tr. sur la nouvelle Physiologie du cerveau, exposition de la doctrine de Gall etc. Paris 1808. 8.
Sam. Thom. Sömmering Icones organorum humanorum gustus et vocis. Frankf. 1808. fol.
Reifseisen u. Sömmering über den Bau der Lungen. Zwei Preisschriften, welche von der K. Akad. d. Wissensch. zu Berlin den Preis erhalten haben. Berl. 1808. 8. gröfs. Ausg. m. K. 1822. fol.
J. F. B. Osiander Comm. qua edisseretur uterum nervos habere. Götting. 1808. 4. Joh. Chr. Gottl. Jörg über das Gebärorgan des Menschen und der Säugethiere im schwangern und nicht schwangern Zustande. Leipzig 1808. fol.
Reil's u. Autenrieth's Archiv für die Physiologie. 8ter Bd. Halle 1808. 8.

J. W. Ritter neue Beiträge zur nähern Kenntnifs des Galvanismus 1 Bd. 1 Stück. Tübingen 1808. C. Amoretti Untersuchungen über die Rhabdomantie, übers. von C. U. v. Salis. Mit ergänzenden Abhandlungen von J. W. Ritter. 1809.
Gruithuisen Beobachtungen in der Naturgeschichte des Bluts. München 1808. 8. Dess. über den Unterschied zwischen Eiter und Schleim. München 1808.
C. A. Rudolphi Entozoorum s. vermium intestinalium historia naturalis. Amst. 1808 — 10. 8. 2 Voll. Ej. Entozoorum synopsis. Berol. 1819. 8. Val. L. Brera Memorie per servire di supplemento di continuazione alle lezione sopra i principali verme del corpo umano. Crema 1808. fol.
Jos. Giannini de la nature des fievres et de la meilleure methode de les traiter etc. Traduit av. des notes par Heurteloup. Paris 1808. 2 voll. 8. P. Kolbany Fernere Nachrichten von der glücklichen Anwendung des kalten und warmen Wassers im Scharlachfieber. Presburg 1808.

Harles de Arsenici in febribus intermittentibus usu. Erlang. 1809.
F. J. V. Broussais Etude raisonnée des phlegmasies etc. Paris 1808. Ej. histoire des phlegmasies ou inflammations chroniques. Paris 1808. 2 Voll. 8.
Recueil d'observations sur le croup. Redigé par l'ecole de Med. de Paris. 1808. übers. von Friedländer. Tübing. 1808. J. W. Hopff Abh. über den Croup. Hanau 1808. 8.
Karl Aug. Weinhold der Graphit als neuentdecktes Heilmittel gegen die Flechten. Leipz. 1808. 8.
Giov. Rasori Prospetto dei Risultati della Clinica medica nel Spedale militare di S. Ambrosio in Milano nel anno 1807. Milano 1808. 8.
Karl Aug. Weinhold, die Kunst veraltete Hautgeschwüre nach einer neuen Methode schnell und sicher zu heilen. Dresden 1807. 8.
Guil. Henr. Jul. Buchhorn Diss. de Keratonyxide. Hal. 1808. 8.
Franz Xav. Rudtoffer's Abhandl. über die einfachste und sicherste Operationsmethode eingesperrter Leisten- u. Schenkelbrüche. Wien 1808. 8. Dessen Abh. über die Operation des Blasensteins nach Pajola's Methode. Leipz. 1808. 4.
Wissenschaftl. Uebersicht der gesammten med. chir. Litteratur des Jahres 1809 in Hufeland's Bibliothek der pract. Heilkunde. 1810. Novbr. Decbr.
Kurt Sprengel Institutiones medicae. Tom. I. II. Institt. Physiol. T. III. Institt. Pathologiae generalis. T. IV. Instit. Pathol. spec. T. V. Instit. pharmacolog. T. IV. P. 1. Instit. Therapie generalis. P. 2. Instit. Med. forensis. Lips. 1809 — 1816. 8.
Reil u. Autenrieth Archiv für die Physiologie. 9 Bd. Halle 1809. Reil's u. Meckel's Untersuchungen über den Bau des kleinen Gehirns im Menschen u. den Thieren. 4tes St. Halle 1809.
F. J. Gall et G. Spurzheim Anatomie et Physiologie du systeme nerveux en general et du cerveau en particulier, avec des observations sur la possibilité de reconnaître plusieurs dispositions intellectuelles et morales de l'homme et des animaux par la configuration de leurs têtes. Vol. 1. Anatomie et Physiologie du systeme nerveux en general et Anatomie du cerveau en particulier. Paris 1809. 4. u. 17 Kupfern in fol. deutsch ebendas. 1810.

Jahr n. Christi. Geburt.	Für die Geschichte der A. W. wichtige Namen.	Wichtige Begebenheiten und Schicksale der Medicin.
	Val. Rose, J. Ad. Schmidt, J. Ant. Schmidtmüller, J. Sennebier, J. H. Sternberg und Mor. Gebh. Thilenius sterben.	Legallois Versuche über die Function des Rückenmarks. Dupuytren's u. Emmert's Versuche über die Wirkung des Nervus vagus auf die Respiration. Sömmering's Abbildungen des Geruchorgans. Oken's Lehrbuch der Naturphilosophie. Bach's Pathologie d. ansteckenden Krankheiten. Gruithuisen's Diagnostik des Eiters und Schleims. Hamilton's allgemeine Empfehlung der abführenden Mittel. J. F. Ackermann's chemische Fieberlehre. J. V. v. Hildenbrand's Monographie des Typhus. Reich's Theorie des Scharlachfiebers. Benedict's u. Hecker's Monographien desselben. Fernere Behandlungen über die häutige Bräune. Louvrier's Behandlung der Syphilis. Sömmering's Preisschr. von den Krankheiten der Harnwege im hohen Alter.
1810	J. L. Baudeloque, Aloys v. Careno, St. L, Geoffroy, Chr. F. Heyer, J. W. Ritter, J. Ch. Dan. v. Schreber und Mich. A. Thouret sterben.	Fortsetzung der Reil'schen Hirnuntersuchungen. Weinhold's Behandlung der abnormen Metamorphosen der Schleimhöhlen. Oken's u. Kieser's Darstellung der Vesicula umbilicalis und der Nabelbrüche. Fernere Beispiele von Selbstverbrennung. Monographien der Herzkrankheiten von Burn's u. Testa. Marcus Entzündungs- und Fieberlehre. Walther's Darstellung der Augenentzündungen.

Merkwürdige Schriften.

Sam. Thom. Sömmering Icones organorum humanorum olfactus. Francof. 1809. fol.

Oken's Lehrburch d. Naturphilosophie. 1. 2. Thl. Jena 1809. 8. 3 Thl. 1810.
Fr. Chr. Bach Grundzüge zu einer Pathologie der ansteckenden Krankheiten. Mit Vorrede von Kurt Sprengel. Halle 1810. 8.
Gruithuisen naturhistorische Untersuchungen über den Unterschied zwischen Eiter und Schleim. München 1809. 4.
Hamilton observations on the utility and administration of purgative medicines in several diseases. Ed. 3. Edinb. 1809.
J. F. Ackermann de construendis, cognoscendis et curandis febribus. Vol. 1. Heidelb. 1809. 8. Aus d. Lat. übers. von Hoffmann. Ebend. 1813. 8.
Joh. Val. v. Hildenbrand über den ansteckenden Typhus, nebst einigen Winken zur Beschränkung oder gänzlichen Tilgung der Kriegspest u. mehrerer anderer Menschenseuchen. Wien 18 0. 8.
Gottfr. Chr. Reich neue Aufschlüsse über die Natur und Heilung des Scharlachfiebers. Berlin 1810. 8. Traug. Wilh. Gust. Benedict Geschichte des Scharlachfiebers, seiner Epidemien und Heilmethoden. Mit Rücksicht auf die vorgeschlagene Anwendung der Abführmittel. Leipzig 1810. 8. F. A. Hecker von der Krankheit mit dem Scharlachausschlage. Erfurt 1810. 8.
Aug. Fr. Hecker von den Entzündungen im Halse, besonders von der Angina polyposa und dem Asthma Millari. Berl. 1809. 8. Adalb. F. Marcus über die Natur u. Behandlungsart der häutigen Bräune. Bamberg 1810. 8. J. W. Hopff Abhandl. über den Croup, dessen Natur und sicherste Heilmethode. Hanau 1809. 8. J. Ch. Caron Examen du Recueil de tous les faits et observations relatifs au croup. Paris 1809. 8. Franz Home Untersuchung über die Natur, Ursache und Heilung des Croup. Aus d. Engl von F. D. Mohr. Mit Vorr. von Albers. Bremen 1809. 8. Dasselbe französisch von F. Ruette. Paris 1809.
Jos. Louvrier's Darstellung syphilitischer Krankheitsformen, nebst Angabe einer zweckmäſsigen und sichern Methode veraltete Lustseuchenübel zu heilen. Wien 1809. 8.
Sam. Thom. Sömmering Abhandlung über die schnell und langsam tödtlichen Krankheiten der Harnblase u. Harnröhre bei Männern im hohen Alter. Frankf. a. M. 1809. 4.
Wissenschaftl. Uebersicht der gesammten med. chir. Literatur des Jahres 1810 in Hufeland's Bibliothek der practischen Heilkunde. 1811. Novbr. Decbr.
J. C. Reil und J. H. F. Autenrieth Archiv für die Physiologie. 9ter Bd. 1810.

Carl Aug. Weinhold Ideen über die abnorme Metamorphosen der Highmorshöhle, mit einigen vorangehenden physiologischen Betrachtungen der Facialparthie im Allgemeinen. Leipz. 1810. 8.
Oken's Preisschrift über die Entstehung und Heilung der Nabelbrüche. Landshut 1810. 4. D. G. Kieser der Ursprung des Darmkanals aus der Vesicula umbilicalis dargestellt im menschl. Embryo. Göttingen 1810. 4.
J. H. Kopp ausführl. Darstellung u. Untersuchung der Selbstverbrennung des menschl. Körpers in gerichtl, med. und pathol. Hinsicht. Frkft. 1810. 8.
Allan Burns obs. on some of the most frequent and important diseases of the heart. Edinb. 1809. 8. übers. mit Zusätzen von Nasse. Lemgo 1817. 8. Ant. Gius. Testa delle malattie del cuor. Bologna 1810. 11. 3 Voll. 8.
F. Adalb. Marcus Entwurf einer speciellen Therapie. Nürnberg 1807 — 1812. 8.
Phil. Fr. Walther's Abhandlungen aus dem Gebiete der pract. Medicin, besonders der Chirurgie und Augenheilkunde. 1 Bd. Landshut 1810.

Jahr n. Christi Geburt.	Für die Geschichte der A. W. wichtige Namen.	Wichtige Begebenheiten und Schicksale der Medicin.
		Nähere Untersuchung der Rückenmarkentzündung.
		Lehrreiche Monographien der häutigen Bräune.
		Formey's Monographie der Hirnhöhlenwassersucht.
		Kenntniſs der Blausäure und ihrer Wirkungen.
		Sömmering's Darstellung der Hernien.
		Jörg's u. Schreger's Beiträge zur Orthopädie.
		Schreger's verbesserte Verbandlehre.
		B. Travers unterbindet die Carotis (New-York med. Journ.)
		Siebold's Gebärbette.
		Zweckmäſsige Bearbeitung der Staatsarzneikunde in Kopp's Jahrbüchern.
1811	F. Ch. Bach,	
	Ern. Gottlieb Elwert,	Rosenmüller's anatomisch-chirurgische Abbildungen.
	E. Adolph Eschke,	Niemeyer's Darstellung des fünften Nervenpaars.
	A. F. Hecker,	Maunoir's Untersuchungen über die Structur der Iris und die künstliche Pupillenbildung.
	Conr. Jos. Kilian,	Lucae's Untersuchung des Thymus.
		Neuere Bearbeitungen der Zoochemie.
	J. K. F. Meyer,	
	Casp. Gottlieb v. Murr,	Darstellungen des thierischen Magnetismus.
	Cp. Lebr. Römer,	
	Rud. Bonav. Sabatier,	Meckel's pathologische Anatomie.
	J. Chr. Stark und	Zweckmäſsige Lehrbücher der allgem. u. speciellen Therapie.
	Adalb. Vinc. Zarda sterben.	

Merkwürdige Schriften.

Gius. Bergamaschi oss. sulle inflammazione dello spinale midollo e delle sue membrane. Pavia 1810. 4.
Wilh. Sachse, das Wissenswürdigste über die häutige Bräune. Lübeck 1810. 8. L. Heim krit. Bemerkungen über A. F. Marcus Schrift von der häutigen Bräune. Berlin 1810. 8. J. A. Albers krit. Bemerkungen gegen eine Recension des G. R. Heim über Marcus Schrift etc. Bremen 1810. 8. John Cheyne the Pathology of the membrane of the Larynx and Bronchia. Edinb. 1809. 8.
J. L. Formey von der Wassersucht der Gehirnhöhlen. Berlin 1810. 8.

J. A. Ittner's Beiträge zur Geschichte der Blausäure. Mit Versuchen über ihre Verbindungen und Wirkungen auf den thier. Organismus. Freiberg 1810. 8. Praes. Schreger auct. Chr. Godofr. Theer Diss. de acido coeruleo Berolinensi. Vitcb. 1811. 4.
S. Th. Sömmering über die Ursachen, Erkenntnifs u. Behandlung der verschiedenen am Bauche und Becken aufser der Nabel- und Leistengegend vorkommenden Brüche. Frankf. 1810. 8. S. Th. Sömmering über die Ursachen, Erkenntnifs u. Behandlung der Nabelbrüche. Frankf. 1810.
Joh. Christ. Gottfr. Jörg über die Verkrümmungen des menschl. Körpers und eine rationelle und sichere Heilart derselben. Leipz. 1810. 4. B. G. Schreger Versuch eines nächtlichen Streckapparates für Rückgrathgekrümmte. Erlangen 1810. 4.
B. G. Schreger Plan einer chirurg. Verbandlehre und über den Verband der Wunden am Schädel. Erlangen 1810. 4.

El. v. Siebold Lucina, eine Zeitschrift zur Vervollkommnung der Entbindungskunde. 6ter Band. Marburg 1810. 8.
J. H. Kopp Jahrb. der Staatsarzneikunde. 11 Jahrgänge. Frkft. a. M. 1808 — 20.

Wissenschaftl. Uebersicht der gesammten med. chir. Literatur des Jahres 1811 in Hufeland's Bibliothek der practischen Heilkunde. 1812. Novbr. Decbr.
J. Ch. Rosenmüller's chirurg. anatom. Abbildd. für Aerzte uud Wundärzte. 4 Theile. Weimar 1804 — 12. gr. Fol.
Ge. Herm. Niemeyer de origine paris quinti nervorum cerebri. Hal. 1812. 8. übers. in Reil's Archiv für die Physiologie 11tem Bd. 1812.
J. P. Maunoir two memoirs of organization of the artificial pupils, translated by Th. Young. Lond. 1811.

Sam. Christ. Lucae anatom. Untersuchungen des Thymus in Menschen und Thieren angestellt. 2 Hefte. Frkft. 1811. 4.
Berzelius, die Zoochemie oder Chemie der thierischen Substanzen. 2 Theile. Nürnberg 1811. H. Grindel die organischen Körper chemisch betrachtet. 2 Thle. Riga 1811. 8.
J. K. F. Meyer was fordern die Medicinalordnungen von den Apothekern. Berlin 1805. 8. Dagegen von G. W. Sponitzer. Ebend. 1805. 8.
C. Th. de Murr annott ad bibliothecas Hallerianas. Erlang. 1805. gr. 4.
Alex. Ferd. Kluge Versuch einer Darstellung des animalischen Magnetismus als Heilmittel. Berlin 1811. 8. Fr. Hufeland über Sympathie. Weimar 1811. 8. Jos. Spindler über das Princip des thier. Magnetismus Nürnb. 1811. 8.
J. F. Meckel Handbuch der pathol. Anatomie. 2 Bde. Leipz. 1812 — 18. 8.
Phil. Jos. Horsch Handbuch der allgem. Therapie. Würzburg 1811. 8. Joh. Wilh. Heinr. Conradi Grundrifs der Pathologie u. Therapie. 1ster Bd. allg. Pathol. u. Therapie. 2ter Bd spec. Pathol. u. Therapie. Marburg 1811 — 16. 2te Aufl. 1817 — 10. 8. Jos. Frank Praxeos medicae universae praecepta. P. 1. 2. Lips. 1811 — 21. in 4 Bden. 8.

Jahr n. Christi Geburt.	Für die Geschichte der A. W. wichtige Namen.	Wichtige Begebenheiten und Schicksale der Medicin.
		Goeden's Darstellung des Typhus. Marcus Behauptung der Identität des Typhus u. der Hirnentzündung u. Beobachtungen über Carditis u. Splenitis. Preisschriften über die häutige Bräune.
		Montain's und Portal's Untersuchungen über den Schlagflufs. Besnard's antisyphilitisches Mittel.
		J. A. Schmidt's Arzneimittellehre nach den Ansichten der Naturphilosophie. Molwitz Metallbürsten (Hufeland's Journal 1811. März.) Metalläther. Arsenik als Fiebermittel.
		Rust's Helkologie.
		Scarpa's Werk von den Brüchen.
		Bestimmung der Indicationen zur Keratonyxis. Assalini's Darstellung der künstl. Pupillenbildung. Langenbeck's Amputationsmethode. Karl's Geburtszange.
1812	Chr. Fr. Bayrhofer, W. B. Burger, W. Daignan, Conr. Jac. Fries, F. L. Mezler, Ebh. F. Molwitz, J. H. Rahn, J. Jac. Rambach, A. Gottlieb Richter, P. Scheel, J. W. Schlegel, K. Casp. v. Siebold und Rob. Willan sterben.	Anfang des Dictionaire des sciences medicales. Reil's letzte Untersuchungen über den Bau des Gehirns. J. und C. Wenzel's Untersuchungen über denselben Gegenstand. Eifriges Studium der vergleichenden Anatomie u. Physiologie.
		G. Prochaska's Nachweis der Analogie des vitalen mit dem galvanischen Processe.

Merkwürdige Schriften.

Hans Ad. Goeden über die Natur und Behandlung des Typhus. Berlin 1811. 8.
Ad. Fr. Marcus Ephemeriden der Heilkunde. 3 Bde. Bamberg 1811. 8.

Rapport addressé à S. E. le Ministre de l'Interieur, sur les ouvrages envoyés au concours sur le croup, par la commission chargée de l'examen de ces ouvrages. Paris 1812. 8. übers. Wien 1813. F. J. Double Tr. du croup. Paris 1811. 8. Julien Bonnafox de Mallet mem. sur le Croup. Paris 1811. 8. Louis Valentin sur le Croup. Geneve 1812. 8. C. Giraudy de l'Angine tracheale. Paris 1812. 8.
J. F. Fr. Montain Tr. de l'apoplexie etc. Paris 1811. 8. Antoine Portal obss. sur la nature et le traitement de l'apoplexie et sur les moyens de la prevenir. Paris 1811. 8.
Frz. Jos. v. Besnard Warnung an die Freunde der Menschheit gegen den Gebrauch des Quecksilbers in venerischen Krankheiten. 2 Hefte. 1808 — 11. 8.
Joh. Ad. Schmidt handschriftl. hinterlassenes Lehrbuch der Materia medica. Wien 1811. 8.

De Naphthis artificialibus. Diss. praes. J. H. Th. Schreger auct. Fr. G. A. Ficker. Viteb. 1811. 4.

Chr. Fr. Harlefs de Arsenici usu in Medicina. Norimb. 1811. 8. E. L. Heim der Arsenik als Fiebermittel etc. Berlin 1811. 8.
Joh. Nep. Rust Helkologie oder über die Natur, Erkenntnifs und Heilung der Geschwüre. Wien 1811. 8. 2 Bde.
Ant. Scarpa Tr. pratique des hernies trad. de l'italien par Coyol. On y a joint une note de Laennec sur une nouvelle espece des hernies etc. Paris 1811. 8. av. 11 planches in fol. deutsch mit Zusätzen von B. W. Seiler. Halle 1813. 8.
C. J. M. Langenbeck Prüfung der Keratonyxis. Gött. 1811. 8. De cataractae reclinatione et de Keratonyxide praes. Graefe def. auct. Jo. Fr. Ern. Spörl. Berol. 1811. 8.
Paolo Assalini Ricerche sulle pupille artificiale. Milano 1811. 8. deutsch übers. von Fr. Aug. Pönitz Dresd. 1813. 8.
C. J. M. Langenbeck Bibliothek für die Chirurgie. 3 Bd. Göttingen 1811.
Karl eine neue Geburtszange etc. Frkf. a. M. 1812.
Wissenschaftl. Uebersicht der gesammten med. chir. Literatur des Jahres 1812 in Hufeland's Bibliothek der practischen Heilkunde. 1814. Novbr. Decbr.
Dictionaire des sciences medicales par une société des medecins et de chirurgiens. Tom. 1 — 60. Paris 1812 — 1822. 8.
Reil's u. Autenrieths Archiv für die Physiologie. 10ter u. 11ter Bd. Halle 1812.

Jos. et Carl Wenzel de penitiore structura cerebri hominis et brutorum. cum 15 tabb. aen. Tübing. 1812. fol.
G. Girard Anatomie der Hausthiere. Aus d. Franz. von Schwab. 3 Bde. 1812. J. W. Link Vers. einer Gesch. u. Physiol. der Thiere. 2 Thle. 1812. K. A. Rudolphi Beiträge zur Anthropologie u. allg. Naturgesch. Berl. 1812. J. Fr. Meckel Beiträge z. vergleichenden Anatomie. 2 Bde. Leipz. 1812. J. E. N. Wiese Diss. de monstris animalium. Berol. 1812. 4. Fr. Franke de avium encephali anatome. Berol. 1812. 8. S. A. Blumenthal de externis oculor. integumentis animalium. Berol. 1812. 4. L. Wolff praes. Rudolphi de organo vocis mammalium. Berol. 1812. 4. Fr. Rosenthal ichthyotomische Tafeln. Berol. 1812. Apost. Arsaky de piscium cerebro et medulla spinali. Hal. 1813. 4.
Georg Prochaska Disq. organismi corporis hum. ejusque processus vitalis. Viennae 1812. 4.

Jahr n. Christi Geburt.	Für die Geschichte der A. W. wichtige Namen.	Wichtige Begebenheiten und Schicksale der Medicin.
		Le Gallois Versuche über den Einfluſs des Rückenmarks auf die Funktionen.
		Creve's Erläuterung des Combustionsprocesses bei der Respiration.
		Lucae's u. Schweighäuser's Untersuchungen über Zeugung und Empfängniſs.
		Endres u. Kieser's Darstellung der Pathologie nach naturphilosophischen Ansichten.
		Swediauer's Nosologie.
		Farre's pathol. Anatomie der Leber.
		Harleſs Pathologie des Pankreas.
		Dumas Darstellung d. chronischen Krankheiten.
		A. F. Marcus Darstellung der Exantheme nach den einzelnen Hautgebilden.
		Schumacher's Monographie der Ruhr.
		Empfehlung des Prunus Padus.
		Sauter's Beinschwebe.
		Feiler's Behandlung d. Ellenbogenbrüche.
		Weinhold's Staarnadelscheere u. Anwendung des Galvanismus bei Augenkrankheiten.
		Sam. Coopers u. Charles Bell's wichtige chirurgische Werke.
		Heim's Erfahrungen üb. Schwangerschaften auſserhalb der Gebärmutter.
1813	W. C. Ambrozi,	
	Ch. L. Bachmann,	
	C. H. J. Bolley,	J. F. Ackermann's Behauptung von der Entstehung des Nervensystems aus dem Herzen.
	W. H. Jul. Buchhorn,	
	Leop. Marc. Ant. Caldani,	Verhandlungen über den thierischen Magnetismus.
	G. F. Ch. Fuchs,	
	Mor. Hagedorn,	
	F. Jahn,	
	J. H. Jördens,	Magendie's Versuche über den Nutzen des Kehldeckels und über das Erbrechen.
	W. Gottlieb Kelch,	Hagedorn's Behandlung der Schenkelbeinhalsbrüche.

Merkwürdige Schriften.

Le Gallois experiences sur le principe de la vie etc. Paris 1812. 8.

Carl Casp. Créve über den Chemismus der Respiration. Frkft. 1812. 4.

Sam. Chr. Lucae Unterss. über einige Gegenstände der Lehre vom Zeugungsgeschäfte. Frkft. 1813. 8.
Schweighäuser sur quelques points de Physiologie relatifs à la conception et l'economie organique du foetus. Strasb. 1812. 8.
Karl Endres Beiträge zur Physiologie u. Pathologie. Ulm 1812. 8. G. Kieser Grundzüge der Pathologie u. Therapie des Menschen. Jena 1812. 8.

Ιατρίκη seu novum Medicinae rationalis systema a. Fr. Swediauer. 2 Voll. Halae 1812.
Farre the morbid Anatomy of the liver. Lond. 1812.
Chr. Fr. Harlefs über die Krankheiten des Pankreas und insbesondere über die Phtisis pancreatica. Nürnb. 1812. 8.
E. L. Dumas doctrine generale des maladies chroniques. Montpellier 1812. 8.

F. A. Marcus die Exantheme. Ueber ihre Erkenntnifs und Heilart. Nürnb. 1812. 8. (auch als 3ter Theil seines Entwurfs einer speciellen Therapie).
Fr. Schumacher Beiträge zur Nosogenie und Nosologie der Ruhr. Frankfurt 1813. 8.
Bremer Bemerkungen u. Erfahrungen über die Wirksamkeit der Rinde des Traubenkirschbaums u. dessen therapeutischer Benutzung in gichtischen u. rheumatischen Krankheiten. Berlin 1812. 8.
Joh. Nep. Sauter's Anweisung die Beinbrüche der Gliedmafsen, vorzüglich die complicirten, und den Schenkelbeinhalsbruch nach einer neuen leichten etc. Methode etc. zu heilen. Konstanz 1812. 8.
Joh. Feiler über den Bruch des Oberarms, nebst einer neuen Methode denselben zu heilen. Sulzbach 1812. 8.
C. A. Weinhold Anl. den verdunkelten Krystallkörper sammt seiner Kapsel umzulegen. 2te Ausg. Meifsen 1812. 8. Dess. Nachträge zu dieser Schrift. Ib. 1812. Dess. über die Heilung eines durch äufsere Gewalt fast gänzlich zerstörten Auges und eine neue Anwendung des Galvanismus. Meifsen 1813. 8.
Sam. Cooper a Dictionary of practical Surgery. Lond. 1813. 8. übers. mit Vorr. von Froriep. Weimar 1819 — 21. 8. Charles Bell System of operative Surgery. 2 Voll. Lond. 1808 — 11. Ed. 2. 1814. übers. von Kosmely. Berlin 1815. 8.
E. L. Heim Erfahrungen und Bemerkungen über Schwangerschaften aufserhalb der Gebärmutter. Berlin 1824.
Wissenschaftl. Uebersicht der gesammten med. chir. Literatur des Jahres 1813 in Hufeland's Bibliothek der practischen Heilkunde. 1814. Novbr. Decbr.
Jac. Fid. Ackermann de nervei systematis primordiis. Manheim 1813. 8.

Ernst Bartels Grundzüge einer Physiologie u. Physik des animal. Magnetismus. Frkft. a. M. 1812. 8. Wolfart Askläpieion. Allg. med. chir. Zeitschr. Jahrg. 1812. 13. 4. Deleuze hist. critique du Magnetisme animal. Paris 1813. 2 Voll. 8. Montégre du Magnetisme animal et de ses partisans, ou recueil des pieces importantes sur ces objets etc. Paris 1812. 8. F. K. v. Strombeck Gesch. eines durch die Natur hervorgebrachten animal. Magnetismus. Mit Vorr. von Marcard. Cassel 1813. 8. Dess. Nachtrag zu dieser Schrift. Braunschw. 1813. 8.
Magendie sur l'usage de l'epiglotte dans la deglutition. Paris 1813. 8. Ej. Mem. sur le vomissement. Paris 1813. 8.
M. Hagedorn über den Bruch des Schenkelbeinhalses, nebst einer neuen Methode, denselben leicht und sicher zu heilen. Leipzig 1808. 8. mit 3 Kupfern.

Jahr n. Christi Geburt.	Für die Geschichte der A. W. wichtige Namen.	Wichtige Begebenheiten und Schicksale der Medicin.
	Wolf F. W. Klose,	Henke's Theorie der Entwicklungskrankheiten.
	J. F. Krügelstein,	Schnurrer's geographische Nosologie.
		Wichtige Werke über pathologische Anatomie von J. F. Meckel, Monro u. Otto.
		Genauere Untersuchungen der kopflosen Misgeburten.
	J. Ph. Achill Leifsler,	
	Fr. Ant. May,	Boer's Erfahrungen über physische Erziehung und Kinderkrankheiten.
	Mr. H. Mendel,	
	Imm. F. Meyer,	Grofse Verbreitung der Kriegspest. Erörterung ihrer entzündlichen Beschaffenheit.
	Adf. F. Nolde,	
	J. Nth. Petzold,	
	J. Chr. Reil,	
	Chr. Fr. Reufs,	Empfehlung der Luftreinigungsmittel gegen typhöse Ansteckung.
	B. Rush,	
	K. Chr. E. Schmidt,	Loebel's Erfahrungen über Hirnentzündung u. Wasserkopf der Kinder.
	Chr. F. Schumacher,	Sutton's Delirium tremens.
	L. Storr,	
	Fr. Gotthelf Voigtel und	Beer's Lehrbuch der Augenheilkunde. Hodgson's Darstellung der Anevrysmen.
	Engelb. Wichelhausen sterben.	
		Wigand's Beiträge zur Geburtshülfe.
1814	Guil. Azzoguidi,	
	Lor. Jos. Besnard.	Döllinger's Entwicklungsgeschichte des Gehirns.
	Chr. Gottfr. K. Braune,	
	Ph. Chabert,	Chr. Bell beschreibt die Muskeln der Harnleiter und des Uterus.
	Th. Denman,	Berzelius wichtige Beiträge z. Zoochemie.
	Gottlieb Lebr. Fabri,	
	G. M. Fegelein,	
	J. H. v. Fischer,	John's zoochemische Tabellen.
	Erasm. Frankenau,	Carus Untersuchungen über das Nervenleben.
	J. Im. Gilibert,	Stieglitz Prüfung der Erscheinungen und Theorien des thierischen Magnetismus.
		Hartmann's Theorie der Krankheit.
		Dzondi's Theorie der Entzündungen.

Merkwürdige Schriften.

A. Henke über die Entwickelungen und Entwickelungskrankheiten des menschlichen Organimus. Nürnberg 1813. 8.

F. Schnurrer geographische Nosologie oder die Lehre von den Veränderungen der Krankheiten in den verschiedenen Gegenden der Erde. Stuttgardt 1813. 8.

J. Fr. Meckel Handb der pathol. Anatomie. 2 Bde. Leipz. 1812—18. 8. Alex. Monro Outlines of the Anatomy of human body in its sound and diseased state. Lond. 1813. 4 Bde. mit 48 Kupfern. A. W. Otto Handbuch der pathol. Anat. des Menschen und der Thiere. Bresl. 1813. 8.

C. W. F. Schlegel Diss. de Aencephalorum historia et origine. Berol. 1812. 4. Fr. Tiedemann's Anatomie der kopflosen Misſgeburten. Landshut 1813. fol.

J. P. A. Leifsler über med. Wahrheit und die Mittel, sie zu erlangen, nebst Bemerk. über die Anwendung chem. Hypothesen auf die Medicin von G. Wedekind. Frankf. 1802. 8.

Heinr. Xav. Boer's Versuch einer Darstellung des kindlichen Organismus in physiol. pathol. u. therapeut Hinsicht. Wien 1813. 8.

Adalb. Fr. Marcus Ephemeriden der Heilkunde. 4. 5. 6ter Bd. 1813. 8. Dess. über den jetzt herrschenden Typhus. Bamberg 1813. Ant. Dorn Bemerkungen über die Schrift des Dr. Marcus den herrschenden cont. Typhus betr. Bamberg 1813. A. Fr. Marcus Beleuchtung der Einwürfe gegen meine Ansichten über den herrschenden anst. Typhus. Bamberg 1813. Ph. K. Hartmann die Theorie des ansteckenden Typhus u. seiner Behandlung. Wien 1812. 8. G. L. H. C. Wedemeyer de febre petechiali. Götting 1812. 4.

Ludw. Wilh. Gilbert Anweisung, wie man sich bei bösartigen Fiebern gegen Ansteckung zu schützen und der Verbreitung derselben durch mineralsaure Räucherungen Einhalt zu thun habe. Leipzig 1813. 8.

Ed. Loebenstein Loebel die Erkenntniſs und Heilung der Gehirnentzündung, des innern Wasserkopfs u. der Krampfkrankheiten im kindlichen Alter. Leipzig 1813. 8.

Th. Sutton on delirium tremens, on peritonitis and on some other inflammatory affections and on the gout. London 1813. 8.

G. J. Beer's Lehre von den Augenkrankheiten. 2 Bde. mit Kupfern. Wien 1813. 8.

Hodgson Treatise on Anevrysm and wounded Arteries. London 1813. 1 Bd. Text in 8. und 1 Bd. Kupfer in 4.

Wigand drei den med. Facultäten zu Paris u. Berlin zur Prüfung übergebene geburtshülfliche Abhandlungen. Hamburg 1 '2. 8.

Wissenschaftl. Uebersicht der gesammten med. chir. Literatur des Jahres 1814 in Hufeland's Bibliothek der practischen Heilkunde 1815. Novbr. Decbr.

Ignaz Döllinger Beiträge zur Entwickelungsgeschichte des menschl. Gehirns. Frankf. a. M. fol.

Medico-chirurgical Transactions published by the med. and surg. society of London. Vol. 3. 4. 5. London 1812 — 14. 8.

Joens Jac. Berzelius a view of the progreſs and present state of animal chemistry. Translated from the swedish by Gust. Brunnmark. Lond. 1813. 8. Deutsch übers. von G. C. L. Sigwart. Nürnberg 1815. 8. Ej. general views of the composition of animal fluids. Lond. 1812. deutsch übers. von J. S. C. Schweigger. Nürnb. 1814. 8.

J. F. John chemische Tabellen des Thierreichs, oder systemat. Uebers. der Resultate aller bis jetzt zerlegten Animalien u. s w. Berlin 1814. fol.

Carl Gustav Carus Versuch einer Darstellung des Nervensystems u. insbesondere des Gehirns nach ihrer Bedeutung, Entwicklung u. Vollendung im thierischen Organismus. Leipz. 1814. m. K. 8.

Johann Stieglitz über den thierischen Magnetismus. Hannover 1813. 8.

P. C. Hartmann Theoria morbi seu pathologia generalis. Vienn. 1814. 8.

Chr. H. Dzondi de Inflammatione. Halae 1814. 8.

Jahr n. Christi Geburt.	Für die Geschichte der A. W. wichtige Namen.	Wichtige Begebenheiten und Schicksale der Medicin.
	Ch. F. Michaelis (in Marburg), Jos. Gottfr. Mickan, W. Gf. Ploucquet, Jos. v. Quarin, Bhd. Ramazzini, J. Alb. H. Reimarus, J. Barth. v. Siebold, Ant. Jos. Testa und K. v. Werner sterben.	Kreyfsig's und Farre's wichtige Monographien der Herzkrankheiten. Pemberton's Darstellung der Abdominalkrankheiten. Jörg's und v. Siebold's Handbücher der Frauenzimmerkrankheiten. Verhandlungen über Typhus und Kriegspest. Prescot's Empfehlung des Mutterkorns zum ärztlich. Gebrauch (Lond. med. and phys. Journ. vol. 31.) Gölis Darstellung der hitzigen Gehirnhöhlenwassersucht. Portal's Monographie der Leberkrankheiten. Untersuchungen über den Weichselzopf. Orfila's Toxicologie. Copeland und Baynton über Rückgrathskrankheiten. Copeland's Monographie der Krankheiten des Mastdarms.
1815	Jac. Fid. Ackermann, Benj. Smith Barton, W. F. Domeier, Adolph Fr. Gehlen, N. Pet. Gilbert, Chr. Gottfr. Gruner, J. C. Kemme, J. Coakley Lettsom, P. Mascagni, Ant. F. Mesmer, C. Villers und F. A. Weitz sterben.	J. F. Meckel's allg. u. besondere Anatomie. Dessen, Fr. Tiedemanns und Rosenthal's Bildungsgeschichte des Gehirns. Spix Entwickelungsgeschichte des Kopfes. Prochaska's Anwendung des polarischen Naturgesetzes auf die Physiologie. Mefsmer's Werk über thier. Magnetismus.

Merkwürdige Schriften.

Ch. F. Michaelis de Angina polyposa. Gött. 1778. 8.

Fr. L. Kreyſsig die Krankheiten des Herzens systematisch bearbeitet und durch eigene Beobachtungen erläutert. 3 Thle. Leipz. 1814. (auch lateinisch. Ebendas.). — J. R. Farre pathological researches in Med. and Surgery. Part. 1. On Malformations on the human heart etc. Lond. 1814. 8.

Chr. Ph. Pemberton pract. Tr. on various diseases of the abdominal viscera. The third edition. Lond. 1814. 8.

J. L. G. Jörg Handbuch der Krankheiten des menschl. Weibes. Leipzig 1814. 8. 2te Ausg. 1821.

El. v. Siebold Handb. zur Erkenntniſs u. Heilung der Frauenzimmerkrankheiten. 2 Bde. Frkft. 1815. 2te Ausg. 1821.

Andr. Röschlaub an Ad. Marcus über den Typhus. Landshut 1814. 8. Ad. Fr. Marcus an A. Röschlaub über den Typhus. Bamberg 1814. 8. N. Friedreich über den Typhus und die entzündungswidrige Methode dagegen. Würzburg 1814. Dess. Werth der Leichenöffnungen zur Bestimmung, Typhus sei Hirnentzündung. Würzb. 1814. P. Reuſs über den ansteckenden Typhus. Würzb. 1814. Schubauer über die allerneueste Ansicht u. Behandlungsart des Typhus. Landsh. 1814. E. Horn Erfahrungen über die Heilung des ansteckenden Nerven- und Lazarethfiebers. Berl. 1814. Chr. W. Hufeland über die Kriegspest alter u. neuer Zeit. Berl. 1814. J. F. Akkermann von der Natur des ansteckenden Typhus. Heidelb. 1814. C. Ferd. Becker über die Erkenntniſs und Heilung des Petechialfiebers. Gött. 1814. 8.

Leop. Ant. Gölis pract. Abbildungen über die vorzüglicheren Krankheiten des kindlichen Alters. 1ster Bd. von der hitzigen Gehirnhöhlenwassersucht. Wien 1815.

Portal obss. sur la nature et traitement des maladies du foie. Paris 1814. 8.

Gadowsky sur la plique polonaise. Paris 1814. v. Ruhmfeld neueste Ansicht des Weichselzopfs in seiner Grundursache. Freiberg 1815. Jos. Frank sur l'origine et la nature de la plique polonaise. Wilna 1814.

M. P. Orfila Traité des poisons, ou Toxicologie generale. Tom 1 — 4. Paris 1814. übers. von Hermbstädt. 4 Thle. Berl. 1818. 19. 8.

Thom. Copeland obss. on the symptoms and treatment of the diseased spine. Lond. 1805. übers. von Kilian. Leipz. 1819. von K. Hesse. Ebend. 1819. 8. Th. Baynton an account of a succeſsfull method of treating diseases of the spine. Bristol. 1813.

Thom. Copeland obss. on the principal diseases of the Rectum, the hemorrhoidal excrescence and fistula in ano. 2 edition. Lond. 1814. übers. von Friedreich. Halle 1819. 8.

Wissenschaftl. Uebersicht der gesammten med. chir. Literatur des Jahres 1815 in Hufeland's Bibliothek der practischen Heilkunde. 1816. Novbr. Decbr.

J. F. Meckel Handbuch der menschl. Anatomie, 1ster Bd. allg. Anat. 2ter Bd. besondere Anat. Knochenlehre, Bänderlehre, Muskellehre, 3ter Bd. Gefäſs- u. Nervenlehre, 4ter Bd. Eingeweidelehre und Geschichte des Fötus. Halae 1815 — 20. 8.

Deutsches Archiv für die Physiologie in Verbindung mit etc. herausgeg. von Joh. Fr. Meckel. 1ster Bd. Halae 1815. 8. Fr. Tiedemann's Anatomie und Bildungsgeschichte des Gehirns im Fötus des Menschen, nebst einer vergleichenden Darstellung des Hirnbaues in den Thieren. Nürnb. 1816. 4. Fr. Rosenthal ein Beitrag zur Encephalotomie. Weimar 1815. 8.

J. Bapt. Spix cephalogenesis sive capitis ossei structura, formatio et significatio per omnes animalium classes, familias, genera et aetates digesta atque tabulis illustrata legesque simul psychologiae, craniscopiae ac physionomiae inde derivatae. acc. tabb. 18. München 1815. fol.

G. Prochaska Versuch einer empir. Darstellung des polarischen Naturgesetzes und dessen Anwendung auf die Thätigkeiten der organ. u. unorgan. Körper. Wien 1815. 8.

Fr. Joh. Meſsmer Mesmerismus, oder System der Weltbewegungen, Theorie u. Anwendung des thier. Magnetismus als die allgemeine Heilkunde zur Erhaltung des Menschen. Herausgegeben von K. Chr. Wolfart. Berlin 1814. 8. K. Chr. Wolfart Erläuterungen zum Mesmerismus. Als zweiter Theil des Mesmerismus. Berlin 1815. 8.

Jahr n. Christi Geburt.	Für die Geschichte der A. W. wichtige Namen.	Wichtige Begebenheiten und Schicksale der Medicin.
		Clift's u. Wilson's Versuche zum Beweise der Unabhängigkeit des Herzens vom Rückenmark.
		Parry's neue Ansicht der Arterienbewegung und des Pulses.
		Sprengel's u. Reil's Handbücher der Pathologie.
		Beschlufs der Reil'schen Fieberlehre.
		A. G. Richter's Therapie.
		Jurine's und Albers gekr. Preisschriften über den Croup.
		Batemann's Darstellung der Hautkrankheiten.
		Pfaff's u. Voigtel's Handbücher der Arzneimittellehre.
		Lobstein's Monographie des Phosphors.
		Rust's Beobachtungen über die Wunden der Luft- und Speiseröhre und über die Verrenkungen durch innere Bedingungen.
		Dzondi's Behandlung der Vebrennungen.
		Klein's Amputationen aus dem Schultergelenke und dem Mittelfufse.
1816	J. Imm. Bremer,	
	Lor. Crell,	
	Matth. v. Geuns,	
	Guyton Morveau,	v. Eschenmayer's u. Kieser's Ansicht des thier. Magnetismus als geistiger Begattung des Seelenorgans und des Gefühlvermögens.
	Fr. Kasp. Hesselbach,	
	G. F. Hildebrandt,	Wilson Philip's u. W. Clifton's Versuche über die wechselseitige Einwirkung des Herzens und des Nervensystems.
		v. Hildebrand's, Raimann's, Vogel's und Conradi's Handbücher der speciellen Therapie.
	P. Kolbany,	Anwendung der Kälte beim Typhus und Scharlachfieber.

Merkwürdige Schriften.

W. Clift experiments to ascertain the influence on the spinal narrow in the action of the heart in fishes. Lond. 1815. A. P. Wilson experiments made with a view to ascertain the principle on which the action of the heart depends. Lond. 1815.

C. H. Parry experimental inquiry into the nature, cause and varieties of the arterial pulse. Lond. 1815. übers. von Embden. Hannover 1817. 8.

Kurt Sprengel's Handb. der Pathologie. 4te Ausg. Leipzig 1815. 3 Bde. J. C. Reil's Entwurf einer allgem. Pathologie. A. u. d. T. Von dem Grunde u. der Erscheinung der Krankheiten. 3 Bde. Halae 1815. 16. 8.

J. Chr. Reil über die Erkenntnifs und die Kur der Fieber. Besondere Fieberlehre. Fünfter und letzter Band. Exantheme. Halle 1815. 8.

A. Gottlob Richter's specielle Therapie, herausgegeben von G. A. Richter 9 Bde. Berlin 1813 — 21. 8. 3te Aufl. In sermonem latinum transtulit F. W. Wallroth. Ib. 1819 — 24.

Ludw. Jurine Abh. über den Croup. A. d. franz. Mspt. übersetzt von Ph. Heinicken. Mit Vorr. u. Anm. von J. Albers. Leipz. 1815. 4.. Jo. Abr. Albers Comm. de trachetiide infantum vulgo Croup vocata. Lips. 1815. 4.

Batemann delineations of the cutaneous diseases comprised in the classification of the late Willan etc. 2 Parts. Lond. 1815. 16. 4. mit vielen Abb.

Ch. H. Pfaff's System der Mat. med. nach chem. Principien etc. 6 Bde. Leipz. 1808 — 21. 8. F. Gotth. Voigtel's vollst. System d. Arzneimittellehre herausgegeben von K. Gottlob Kühn. 2 Bde. Leipz. 1816. 17. 8.

J. F. Dan. Lobstein recherches et obs. sur le phosphore; ouvrage dans lequel on fait connaître les effets extraordinaires de ce remede dans le traitement de differentes maladies internes. Strasb. 1815. 8.

J. N. Rust einige Beobachtungen über die Wunden der Luft- u. Speiseröhre mit Bemerkungen in Bezug auf ihre Behandlung u. ihr Lethalitätsverhältnifs. Wien 1815. 8. Dess. über die Verrenkungen durch innere Bedingungen u. die Anwendung des Feuers bei diesen Krankheitsformen. Wien 1815. 4.

K. H. Dzondi über Verbrennungen und das einzige sichere Mittel sie in jedem Grade schnell und schmerzlos zu heilen. Halle 1815. 8.

C. K. Klein Resultate der in den Russ. Hospitälern im Würtemb. gemachten Ausschälungen aus dem Schultergelenke u. dem Mittelfufs, so wie anderer ungewöhnl. Amputationen. Stuttg. 1815. 4.

Wissenschaftl. Uebersicht der gesammten med. chir. Literatur des Jahres 1816 in Hufeland's Bibliothek der practischen Heilkunde. Novbr. Decbr. 1817.

Roystan's Nachrichten von den Fortschritten der Heilkunde in England in the London med. surgical and pharmaceutical Repository.

C. A. von Eschenmayer Versuch die scheinbare Magie des thier. Magnetismus aus physiologischen u. psychischen Gesetzen zu erklären. Stuttgardt 1816. 8. G. A. v. Eschenmayer, D. G. Kieser u. Fr. Nasse Archiv für den thier. Magnetismus. 1ster Bd. 1stes St. Altenburg 1817. 8.

s. Philosophical Transactions f. th. year. 1815. Lond. 1816. 4.

Val. J. Nob. ab Hildenbrandt Institt. practico-medicae, rudimenta Nosologiae et Therapiae specialis complectent. Tom. I. Wien 181 . II. Ib. 1820. 8. J. Nep. Raimann's Handbuch der spec. med. Pathol. u. Therapie. 2 Bde. Wien 1816. 17. 8. Sam. Gottlieb Vogel's Handbuch der pract. Arzneiwissensch. 6ter Thl. Stendal 1816. J. W. H. Conradi's Grundr. der Pathol. u. Therapie 2 Bde. Marb. 1811 — 16. u. 2te Aufl. 1817 — 1820. 8.

P. Kolbany's Bemerk. über den anst. Typhus der 1809 — 10 in Presburg herrschte und über die Wirkk. des kalten u. warmen Wassers als eines Heilmittels im Fieber u. a. Krankheiten. etc. Presburg 1811. 8. Dess. Beobacht. über den Nutzen des lauen u. kalten Waschens im Schrlachfieber.

Jahr n. Christi Geburt.	Für die Geschichte der A. W. wichtige Namen.	Wichtige Begebenheiten und Schicksale der Medicin.
	Alph. Vinc. Leroy,	Epidemischer Petechialtyphus in Ober-Italien.
	Adalb. F. Marcus,	Contagiöse Augenentzündung unter dem Militair.
	Jac. v. Reinlein,	Reid's u. Haslam's Darstellung u. Behandlung der Geisteskrankheiten.
	K. F. Senff und	Marcus Theorie der Identität des Keichhustens und der Bronchitis.
	Jac. Tenon sterben;	Jurine und Kreysig's Theorie der Brustbräune.
		Wendt's Therapie der Lustseuche.
		Empfehlung d. Louvrierschen Inunctionskur von Rust und Fritz.
		Scudamore's Behandlung der Gicht durch Ausleerungen.
		Balfour's Behandlung der Rheumatismen durch Druck.
		Galés Schwefelräucherungen.
		Bereitung und Gebrauch des Cinchonins.
		Gebrauch der Ratanhia.
		Reisingers Methode der künstl. Pupillenbildung u. Operationsmethode der Afterfistel.
		Westring's Empfehlung der Calendula gegen Krebs.
		Wenzel's Darstellung der Gebärmutterkrankheiten.
1817	Max. Imhof,	
	J. Jung,	
	Mart. H. Klaproth,	
	H. Matthias Marcard,	Bock's Darstellung des fünften Nervenpaares.
	Casp. Jac. Mellin,	Seiler's und Langenbeck's Untersuchungen über die Structur des Bauchfells, das Herabsteigen der Testikeln und die Entstehung der Brüche.
	Alex. Monro jun.,	G. Wedemeyer's Untersuchung der gegenseitigen Wirkung des Nervensystes und der Respiration.
	J. Erh. Trampel und	Heusinger's Untersuchungen über die Function der Milz.
	Just. H. Wigand sterben;	Weinhold's Versuche über die Grundkräfte des Lebens.
		Gelbes Fieber in Charlestown.

Merkwürdige Schriften.

Presburg 1808. 8. Ant. Fröhlich Abh. von den auffallenden Nutzen des kalten u. lauen Wassers in einigen Fieberkrankheiten u. d. Scharlach. Wien 1818. Dess. Abh. über die kräftige etc. Wirkung d. Uebergiefsens u. Bäder von kaltem und lauwarmen Wasser etc. Wien 1820. 8.

Cenni sull ottalmia contagiosa di Egitto e sulla sua propagazione in Italia. Milano. 1816. L. Vasani storia dell' ottalmia contagiosa dello spedale militare d'Ancona. Verona 1816. Ferd. Lehmann Wahrnehmungen bei Behandlung der Augenentzündung beim Feldzuge 1815. Leipz. 1816. 8.

John Reid Essays on Insanity, Hypochondriasis and other nervous affections. Lond. 1816. John Haslam illustrations of madnefs. London 1816. 8.

A. F. Marcus über die Natur und Behandlungsart des Keichhustens. Bamberg 1816. 8.

Abh. über die Brustbräune. Gekr. Preisschr. von Ludw. Jurine. A. d. Französ. von C. Tk. Menke mit Vorr. von Fr. Ludw. Kreysig. Hannover 1816. 8.

Joh. Wendt die Lustseuche in allen ihren Richtungen und Gestalten. Breslau 1816. 8.

J. N. Rust Magazin für die ges. Heilkunde. 1ster Band. Berl. 1816. Franc. Vinc. Klitzpera (Fritz) Diss. de illinitionibus mercurialibus. Prag 1816. 8.

Charles Scudamore a treatise on the nature and cure of the gout. Lond. 1816. 8. edit. II. 1817. übers. von Hesse. Halle 1819. 8.

Will. Balfour obss. with cases illustrative of a new, simple and expedient mode of curing rheumatism and sprains. Edinb. 1816. 8.

J. C. Galés mem. et rapports sur les fumigations sulfurenses appliquées au traitement des affections cutanées et de plusieurs autres maladies. Paris 1816. 8.

Ficinus, Cinchonin, medicamen efficacissimum adversus cachexiam e febre intermittente obortam tutissime adhibendum. Dresd. 1816. 8.

Franz Reisinger Darstellung eines neuen Verfahrens die Mastdarmfistel zu unterbinden und einer leichten und sichern Methode künstliche Pupillen zu bilden. Augsb. 1816. 8.

J. P. Westring's Erfahrungen über die Heilung der Krebsgeschwüre. A. d. Schwedischen von K. Sprengel. Halle 1817. 8.

Karl Wenzel über die Krankheiten des Uterus. mit Abb. Mainz 1816. fol.

Wissenschaftl. Uebersicht der gesammten med. chir. Literatur des Jahres 1817 in Hufeland's Bibliothek der practischen Heilkunde. Novbr. Decbr. 1818.

Die gegenwärtige Zeit und wie sie geworden, mit besonderer Rücksicht auf Deutschland. Von Heinr. Steffens. Berlin 1817. 2 Theile.

A. C. Bock Beschreibung des fünften Nervenpaares. m. Kupf. Leipz. 1817. fol.

Seiler obss. de testiculorum ex abdomine in scrotum descensu et partium genitalium anomaliis cum 4 tabb. Lips. 1817. 4. J. M. Langenbeck de structura peritonaei, testiculorum tunicis, eorumque ex abdomine in scrotum descensu ad illustrandam herniarum indolem. cum 24 tabb. Götting. 1817. fol.

G. Wedemeyer physiol. Untersuchungen über das Nervensystem und die Respiration und deren Einflufs auf den menschl. Organismus. Hannover. 1817.

L. S. Heusinger über den Bau und die Verrichtung der Milz. Diedenhofen. 1817. 8.

C. A. Weinhold Versuche über das Leben und seine Grundkräfte auf dem Wege der Experimentalphysiologie. Magdeburg 1817. 8.

F. W. Shecut an Essay on the yellow fever of 1817. Charlestown. 1818. 8.

Jahr n. Christi Geburt.	Für die Geschichte d. A. W. wichtige Namen.	Wichtige Begebenheiten und Schicksale der Medicin.
		J. L. Alibert's nosologische Abbildungen.
		Berücksichtigung der Häufigkeit innerer Entzündungen bei Kindern. Albers Gründe für die Identität des Asthma Millari und des Croups. Fleckfieberepidemie in Italien.
		Marcet's Analyse u. Kur der Blasensteine durch chemische Mittel. G. L. Guthrie u. Th. Rose verwerfen den Gebrauch des Quecksilbers gegen die Syphilis. — Howship's Abhandl. von den Knochenkrankheiten. Graefe's Coreoncion zur künstl. Pupillenbildung. Hodgson's u. Travers veränderte Arterienligatur bei Anevrysmen und Amputationen.
		Rust's Darstellung d. Verrenkungen durch innere Bedingung u. der Gelenkkrankheiten. v. Walthers Unterbindung der Schilddrüsenpulsader zur Heilung des Kropfs. Scarpa's Arterienligatur mit dem Cylinder.
1818	Jos. Barth, G. Aug. Bertele, Mich. Ad. Birkholz, Ch. F. Buchholz, J. Gordon, Gerh. Ant. Gramberg, Val. J. v. Hildenbrand, Ant. Michelitz, J. Bapt. Monteggia, A. J. Montègre, E. Platner, Joh. Claudius Rougemont, J. Ch. F. Scherf, J. Gottlieb Walter und F. v. Wendt sterben.	Wichtige zootomische Werke von Carus und Cuvier. Zoochemische Werke von Orfila und Grindel. Fortgesetzte Untersuchungen über den thierischen Magnetismus. Puchelt's Pathologie des Venensystems. Laennec's akustische Instrumente zur Diagnose der Brustkrankheiten. Verhandlungen über die Theorie des Contrastimulus. Typhusepidemie in Grofsbrittannien.

Merkwürdige Schriften.

J. L. Alibert Nosologie naturelle ou les maladies du corps humain distribuées par familles. Tome 1. Paris 1817. 4.
Ad. Henke de inflammationibus internis infantum. Erlang. 1817. 4. Dess. Handbuch zur Erkenntniſs und Heilung der Kinderkrankheiten. 2te verm. u. verb. Aufl. 2 Thle. Frankf. a. M. 1818.
Joh. Christ. Albers Comm. de diagnosi asthmatis Millari strictius definienda. Praefatus est Joh. Abr. Albers. Gött. 1817. 8.

Alexander Marcet an essay on the chemical history and medical treatment of calculous desorders. Lond. 1817. with 10 plates. übers. von Ph. Heinecken. Bremen 1818. 8.
Medico-chirurgical Transactions published by the medico-chir. society London. Vol. 8. Lond. 1817. (enth. die Abh. von Guthrie, Rose und Howship).

Chr. Jüngken das Coreoncion, ein Beitrag zur künstlichen Pupillenbildung. Leipz. 1817. m. 1 K.

Jos. Hodgson von den Krankheiten der Arterien u. Venen mit besonderer Rücksicht auf die Entwickelung u. Behandlung der Anevrysmen u. Arterienwunden. Aus d. Engl. mit Kreyſsig's und eignen Anm. von Franz Adolph Koberwein. Mit 3 K. Hannover 1817. 8. Surgical Essays, by Astley Cooper and Benj. Travers. Part 1. 1818.
J. N. Rust Anthrokakologie oder über die Verrenkungen durch innere Bedingung u. über die Heilkraft, Wirkungs- u. Anwendungsart des Glüheisens bei diesen Krankheiten. Mit 8 K. Berl. 1817. 8.

Ph. Fr. v. Walther neue Heilart des Kropfes durch die Unterbindung der obern Schilddrüsen-Schlagadern etc. Sulzbach 1817. 8.
Ant. Scarpa mem. sulla legatura delle principali arterie degli arti, con una appendice all' opera dell anevrysma. Pavia 1817. übers. Berlin 1820. 8.
Wissenschaftl. Uebersicht der gesammten med. chir. Literatur des Jahres 1818 in Hufeland's Bibliothek der pract. Heilkunde. Novbr. Decbr. 1819.
Carl Gustav Carus Lehrbuch der Zootomie. Mit steter Hinsicht auf Physiologie ausgearbeitet u. durch 20 Kupfertafeln erläutert. Leipzig 1818. 8. die Kupfer in 4to. Cuvier le regne animal distribué d'apres son organisation. Paris 1818. 4 Voll. in 4. mit 18 Kupfern.
Orfila Elemens de Chimie medicale Paris 1817. 2 Voll. übersetzt von Tromsdorff. Erfurt 1818. D. H. Grindel die organischen Körper chemisch betrachtet. Riga 1818. 2 Bde.
C. C. Wolfart Jahrbücher für den Lebensmagnetismus oder neues Askläpieion. 1ster Band. Berlin 1818. v. Eschenmeyer, Kieser u. Nasse Archiv f. d. thier. Magnetismus 3ter u. 4ter Bd. 1818.
Fr. Aug. Benj. Puchelt das Venensystem in seinen krankhaften Verhältnissen. Leipzig 1818. 8.

Giov. Batt. Spallanzani sulla nuova dottrina medica italiana. Regio 1818. 8. Gius. Agostino Amoretti appendice alla nuova dottrina medica della vitalita e dello stimulo, overo confutazione della pretese nuova dottrina medica italiana. Turino 1818. Wilh. Wagner Darstellung und Kritik der Lehre vom Contrastimulus. Berlin 1819.
Thomas Batemann a succinct account of the contagious fever of this country. London 1818. 8. Andr. Duncan reports of the practice in the royal infirmary of Edinburgh November 1817 — Juli 1818. Edinb. 1818. Rich. Millar statement relative to the present prevalence of epidemic fever in Glasgow 1818. John Yule obss. on the cure and prevention of the contagious fever now prevalent in the city of Edinburgh. 1818. 8. J. M. Barry report of the house of recovery of the

Jahr n. Christi Geburt.	Für die Geschichte der A. W. wichtige Namen.	Wichtige Begebenheiten und Schicksale der Medicin.
		Reufs von den Exanthemen. Varioloiden in England. Zeitschrift für psychische Heilkunde. Gölis Untersuchungen über den Wasserkopf. Löbel's Behandlung der Epilepsie durch äufsere Anwendung der Kälte. Theerdämpfe gegen Schwindsucht. Wasserwegerich gegen Hydrophobie. Neue Empfehlung der Zeitlose. Entdeckung u. Anwendung des Kadmium. Verschiedene Methoden der künstlichen Pupillenbildung. Rhinoplastik.
1819	P. E. Bolzano, Andr. Bonn, H. Chavet, Ant. Jos. Dorsch, A. Gottfr. Ferd. Emmert, Christian Phil. Fischer, K. W. Greding, L. Jurine, Jos. W. Knoblauch, Ed. L. Löbenstein Löbel, J. Jac. Römer, F. A. Treutler, Jac. Watt, J. Pet. Weidmann, G. F. Ch. Wendelstädt und J. F. Westrumb sterben.	Künstliche Frühgeburt. Burdach's u. Treviranus Untersuchungen über das Gehirn. Wilson Philip's Versuche über die thierische Wärmeerzeugung und die Thätigkeit des Herzens. Leichtgläubige Anwendung des thierischen Magnetismus auf Wundergeschichten u. Mährchen. Kieser's System der Heilkunde. Kreyssig's Pathologie. Streit der amerikanischen u. französischen Aerzte über die Contagiosität des gelben Fiebers. Empfehlung der antiphlogistischen Behandlung des Scharlachfiebers. Erfahrungen über die Contagiosität der ägyptischen Augenentzündung.

Merkwürdige Schriften.

city of Cork from 1816 to 1817. Cork 1818. Report for the select committee on contagious fever in London. Ordered by the house of Commons. 1818. fol.
J. J. Reufs Wesen der Exantheme, mit Anweisung alle pestartige Krankheiten einfach, leicht, geschwind und sicher zu heilen. 3 Theile. Nürnberg 1818. 8.

Fr. Nasse Zeitschrift für psychische Aerzte. In Verbindung mit mehreren Aerzten herausgegeben. Leipzig 1818 — 1825. jährlich 4 Hefte.
L. A. Gölis Abh. über die vorzüglichsten Krankheiten des kindl. Alters. 2ter Bd. Vom innern chronischen Wasserkopfe u. v. d. verschiedenen Arten des äufsern Wasserkopfs. Wien 1818.
Ed. Löbenstein-Löbel Wesen und Heilung der Epilepsie. Leipzig 1818. 8.

Alex. Crichton experiments made with the vapour of boiling tar in the cure of pulmonary consumption. Edinb. 1817.
Georg Kerr medical sketches, 1) on the use of hellebore, 2) of Colchicum autumnale and its use in medicine, 3) obss. on the sudden death of women in childbed. Lond. 1818. 8.
Guil. Wagner de Coremorphosi sist. brevem methodorum ad pupillae artificialis conformationem hucusque adhibitarum adumbrationem, novique ad iridodialysin instrumenti descriptionem. c. tab. aen. Götting. 1818. Jac. Emden de raphiankistro, novo instrumento ad coretomorphoseos methodum perficiendam c. tab. aen. Gött. 1818. 8. W. A. J. Schlagintweit über den gegenw. Zustand der künstl. Pupillenbildung. mit 1 Kupfer. München 1818.
C. F. Graefe Rhinoplastik oder die Kunst den Verlust der Nase organisch zu ersetzen u. s. w. Berlin 1818. Gius. Baronio degli Innesti animali. Milano.
Carl Wenzel allg. geburtshülfl. Betrachtungen und über die künstl. Frühgeburt. Mainz 1818. 4.
Wissenschaftl. Uebersicht der gesammten med. chir. Literatur des Jahres 1819 in Hufeland's Bibliothek der pract. Heilkunde. 1820. Novbr. Decbr.
Karl Fr. Burdach vom Baue u. Leben d. Gehirns. 1ster Bd. Leipz. 1819. 4. 2ter Bd. 1822. Gottfr. Reinh. Treviranus Untersuchungen über den Bau u. die Functionen des Gehirns, der Nerven und der Sinneswerkzeuge in den versch. Classen u. Familien des Thierreichs. Bremen 1820. 8.
A. P. Wilson Philip an experimental inquiry into the laws of the vital functions, with some observations on the nature and treatment of internal diseases. Second edition, with some additional obss. London 1818. 8.

D. G. Kieser's System der Medicin zum Gebrauch bei akad. Vorless. und für pract. Aerzte. Halle 2 Bde. 1817. 1819. 8.
Fr. Ludw. Kreyssig's System der pract. Heilkunde. 1ster Bd. Heilgrundsätze. Zweiter Theil. Angewandte oder practische Krankheitslehre; a. u. d. T. Handbuch der pract. Krankheitslehre. 2ter Theil erste Abth. Leipzig 1819. 8.

Joh. Wendt das Wesen, die Bedeutung u. die ärztliche Behandlung des Scharlachs. Bresl. 1819. 8. Chr. Pfeufer der Scharlach, sein Wesen u. seine Behandlung, mit besonderer Berücksichtigung des 1818 zu Bamberg herrschenden Scharlachs. Bamberg 1819. 8.
Hannibal Omodei's Abh. über die ägyptische ansteckende Augenentzündung u. ihre Verbreitung in Italien. Uebers. von Elias Wolf. Frkf. a. M. 1820. 8. Kluyskens Diss. sur l'ophtalmie contagieuse, qui regne dans quelques bataillons de l'Armée de Pays-bas. Gand. 1819. G. H. Maas Diss. de blepharophthalmoblenorrhoea, 1816 — 19 milites inter borussicos grassata. Rostock 1819. 4.

Jahr n. Christi Geburt.	Für die Geschichte der A. W. wichtige Namen.	Wichtige Begebenheiten und Schicksale der Medicin.
		Sutton's Behandlung des Delirium tremens. C. v. Brühl Cramer's Theorie der Trunksucht. Rudolphi's Synopsis der Eingeweidewürmer. Balfour's Kur der Gicht durch Klopfen. Erfahrungen über die Ratanhia. Die Blausäure wird häufiger versucht. Boyer's und Zang's chirurgische Werke. Astley Cooper unterbindet die Aorta, Mott die Arteria innominata, Dupuytren die Carotis, W. Bond die Iliaca externa. Anwendung des Glüheisens zur Kur innerer Krankheiten.
1820	F. L. Bang, Christoph Fr. Elsner, Ph. Jos. Horsch, G. Prochaska, J. Ch. Rosenmüller, A. F. Schweiger, J. Gottlob Wolstein und Adolf Ypey sterben.	Blumenbach's Untersuchungen über die Schädelbildungen der Menschenracen. Prochaska's Aufstellung der Electricität als Lebensprincip. Neue Versuche zum Beweise der Einsaugung der Nahrungsstoffe durch die Venen. Begin's Darstellung der Broussais'schen Theorie. Hastings Beobachtungen über die Entzündung der Lungenschleimhaut. Tommassini's Vertheidigung der Theorie des Contrastimulus. Spallanzani's Gegenschrift. Speyer's Empfehlung der antiphlogistischen Kurmethode. Gräberg's Beobachtungen über die Pest und den Nutzen des Baumöls dagegen. Fortgesetzter Streit über die ansteckende Eigenschaft des gelben Fiebers.

Merkwürdige Schriften.

Th. Sutton über das Delirium tremens. A. d. Engl. übers. von Phil. Heinecken mit Vorr. von Albers. Bremen 1820. Pierre Rayer mem. sur le Delirium tremens. Paris 1819. 8.
C. v. Brühl Cramer über Trunksucht und eine rationelle Heilmethode derselben. Mit Vorw. von C. W. Hufeland. Berlin 1819. 8.
C. Asm. Rudolphi Entozooorum synopsis, cui accedunt mantissa duplex et indices locupletissimi. Berol. 1819. 8.
W. Balfour illustration of the power of compression and percussion, in the cure of rheumatism, gout and debility of the extremities. Second ed. Lond. 1819. 8.
Klein's Abhandl. u. Vers. über die Ratanhia. Nebst Beiträgen von Renard, Juch und den chemischen Vers. von Vogel u. Chr. Gmelin. Stuttg. 1819. 8.
A. B. Granville further obs. on the internal use of the hydrocyanic acid. Lond. 1819. 8. übers. von Cerutti Leipz. 1819. 8. F. Magendie physiol. u. klin. Untersuchungen über die Anwendung der Blausäure in den Krankheiten der Brust u. besond. in der Lungenschwindsucht. Aus d. Franz. übers. von L. Cerutti. Leipz. 1820. 8. Ed. Roch über die Anwendung der Blausäure, als Heilmittel. Mit Vorr. von Cerutti. Leipz. 1820. Jos. Coullon recherches et considerations med. sur l'acide hydrocyanique. Paris 1819. 8.
Boyer Tr. des maladies chirurgicales et des operations T. I — VII. 2de ed. Paris 1818 flg. übers. von Caj. Textor. Würzb. 1818 flg. Casp. Bonif. Zang Darstell. blut. heilkund. Operatt. 2te Ausg. 4 Thle. Wien 1818 — 20. 8. 3te Ausg. 1822. 23.

L. F. Gondret considerations sur l'emploi du feu en Medecine. Paris 1819. 8.

Wissenschaftl. Uebersicht der gesammten med. chir. Litteratur des Jahres 1820 in Hufeland's Bibliothek der pract. Heilkunde. 1821. Novbr. Decbr.
J. F. Blumenbach collectio craniorum diversarum gentium illustrata. Dec. 1 — 6. 1790 — 1820.

G. Prochaska Physiologie oder Lehre von der Natur des Menschen. Wien 1820. 8.

Müller Diss. experimenta circa chylum sist. Heidelb. 1819. 8. Fr. Tiedemann u. L. Gmelin Versuche über die Wege, auf welchen Substanzen aus dem Magen u. Darmkanal ins Blut gelangen, über die Verrichtung der Milz und die geheimen Harnwege. Heidelb. 1820. 8. C. W. L. Jäckel Diss. de absorptione venosa. Berol. 1819. Magendie im Journal complementaire du Dict. des sc. med. 1819. Decbr.
L. Begin Principes generaux de Physiologie pathologique, coordonnées d'apres la doctrine de M. Broussais. Paris 1820. 8.
CharlesHasting's a treatise on inflammation of the mucous membrane of the lungs. Lond. 1820. 8.

Giac. Tomassini Prospetto de' risultamenti ottenuti nella Clinica medica di Bologna. Parma 1820. G. B. Spallanzani sulla nuova dottrina medica italiana. Contuazione delle lettere medico-critiche. Reggio. 1820. 8.
C. F. Speyer über das Heilverfahren in fieberhaften entzündl. Krankheiten. Bamberg 1820. 8.

Lettera del Sig. Gräberg di Hemsö all Sign. L. Grossi sulla Peste di Tangeri negli anni 1818. 19. Genua 1820. 8. Luigi Grossi sulle malattie contagiose e particularmente sulla peste. Genova 1820. 8.

Jahr n. Christi. Geburt.	Für die Geschichte der A. W. wichtige Namen.	Wichtige Begebenheiten und Schicksale der Medicin.
		Rust Darstellung der ägyptischen Augenentzündung.
		Heusinger's Beobachtungen über Milzentzündung.
		Hutchinson's Empfehlung des kohlensauern Eisens gegen den Gesichtsschmerz.
		Montégre's Monographie der Hämorrhoiden.
		Struve's Beschreibung der Marschkrankheit.
		Anwendung der Jodine.
		Maunoir's Beschreibung des Blut- und Markschwammes.
		Hesselbach's u. Walter's Anweisung zum Bruchschnitte.
		Wigand's Darstellung der Physiologie u. der Krankheiten des Uterus.
		Reisinger's u. A. Darstellungen der künstlichen Frühgeburt.
1821	J. Abr. Albers,	
	K. L. Bährens,	
	Th. Batemann,	Antomarchi's Ausgabe der groſsen Mascagni'schen Tafeln.
	G. Jos. Beer,	
	K. W. Böckmann,	
	C. v. Brühl-Cramer,	Vinc. Fohmann weist die Vereinigung der vasa chylifera mit Zweigen der Pfortader nach.
	J. N. Corvisart,	
	J. F. Dufour,	J. F. Meckel's vergleichende Anatomie.
	J. P. Frank,	Kieser's System des thier. Magnetismus.
	Jac. Gregory,	Parry's fernere Versuche über die Bewegung der Arterien.
	J. F. K. Grimm,	G. H. Ritter's u. Dzondi's Theorien von der Haut- oder Thierschlacke.
	E. v. Ittner,	Broussais eigne Darstellung sein. Systems. Streitschriften über dasselbe.
	K. W. Juch,	
	Ant. A. Kaysler,	Gelbes Fieber in Spanien. Streit über die ansteckende Eigenschaft desselben.
	Sam. Chr. Lucae,	
	And. J. Retzius und	Harder's Bestätigung des Nutzens der kalten Begieſsung im Scharlachfieber und im Croup.
	Gottlieb. Conr. Chr. Storr sterben.	

Merkwürdige Schriften.

J. N. Rust die ägyptische Augenentzündung unter der K. Preufs. Besatzung in Mainz. Berl. 1820. 8.

C. F. Heusinger Betrachtungen u. Erfahrungen über die Entzündung u. Vergröfserung der Milz. Eisenach 1820. 8.
Benj. Hutchinson cases of tic douloureux succefsfully treated. Lond. 1820. 8.

A. J. Montégre des hémorrhoides ou tr. analytique de toutes affections hémorrhoidales. Paris 1810. Deutsch übers. Leipz. 1821. 8.
J. A. Struve über die aussatzartige Krankheit Holsteins allgemein daselbst die Marschkrankheit genannt. Altona 1820. 8.
L. Formey Bemerkungen über den Kropf u. Nachricht über ein dagegen entdecktes Mittel. Berlin 1820. 8. Annales de Chimie. Paris 820. Gilbert's Annalen der Physik. 1820.
J. P. Maunoir mem. sur le fongus medullaire et hématode. Paris 1820. 8. übersetzt Frankf. 1820. 8.

A. C. Hesselbach die sicherste Art des Bruchschnitts in der Leiste. Bamberg 1820. 4. Dessen über den Ursprung u. Verlauf der untern Bauchdeckenschlagader u. der Hüftbeinlochschlagader. (Ein Nachtrag zur vor. Schr.) Bamberg 1820. 4. J. C. Walter Diss. de hernia crurali. Acc. tabb. aen. Lips. 1820. 4.
J. H. Wigand die Geburt des Menschen in philosophisch-diätetischer u. pathologisch-therapeutischer Beziehung. Herausgegeben von F. C. Nägele. 2 Bde. Berlin 1820. 8.
Franz Reisinger die künstliche Frühgeburt als ein wichtiges Mittel in der Entbindungskunst. Augsb. 1820. 8. J. G. J. Harras Diss. de partu per paracenthesin ovi tempestivo eliciendo. Berol. 819. 8. Ad. Ulsammer de partu praematuro legitima arte promovendo. Erlang. 1820. 8.
Wissenschaftl. Uebersicht der gesammten med. chir. Literatur des Jahres 1821 in Hufeland's Bibl. der pract. Heilkunde. 1822. Novbr. Decbr. Hutchison Uebers. der Fortschritte der Med. und der verwandten Wissenschaften im J. 1820 u. 1821 in the London med. and phys. Journal. 1821.
Prodromo della grande Anatomia, opera postuma di P. Mascagni, publicata da Francesco Antomarchi. Fiorenza 819. fol. Planches anatomiques du corps humain executés d'apres le dimensions naturelles, accompagnées d'un texte explicatif par F. Antomarchi. Livr. 1—3. Paris 1823 fol.
Fohmann in Magendie Journ. de Physiol. exp. Tom. 1. 1821.

J. F. Meckel System der vergleichenden Anatomie. 2 Theile. Halle 1821.
Kieser's System des Tellurismus oder thier. Magnetismus. Leipz. 1821. 8. 2 Bde.
Parry additional experiments on the arteries of warm blooted animals. Lond. 1821.

Ritter in Rust Magazin 9ter u. 10ter Bd. Berl. 1821. K. G. Dzondi Aeskulap. Eine Zeitschrift der Vervollkommnung der Heilkunde gewidmet. 1ster Bd. Leipz. 1821.
F. J. V. Broussais examen des doctrines medicales et des systemes de Nosologie etc. Paris 1821. 2 voll.
Rapport presenté a S. Exc. le Ministre de l'Interieur par la commission medicale envoyée à Barcellone. Paris 82 . 8. Rob. Jackson remarks on the epidemic yellow fever, which has appared at intervals on the Southcoast of Spain since the year 1800. Lond. 1821. 8.
Harder in den verm. Abhandlungen aus dem Gebiete der Heilkunde. Petersburg 1821. 8.

Jahr n. Christi Geburt.	Für die Geschichte der A. W. wichtige Namen.	Wichtige Begebenheiten und Schicksale der Medicin.
		Haase's Therapie der chronischen Krankheiten.
		Die Marocchetti'schen Bläschen bei der Hundswuth.
		Ostindische Cholera.
		Bestimmung der Indicationen zur Injections- und zur Weinhold'schen Quecksilberkur.
		Magendie über Bereitung und Anwendung der Jodine, des Morphin's, Strychnin's, Veratrins etc.
		Cubeben gegen Tripper empfohlen.
		Churchill's Einführung der chinesischen Acupunctur.
		Weller's Methode der künstlichen Pupillenbildung.
		Breschet's Behandlung der Krankheiten des Afters.
		Ficker's u. Hedenus Empfehlung des Salmiaks in Verhärtung der Prostata, Verdickung der Blasenhäute u. Degeneration der Häute des Mastdarms.
		Eichheimer's Beinbruchmaschine.
		Bernt's neue Lungenprobe.
1822	J. W. Hallé,	
		Tiedemann's treffliche Abbildungen der Arterien.
	Ph. And. Nemnich,	
	F. Benj. Osiander,	Heusinger's Histologie.
	Ch. A. Ribke,	Gall's ausführliche Hirnorganen- u. Schädellehre.
	Domenico Cotugno,	
		Ch. Bell's, Shaws und Magendi's Entdekkung der verschiedenen Bestimmung der vordern und hintern Wurzeln der Rükkenmarknerven.
	K. L. Cadet de Gassicourt.	
		Clarus Theorie des Krampfes.
		Swan's Pathologie des herumschweifenden Nerven.

Merkwürdige Schriften.

Wilh. Andr. Haase über die Erkenntnifs u. Kur der chronischen Krankheiten des menschl. Organismus. 3 Bde. Wien 1821. 8.
Marocchetti in den verm. Abhandl. aus dem Gebiete der Heilk. Petersburg 1821. 8.

Reginald Orthon on the epidemic Cholera of India. Madras 1821. 2 voll. 8. James Boyle on the epid. Cholera of India. Lond. 1821. 8. Rob. Tytler remarks upon morbus oryzeus. Calcutta 1820. 8. R. W. Bampfield on tropical dysentery. London 1823. 8.
Jos. v. Vering über die Heilart der Lustseuche durch Quecksilbereinreibungen. Wien 1821. 8. E. A. A. Klatten de Louvrieri hydrargyrum adhibendi methodo. Berol. 1821. 8. V. J. Th. Wittke de Weinholdi hydragyrum adhibendi methodo. Berol. 1821. 8.
F. Magendie Formulaire pour la preparation et l'emploi de plusieurs medicamens nouveaux, tels que la noix vomique, la morphine, l'acide hydrocyanique, la strychnine, la veratrine, les alcalis de quinquina, l'iode etc. Paris 1821. 8. übersetzt. Leipzig 1821 u. f. J. 4 Ausgaben.
Henry Jeffreys pract. obs. on the use of Cubebs or Java Peper in the cure of gonorrhoea. Lond. 1821. 8.
James Morris Churchill treatise on acupuncturation etc. Lond. 1821. 8. m. K.

C. A. Weller über künstliche Pupillen und eine besondere Methode diese zu fertigen. Berl. 1821. 8.

Gilb. Brechet recherches et obs. physiologiques et chirurgicales sur l'Anus. Paris 1821. m. K.

Ficker u. Hedenus in Rust's Magazin 11ter Bd. 1821.

G. J. Eichheimer Beschr. u. Abb. einer Maschine für einfache u. complicirte Beinbrüche des Unterschenkels. m. 5 Abbild. München 1821. 8.
Jos. Bernt Vorschlag zu einer neuen hydrostatischen Lungenprobe m. 1 K. Wien 1821. 8.
Wissenschaftl. Uebersicht der gesammten med. chir. Literatur des Jahres 1822 in Hufeland's Bibliothek der practischen Heilkunde. 1823. Novbr. Decbr.
Eloge de Mr. Halle prononcé le 18 Novbr. 1822 devant la fac. de Med. de Paris par Desgenettes. Paris 1823. 24 S. 8.
Fr. Tiedemann Tabulae arteriarum c. h. — Fr. Tiedemanns Abbildungen der Pulsadern des menschl. Körpers. 3 Lieferungen, Carlsruh 1822. fol.
P. A. Nemnich Lexicon nosologicum polyglotton etc. Hamb. 1800. fol.
C. F. Heusinger System der Histologie. 2 Thle. Eisenach 1822. 24. 4.
F. J. Gall sur les fonctions du cerveau et sur celles de chacune de ses parties etc. 3 Tomes. Paris 1822. 8.
Aug. Ant. Scotti Elogio storico del Caval. Dom. Cotugno. Neapel 1823. 8.
F. Magendie Journal de Physiologie experimentale et pathologique. Tom. II. Paris 1822. 8. Shaw in Medico-chirurgical Transactions. vol. XII. Lond. 1822. 8.

Notice sur la vie et les travaux de Ch. L. Cadet de Gassicourt. Par J. J. Virey. Paris 1822. 16 S. 8.
Joh. Chr. Aug. Clarus der Krampf in pathologischer u. therapeutischer Hinsicht systematisch erläutert. 2 Thle. Leipzig 1822. 8.
Jos. Swan obss. on some points relating to the Anatomy, Physiology and Pathology of the nervous system. Lond. 1822. 8. m. K.

Jahr n. Christi Geburt.	Für die Geschichte der A. W. wichtige Namen.	Wichtige Begebenheiten und Schicksale der Medicin.
		Laënnec's Sthetoskop zur Untersuchung bei Schwangern empfohlen.
		Häufige Anwendung der Hungerkuren.
		Lebhafter Streit über die ansteckende Eigenschaft des gelben Fiebers.
		Peschier's u. A. Empfehlung des Brechweinsteins bei innern Entzündungen.
		Crotonöl.
		Fettgift.
		Langenbeck's Chirurgie.
		Scarpa's Untersuchungen über Scirrhus u. Krebs u. über den Mittelfleischbruch.
		Dessen Behandl. der Pulsadergeschwülste.
		Sanson's und Berlinghieri's Steinschnitt durch den Mastdarm, von Scarpa gemißbilligt.
		Graefe's Beinbruchschwebe.
		Sauter's Exstirpation des Uterus.
1823	Pet. Atke Castberg, Joh. Ludw. Formey, Edw. Jenner, Joh. Gottfr. Leonhardi, Chr. Fr. Ludwig, G. G. Masius und Christ. Ludw. Mursinna sterben.	Mystische Kurversuche und Theorien.
		Horner's neuer Augenmuskel.
		Wichtige Versuche über die Functionen der einzelnen Theile des Gehirns.
		Broussais und seiner Gegner Streit über die Essentialität der Fieber.

Merkwürdige Schriften.

Lejumeau de Kergaradec mem. sur l'auscultation appliquée à l'etude de la grossesse etc. Paris 1822. 8.
Ludw. Aug. Struve über Diät- Entziehungs- und Hungerkur etc. Altona 1822. 8.
F. M. Audouard relation historique et medicale de la fievre jaune, qui a regnée à Barcelone en 1821. Paris 1822. 8. P. F. Keraudren de la fievre jaune, observée aux Antilles et sur les vaisseaux du Roi. Paris 1823. 8.

Erfahrungen über die Wirkung des Crotonöls in The London med. Repository, 1822. Graefe und v. Walther Journal der Chirurgie. 3ter Bd. 1822. Convell recherches sur les proprietés medicinales et l'emploi de l'huile de Croton Tiglium. Paris 1823. 4.
Justinus Kerner das Fettgift oder die Fettsäure und ihre Wirkungen auf den thier. Organismus. Stuttgart 1822. 8.
C. J. M. Langenbeck Nosologie u. Therapie der chirurgischen Krankheiten. 3 Bände. Göttingen 1822 — 25. 8. (wird fortgesetzt.).
Ant. Scarpa sullo scirro e sul cancro. Milano 1821. 8. Ant. Scarpa über den Mittelfleischbruch (Hernia perinaei). A. d. Ital. übers. Weimar 1822. 4. mit 2 Kupfern.
Additions au traité de l'Anevrysme par A. Scarpa, traduit de l'Italien par C. P. Olivier. Paris 1822. Sammlung einiger Abhandlungen von Scarpa, Vacca Berlinghieri u. Uccelli über die Pulsadergeschwülste. Als Nachtrag zu Chr. Fr. Harlefs Uebersetzung von Scarpa's Werke über die Pulsadergeschwülste. A. d. Ital. übers. mit Zusätzen von Burkh. Wilh. Seiler. Zürich 1822. 8. A. Scarpa lettera al Dr. Omodei sulla legatura temporaria delle grosse arterie degli arti. Milano 1823. 8.
A. Vacca Berlinghieri memoria seconda sopra il metodo di estrarre la pietra della vesica orinaria per la via dell' Intestino retto. Pisa 1822. 8. — Sanson und Vacca Berlinghieri über den Steinschnitt durch den Mastdarm. A. d. Franz. mit Anm. von L. Cerutti. Leipz. 1822. — Ant. Scarpa Saggio di osservazione della pietra della vesica orinaria. Pavia 1823. fol.
Die Graef'sche Beinbruchschwebe. Beschrieben von J. F. C. Hecker. Berlin 1822. m. 2 Kupfern.
Joh. Nep. Sauter die gänzliche Exstirpation der carcinomatösen Gebärmutter etc. Constanz 1822. 8. Mit Abbild.
Wissenschaftl. Uebersicht der gesammten med. chir. Literatur des Jahres 1823 in Hufeland's Bibliothek der practischen Heilkunde. 1824. Novbr. Decbr.
C. J. H. Windischmann über Etwas, das der Heilkunde Noth thut. Ein Versuch zur Vereinigung dieser Kunst mit der christlichen Philosophie. Leipz. 1824. Ansicht momentaner Krankenheilungen durch gläubiges Gebet aus dem Standpunkte des Christenthums etc. Würzb. 1824. 8.
Horner in med. Repository vol. 18. Lond. med Journal 1823. Meckel deutsches Archiv für die Physiologie. 8ter Bd. 2tes St. 1823.
Foville et P. Grandchamp recherches sur le siége special de differentes fonctions du systême nerveux. Paris 1823. 8. M. P. Flourens recherches experimentales sur les fonctions du systême nerveux dans les animaux vertebrés. Paris 1824. 8. deutsch von G. W. Becker. Leipz. 1824. 8 Magendie mem. sur quelques decouvertes recentes relatives aux fonctions du systememe nerveux. Paris 1823. 8. Serres recherches physiologiques et pathologiques sur le cervelet de l'homme et des animaux. Paris 1823. 8. Mich. Foderà recherches sur les sympathies et sur d'autres phénomènes, qui sont ordinairement attribués comme exclusives au systeme nerveux. Paris 1822. 8.
Heinr. Spitta über die Essentialität der Fieber. Göttingen 1823. 8. J. C. Collineau peut on mettre en doute l'existence des fiévres essentielles? Paris 1823. 8. F. G. Boisseau Pyretologie physiologique ou traité des fièvres considerées dans l'esprit de la nouvelle doctrine. Paris 1823. 8

Jahr n. Christi Geburt.	Für die Geschichte der A. W. wichtige Namen.	Wichtige Begebenheiten und Schicksale der Medicin.
		Neuere Darstellungen der Phtisen und Aufklärung derselben durch Leichenöffnungen.
		Anwendung der Theerdämpfe bei Lungensucht.
		Chrestien's, Niel's u. A. Versuche über die Wirkung der Goldpräparate.
		Untersuchungen über die Holzsäure und deren Wirkung.
		Piperin.
		Schreger's Verbandlehre.
		v. Walther's Erläuterungen der Krankheitsformen der Verhärtung, des Scirrhus, des Krebses, Medullarsarcoms, Blutschwammes, der Telangiectasie u. der Balggeschwülste.
		Kluge's Behandlung der Fractur des Unterkiefers.
		Graefe's Darstellung der aegyptischen Augenentzündung.
		Bernt's neue Lungenprobe.

Merkwürdige Schriften.

J. A. Walther über das Wesen der phtisischen Constitution und der Phtisis in ihren verschiedenen Modificationen, nebst der aus diesen fliefsenden Curmethode. 2 Bde. Leipzig 1823. 8. G. F. Weber Grundzüge der Consumtionskrankheiten des Lungenorgans oder der Lungenschwindsucht. Giefsen 1823. 8. C. F. Lorinser die Lehre von den Lungenkrankheiten etc. Berlin 1823.

Alex. Crichton pract. obss. on the treatment and cure of several varieties of pulmonary consumption and on the effects of the vapour of bailing tar in that disease. Lond. 1823. 8.

Niel recherches et obss sur les effets de preparations d'or du Dr. Chrestien, dans le traitement des maladies et notamment dans celui des maladies syphilitiques, publiées par J. A. Chrestien. Paris 1823. 8

Jos. Berres über die Holzsäure und deren Werth. Wien 1823. 8.

Dom. Meli nuove esperienze ed osservazione sul modo di ottenere dal pepe nero il peperino e l'olio acre, e su l'azione febrifuga di queste sostanze. Milano 1823. 8.

Bernh. Gothl. Schreger Handbuch der chirurg. Verbandlehre. 2 Thle. Erlangen 1823. 8.

Graefe und v. Walther Journal für Chirurgie u. Augenheilkunde. 4ter u. 5ter Bd. Berlin 1823.

Branco de fractura mandibulae novaque ad eam sanandam adhibendi methodo. Berol. 1823. 8.

C. F. Graefe die epidemisch contagiöse Augenblennorrhoe Aegyptens in den europäischen Befreiungsheeren etc. Berlin 1823. fol.

Jos. Bernt Beiträge zur gerichtl. Arzneikunde für Aerzte, Wundärzte und Rechtsgelehrte. 6ter Bd. Wien 1823.

Alphabetisches Namenregister

der Schriftsteller,

deren Werke angegeben sind.

C.

D.

E.

F.

S.

FSC
www.fsc.org
MIX
Papier | Fördert gute Waldnutzung
FSC® C083411

Kolibri 360 GmbH
Ferdinand-Jühlke-Straße 7
99095 Erfurt, Deutschland
produktsicherheit@kolibri360.de